움직임과 운동 해부학

요가, 댄스, 필라테스, 스포츠

The Anatomy of Exercise & Movement

For the study of dance, pilates, sports and yoga

옮긴이 엄기매 외

Jo Ann Staugaard-Jones

영 문 출 판 사

■ 옮긴이 (가나다 순)

곽미자 춘해보건대학교 요가과 교수
권혜선 권지원 필라테스에스 대표
김항진 모던필라테스 협회장
김효철 원광디지털대학교 한방미용예술학과 교수
성기석 경희대학교 체육대학원 겸임교수
엄기매 여주대학교 물리치료과 교수
임종민 군장대학교 물리치료과 교수
정연옥 동원대학교 보건운동관리과 교수
정유경 한국과학요가 협회장

The Anatomy of Exercise & Movement for the study of dance, pilates, sports, and yoga
by Jo Ann Staugaard-Jones

Translation and adaptation of first English language edition.

〈알림〉
이 책은 의학적 충고를 대신하는 것은 아니다. 만일 당신이 의학적 상황이 있거나 혹은 이 책에서 요구하는 통증이 오거나 불편함이 있다면 당신은 즉시 중단해야 하고 의사의 진단을 받아야 한다. 만일 새로운 운동 프로그램을 시작하기 전에 있었던 의학적 충고를 보지 않았다면 발행자와 저자는 충고에 의한 그 어떤 책임도 지지 않는다.

움직임과 운동 해부학
-요가, 댄스, 필라테스, 스포츠-

2015년 7월 24일 초판인쇄
2015년 7월 31일 초판발행

지은이 : Jo Ann Staugaard-Jones
옮긴이 : 엄 기 매 외
발행인 : 박 병 조
발행처 : 도서출판 영문출판사
등 록 : 1987년 12월 21일 제2-419호
주 소 : 서울시 강남구 삼성동 69-1
전 화 : (02)514-5590, 776-5590
팩 스 : (02)756-8943
홈페이지 : www.ymsbook.net
E-mail : yeongmunsa@empal.com
정 가 : 25,000원
ISBN 978-89-7224-369-4 93510

※ 파본은 교환해 드립니다.

목차

역자 서문

해부학과 임상운동학에 관련 된 책자는 여러 권 번역하였으나 일반적인 해부학에서 벗어나지 않았다. 스포츠에 대해 관심이 많고 그 분야에서 학위를 한 역자로서는 스포츠 분야의 직업을 갖은 사람들이 쉽게 접근할 수 있는 해부학 책이 필요하다고 생각하였는데 Jo Ann Staugaard-Jones 박사의 책을 보고 의학을 전공하지 않은 스포츠인들이 좀 더 쉽게 인체에 대한 지식을 넓힐 수 있는 책이라 판단되어 번역을 하였습니다. 책을 번역하면서 요가, 댄스, 필라테스, 스포츠에 대한 움직임을 분석하여 필드에서 주로 사용하는 동작 중심의 움직임을 해부학과 역학적인 지식을 알기 쉽게 접근할 수 있도록 배려한 저자의 의도를 수없이 느끼게 되었습니다.

임상에 있을 때 많은 스포츠인들이 인체에 대한 지식이 부족하여 훈련 중에 손상 당하거나, 손상 후 회복에서 오류를 범했던 것을 보았는데 이 책을 통해 모든 스포츠인과 스포츠 관련 종사자들이 보다 깊이 있는 지식을 갖게 될 수 있어 손상 예방은 물론 훈련을 보다 효율적으로 할 수 있게 되지 않나 기대합니다.

또한 웰빙의 흐름이 대세인 현 시대에서 건강을 지키기 위해 운동을 하는 많은 사람들에게 자신의 건강을 지킬 수 있도록 인체에 대해 쉽게 접근할 수 있는 권장할 만한 책이라 판단되었다.

이러한 책을 접하게 해 주신 영문출판사 박병조 사장님께 감사를 드리며 마지막으로 이 책이 많은 스포츠인들에게 의미 있는 책이 되기를 바랍니다.

2015년 7월

역자 엄 기 매

저자 서문

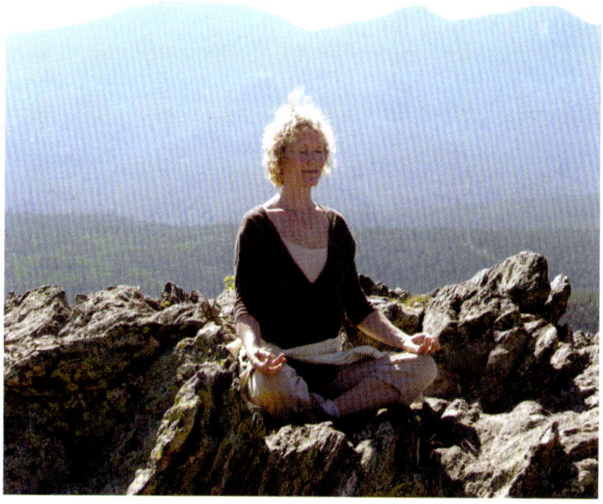

콜로라도 shoshoni 요가센터에서의 작가

이것은 근육과 움직임에 관한 책이다. 유익하고 유용한 방법으로 현재의 관념과 신화에 관련된 특정 관절 영역은 각 장의 센타에 두었다. 각 관절 영역에 대한 신장운동과 강화운동의 그림과 설명과 함께 다른 근육의 작용과 위치에 따른 신체부위를 상세하게 포함시켰다. 운동은 피트니스 영역을 광범위하게 포함한다: 요가, 필라테스, 댄스, 그리고 스포츠.

이 책은 귀찮은 교과서를 읽을 필요 없이 인체에 관해 알려주려 하는 근원적인 것이며 핸드북으로 사용할 수 있는 유일한 책이다. 이 책은 초보자에서부터 움직임을 가르치는 선생님, 운동과학에 대한 근거자료와 전문가와 피트니스매니아까지 재미있게 읽을 수 있고 흥미로우며 일반적인 중요함을 이해할 수 있는 움직임에 대해 쓰고자 하는 열망이 있었다.

피트니스에 대한 (과대광고) 없이, 그것을 증진하기 위해 무엇을 해야하고, 어떻게 움직여야 하는지 신체에 대해 흥미롭게 배우고자하는 사람들이 증가했다. 이 책은 그러한 요구와 유용함에 접근하여 "임상운동이 쉽다"라고 하게 했다. 많은 학생들과 선생님들은 그들 자신의 일상생활에 직접적으로 연관하여 이해할 수 있도록 이 책을 디자인하게 했다. 이 책이 바로 그렇다.

학생에게 움직임을 기르치는 선생님들의 경험으로부터 그들이 요구하는 것이 무엇인지가 이 책을 만들게 된 동기이다. 운동과학과 댄스를 가르치는 나의 졸업생은 대학에서 30년간을 가르치고 있다. 필라테스와 요가의 자격증을 가지고 운동을 하게 된 뒷배경은 자연적인 건강에 관해 진지한 사람과 함께 일하기 위해 신체를 가르치고자 하는 광범위한 결과이다.

내가 이 책에서 느끼는 것은 누구든 인체에 대해 재미있게 즐기며 읽을 수 있다는 것과 그에 대한 가능성이다. **자연스런 예방은 건강한 인체를 위한 핵심이다.**

Jo Ann Staugaard-Jones, 2010

저자에 대하여

교수이면서 저자인 Jo Ann Staugaard-Jones는 미국 전역에 걸쳐 필라테스 스튜디오와 많은 요가, 헬스클럽 뿐만 아니라 마이애미, 애리조나 대학, 버팔로 대학, 코빌 대학, 템플 대학, 윌리암스 컬리지, 콜로라도 대학, 보스톤 대학 등에서 석사과정과 움직임 워크숍에서 강의를 한다. 그녀는 댄스와 운동학에서 최고의 교수이며 IADMS(국제댄스의과학협회)의 멤버이며, Shambhava Hatha 요가 강사과정을 이수했고 능력 있는 필라테스 선생님이다. 그녀는 Kansas 대학 학생들에게 인정 받고 있고 뉴욕대학교 예술대학에 석사학위를 받았고, 북서부에 있는 뉴저지와 콜로라도에 살고 있다. 그녀는 지금 미국 전역에서 상호작용을 하는 움직임 워크숍에서 강의를 하고, www.neatretreats.com을 통해 국제통합 휴양지에 스폰을 하고 있다.

운동노트

운동과 움직임의 해부학은 3장에서 10장까지는 관절에 초점을 맞추었고 움직임과 근육에 관한 이론적 정보를 균형있게 제공하도록 디자인하였다. 각 관절에 관한 기록된 자료를 보완하기 위해 각각의 운동을 수행하는 적절하고 기술적인 개념에 대한 강화 운동과 스트레칭 운동의 시리즈가 있다. 그것을 독자가 충분히 이해하도록 시각적으로 돕기 위해 근육과 관련된 운동은 가능한 그림으로 설명했다. 각 운동의 차이점은 ***Ⅰ=시작, Ⅱ=중간, Ⅲ=진보된 운동***으로 나누었다.

근육에 대한 정보는 다른 책에 비해 충분하지 않거나 몇몇 사람들을 위해 너무 많지 않게 했으나 강화된 영역이나 톤(tone)을 원하는 사람을 충분히 도울 수 있을 것이다. 만일 누군가 근육의 위치가 어디 있는지, 그것이 어떤 운동을 하는지 알고자 한다면 특별한 운동프로그램을 디자인할 수 있다. 스트레칭은 항상 운동을 시작하기 전에 하며, 동적 스트레칭은 운동 마무리 시 근육을 이완하고 늘리는데 최고이다.

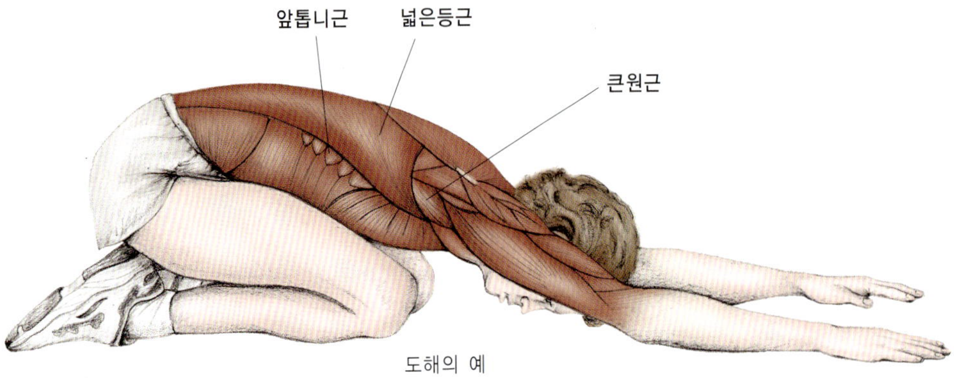

도해의 예

기법(Technique)

바닥에 무릎을 꿇고 손을 앞으로 뻗는다. 머리를 전방으로 숙이고 발바닥 방향으로 엉덩이를 민다.

제 1 장 해부학적 방향, 면 그리고 움직임
(Anatomical Direction Planes and Movement)

해부학적 자세는 차렷자세에서 눈과 머리 그리고 발은 앞을 향하고, 팔은 자연스럽게 내려 손바닥이 앞쪽을 향하는 자세로서 표준의 기준을 정한다.

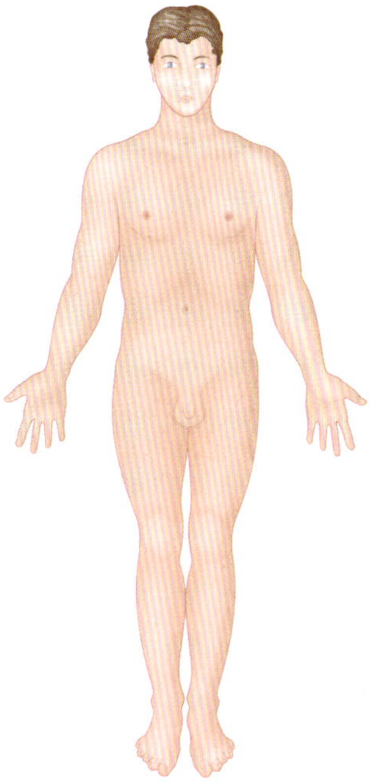

방향에 관련한 용어(Terms to Describe Direction)

앞쪽 Anterior: 몸통에서 앞쪽을 말하는 것(배쪽이라고도 한다) antero라는 접두사가 앞쪽을 말하는 것
뒤쪽 Posterior: 몸통에서 뒤쪽을 말하는 것(등쪽이라고도 한다) Postero는 뒤쪽부분을 나타내주는 복합형 단어이다(예: 뒤가쪽 posterolateral)

아래 Inferior: 머리로부터 아래쪽을 말하는 것
위 superior: 머리로부터 위쪽을 말하는 것

가쪽 Lateral: 신체 또는 기관의 정중선으로부터 먼쪽을 말하는 것
안쪽 Medial: 신체 또는 기관의 정중선으로부터 가까운 쪽을 말하는 것
말초 Peripheral: 인체 중심부에 보다 먼 곳을 말하는 것

먼쪽 Distal: distans 라틴어에서 유래된 멀다는 의미로 중심으로부터 먼 곳을 말하는 것
가까운쪽 proximal: Proximus 라틴어에서 유래된 가깝다는 의미로 중심으로부터 가까운 곳을 말하는 것

깊은 Deep: 인체표면에서 깊은 곳을 말하는 것
얕은 Superficial: 인체표면에서 가까운 곳을 말하는 것

등 Dorsum: 뒤쪽, 등쪽을 말하는것, 예 손등, 발등
손바닥의 Palmar: 손바닥을 말하는 것
발바닥의 Plantar: 발바닥을 말하는 것

엎침 Prone: 얼굴이 배쪽(앞쪽)으로 향하고 있는 위치를 말하는 것
뒤침 Supine: 얼굴이 위로 향하고 있는 위치를 말하는 것

반대의 opposition: 손끝 하나 또는 여러 개의 손끝이 엄지에 향하는 움직임을 말하는 것
원위치로 reposition: 손가락의 수평자세에서 엄지로 다시 향하는 움직임을 말하는 것

동측의 ipsilateral: 같은 쪽을 말하는 것
반대쪽의 contralateral: 반대편을 말하는 것

신체 면(Planes of the Body)

정중시상면(mid-saggital)[sagitta이라는 라틴어로 '화살' (arrow)이다] 또는 정중면(median)은 평행되는 면으로서 신체를 오른쪽, 왼쪽으로 나누는 면을 말한다. 결과적으로 앞, 뒤면이기도 하다 (시상면은 정중면과 평행이다).

관상면(coronal) 또는 이마면(frontal)은 신체를 앞, 뒤로 나누는 시상면에 직각을 이루는 수직면이다. 결과적으로 옆쪽면을 말한다.

가로면(transverse) 또는 수평면(horizontal) 은 수평면으로서 신체를 위, 아래로 나누는 면으로 두 면과 수직이다. 결과적으로 돌림움직임이 있는 면이다.

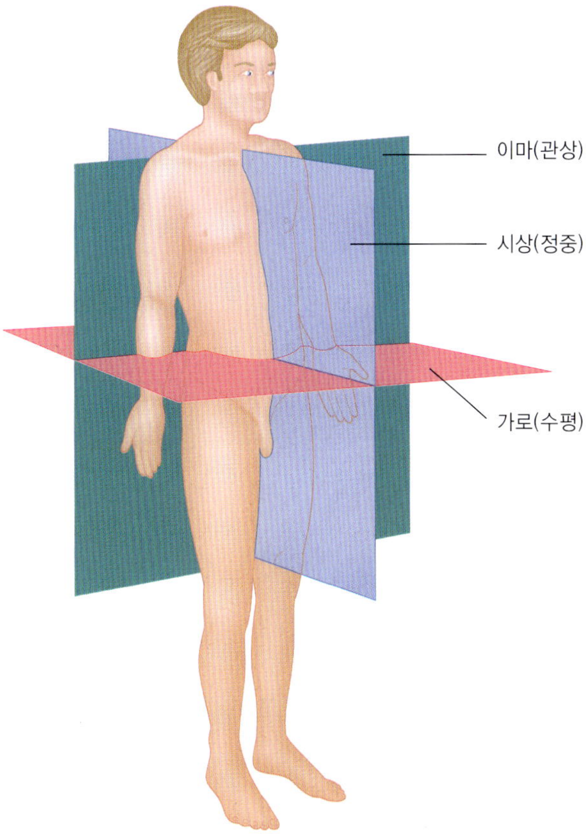

신체면

각각의 면은 특별한 관절운동을 가지고 있다. 시상면에서 보면 굽힘과 폄이 일어난다. 굽힘의 좋은 예로 태아의 자세가 있고 폄은 굽힘으로부터 되돌아 오는 것이다. 이마면에서 보면 일반적으로 벌림과 모임이 일어나는데 엉덩이 관절과 어깨관절에서 거수도약운동(jumping jacks)이 대표적인 예이다. 이마면에서 척추를 보면은 오른쪽 왼쪽 가쪽굽힘(옆으로 굽히는 것) 작용도 있다. 가로면에서 보면 엎침과 뒤침작용으로 관절에 따른 안쪽 돌림과 바깥쪽 돌림을 포함해 위 아래의 돌림작용이 일어난다.

그림 움직임에 관한 용어(Terms to Describe Movement)

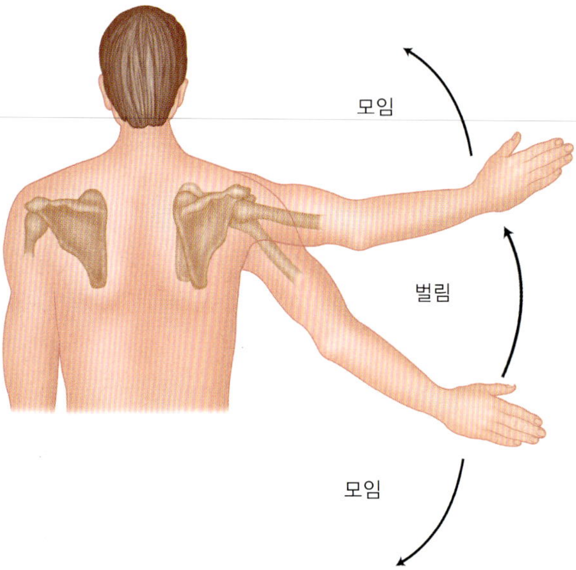

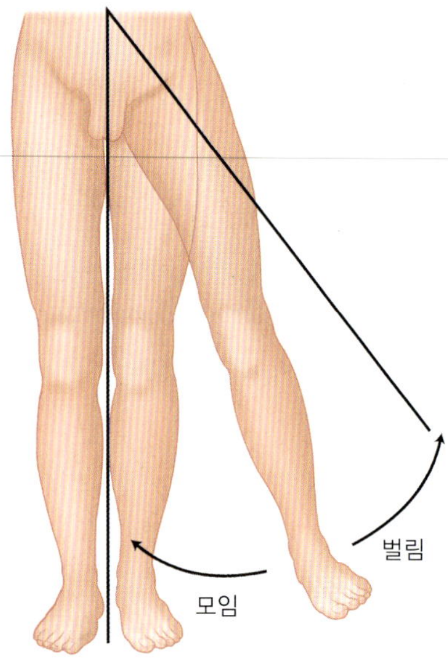

벌림 신체의 정중면으로 멀리 움직임
(모임으로부터 다시 돌아오는 것)

모임 신체의 정중면으로 향한 움직임
(벌림으로부터 다시 돌아오는 것)

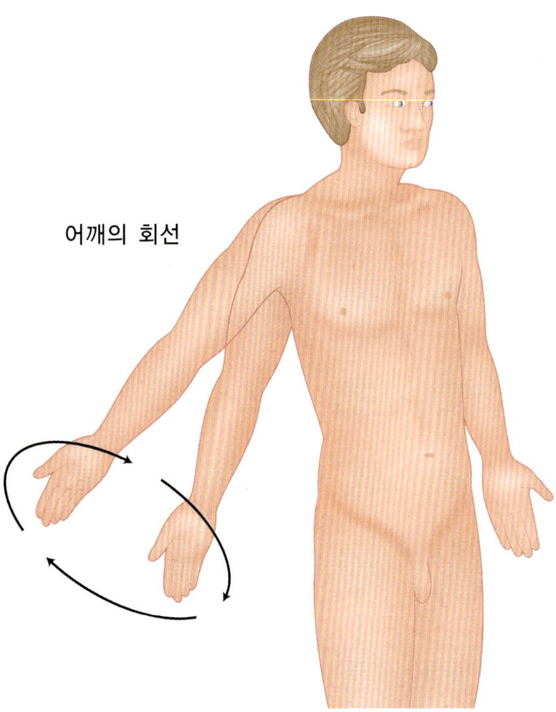

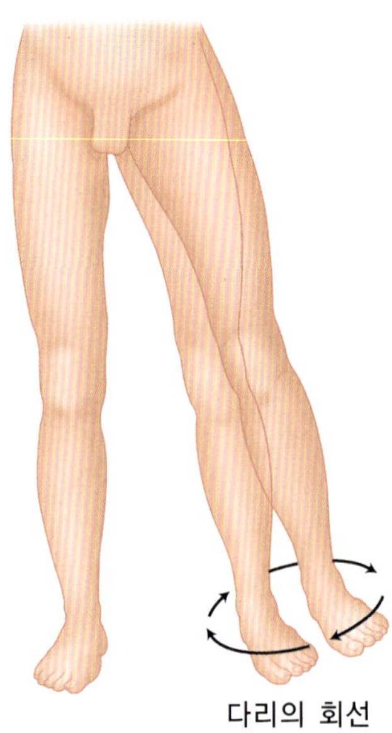

회선 뼈의 끝쪽에서 원의 형태로 일어나는 움직임으로 비교적 가까운 쪽이 안정적으로 굽힘, 폄, 벌림과 모임의 복합형태로 움직이는 것

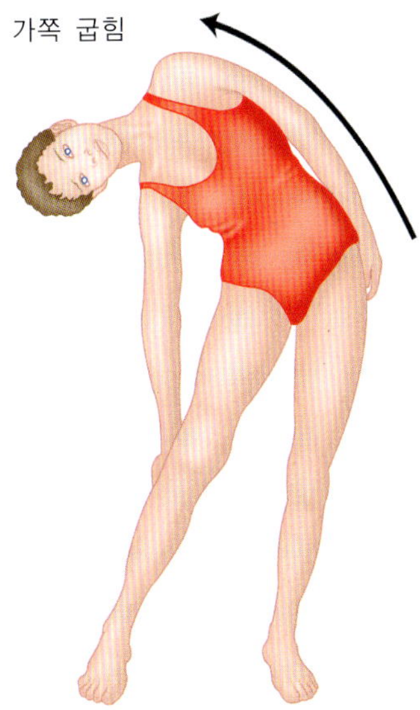

가쪽 굽힘 관상면에서 신체 또는 머리가 옆쪽으로 굽히는 것

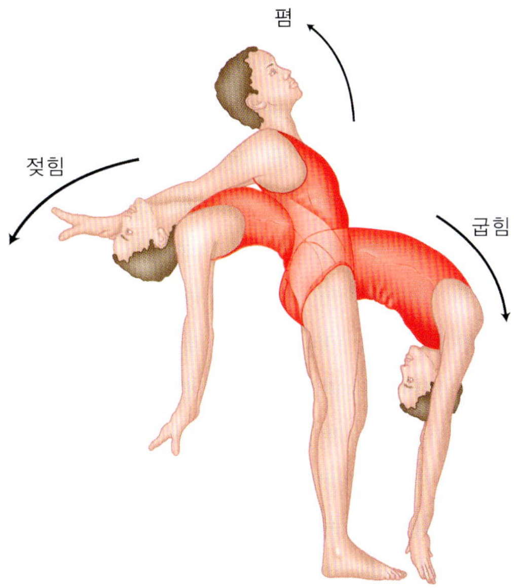

폄 쭉 편 자세로 신체부분 또는 뼈 사이의 각도가 증가하는 것[젖힘(hyperextension)] 정상범위 밖으로 심하게 편 자세이다).

굽힘 구부리는 움직임 예 척추를 구부리는 것

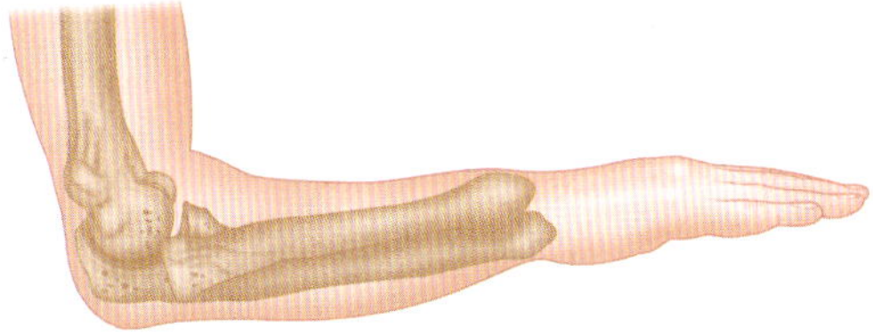

엎침 손바닥이 바닥을 향하게 아래팔을 돌리는 것 또는 해부학적 자세로부터 손바닥을 뒤로하는 것

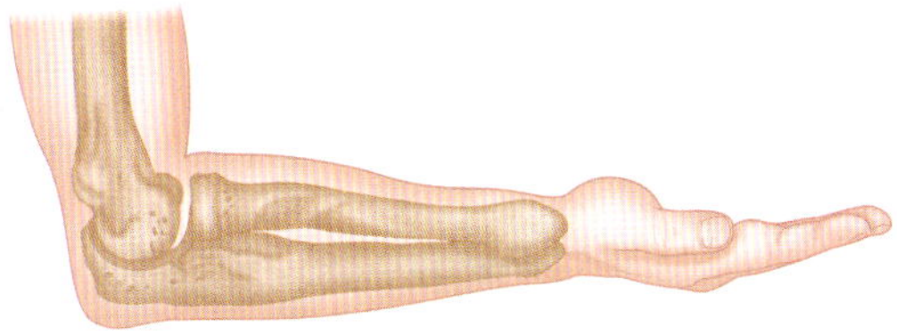

뒤침 손바닥이 천정을 향하게 아래팔을 돌리는 것 즉, 해부학적 자세

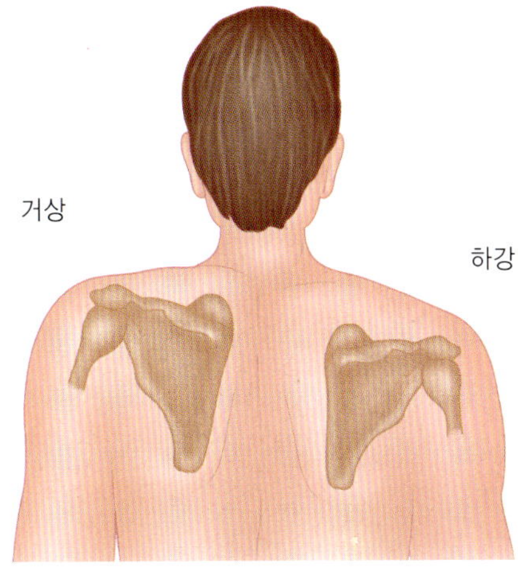

하강 원래의 자세에서 올라간 신체의 일부분이 내려오는 움직임

거상 이마면을 따라 위로 신체의 부분이 위로 올라가는 움직임

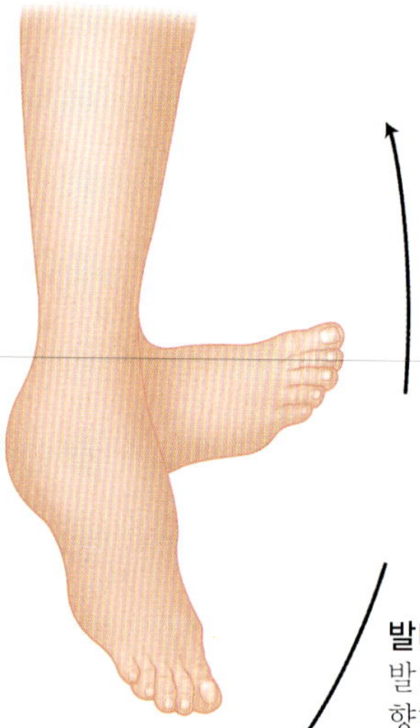

발등굽힘 발가락을 위로 향하게 하는 것

발바닥굽힘 발가락을 아래로 향하게 하는 것

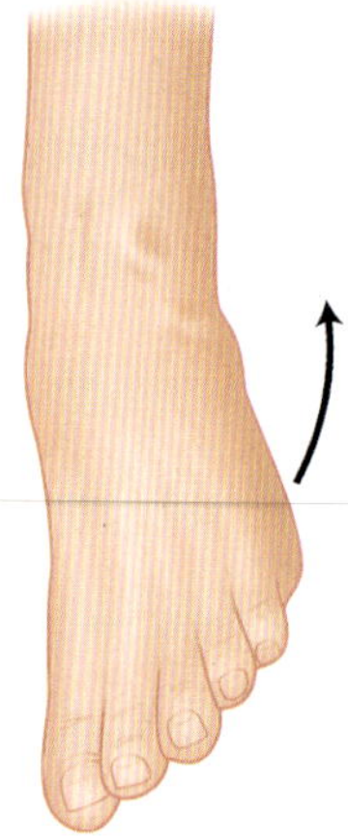

가쪽번짐 발바닥이 바깥쪽으로 향하게 하는 것(또는 발의 엎침이라고도 한다)

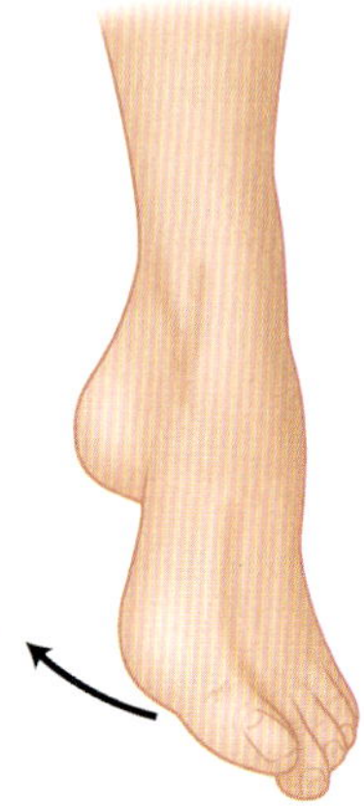

안쪽번짐 발바닥이 안쪽으로 향하게 하는 것(또는 발의 뒤침이라고도 한다)

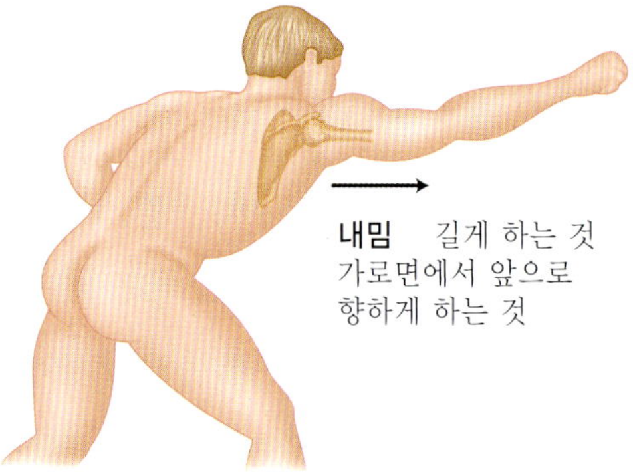

내밈 길게 하는 것 가로면에서 앞으로 향하게 하는 것

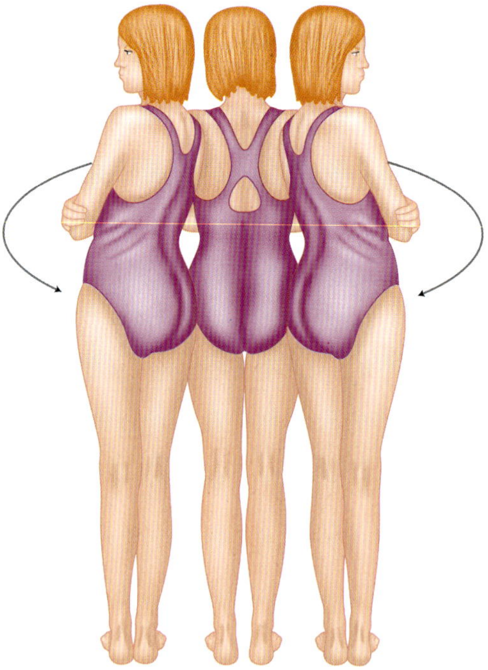

돌림 고정된 축에서 옆으로 돌리는 것. 안쪽 돌림: 정중선을 향해 돌리는 것, 바깥쪽 돌림: 정중선을 향해 바깥쪽으로 돌리는 것.

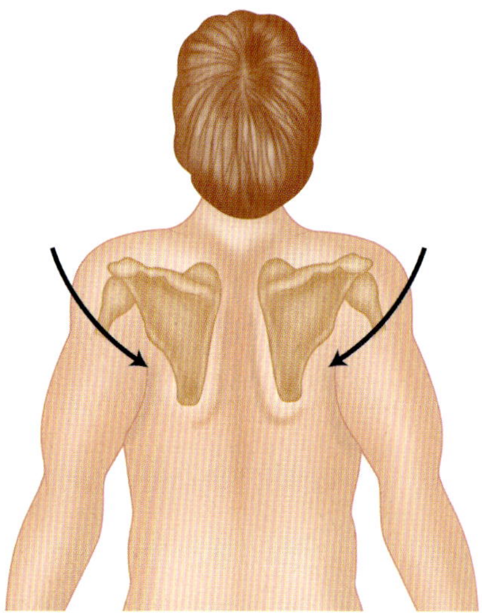

가쪽 굽힘 관상면에서 신체 또는 머리가 옆쪽으로 굽히는 것

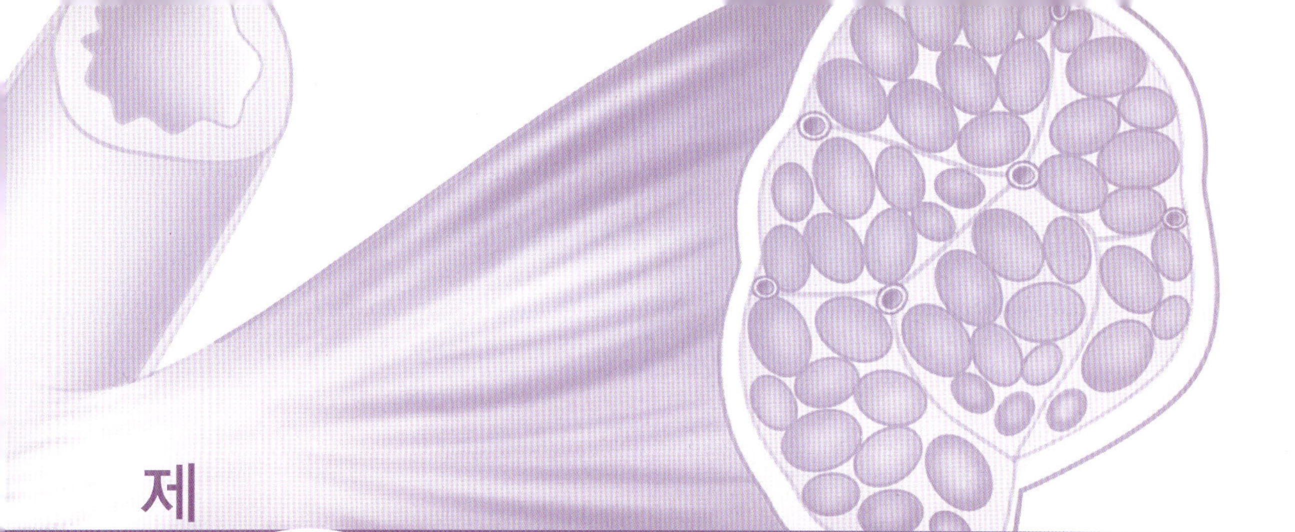

제 2 장 골격근과 근육역학
(Skeletal Muscle and Muscle Mechanics)

사람의 몸은 체중의 대략 40%를 차지하고 있는 215쌍의 골격근을 포함하고 있다. 근골격근은 대부분 뼈가 움직이고, 이어짐이 시작되는 곳에서 이름이 지어졌으며 신체의 움직임과 연관이 깊다.

근골격근은 골격근의 주요 기능인 수축으로 직접적 관련이 있는 혈관과 신경에 풍부한 공급을 하고 있다. 각각의 근골격근은 일반적으로 주요 동맥이 혈액 공급을 통해 영양분을 공급하며 대사낭비가 없도록 한다.

혈액과 신경 공급은 일반적으로 근육의 중심을 통해 근육으로 들어온다. 그러나 때로는 각각의 근섬유 주위에 실질적으로 근육섬유막(근내막)을 통과하는 끝에 공급되는 경우도 있다. 근골격근섬유는 세 가지 형태가 있다.

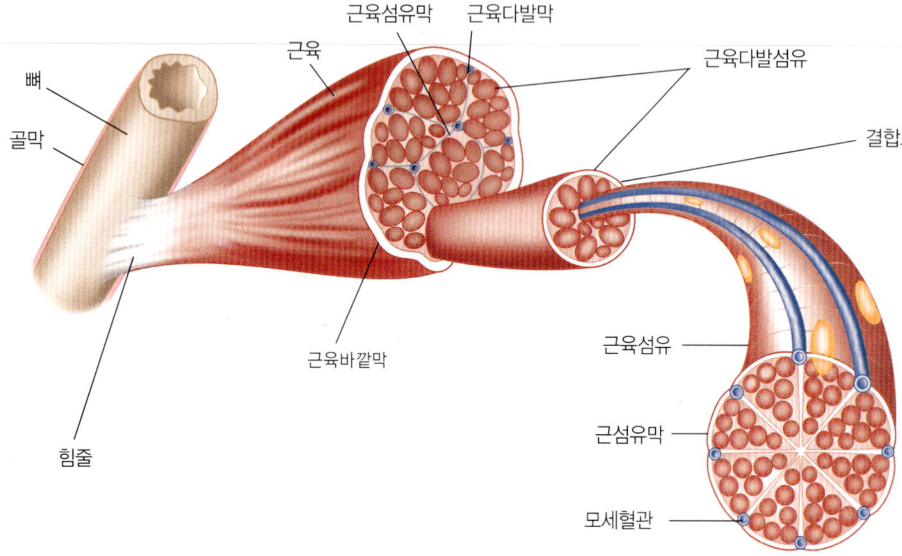

그림 2-1 근골격근육 조직의 단면(cross-section of skeletal muscle tissue)

적색느린수축, 중간빠른수축, 백색느린수축(Red slow twitch, intermediate fast twitch and white slow twitch)이다. 각각의 색깔은 산소를 저장하고 있는 마이오글로빈(myoglobin)의 양에 따라 반영된다. 마이오글로빈은 산소 확산률(rate of oxygen diffusion)을 증가시킬 수 있고, 그래서 적색느린수축섬유(red slow twitch fibers)는 더 길게 수축을 할 수 있는 것으로 특히 지구력 종목을 위해 유용하다. 백색빠른수축섬유(white fast twitch fibers)는 마이오글로빈의 함유량이 낮다. 왜냐면 이 섬유들은 글리코겐 비축에 의존함으로 빠르게 수축하나 빠르게 피로가 오므로 역도와 같이 빠르게 움직이고 짧은 동안의 운동, 특히 단거리 선수들에게 일반화되어있다. 세계선수권 마라톤 선수들은 선수의 장딴지근(gastrocnemius)에 93-99%의 slow twitch fibers를 가진 것으로 알려져 있다. 반면 세계선수권 단거리선수들의 경우 같은 근섬유가 약 25%만을 가진 것으로 보고하고 있다(Wilmore & Costill, 1994).

각각의 골격근섬유는 근육형질막(sarcolemma)이라 불리는 혈장막(plasma membrane)에 의해 둘러싸여 있는 단일 실린더형태의 근세포이다. 근육형질막(sarcolemma)은 특이한 구멍의 형태이고 가로소관(transverse tubules)으로 알려진 튜브로 이루어져 있다. 근육형질막(sarcolemma)은 특히 근육세포질세망(sarcoplasmic reticulum)에 근육수축을 전하거나 억제하는 자극을 들어오게 하는 막전위(membrane potential)를 유지한다.)

각각의 골격근은 함께 다발을 이룬 수백 수천 개의 근육섬유들로 구성되어 있으며 인근 붙어있는 근육들이 움직일 수 있도록 면을 제공할 뿐만 아니라 형태를 잡아주는 근육바깥막(epimysium)이라 불리는 결합조직싸개(connective tissue sheath)로 덥혀 있다. 근육바깥막(epimysium) 밖에 결합조직인 근막(fascia)은 근육을 둘러싸거나 분리한다.

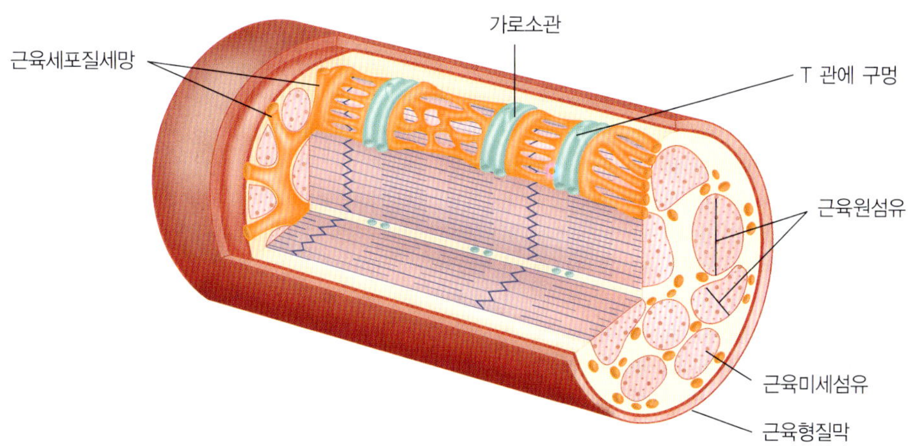

그림 2-2 각각의 근골격 섬유는 하나의 실린더형 근육세포이다.

근육바깥막(epimysium)의 부분은 근육들을 구역(compartments)으로 나누어 주는 안쪽에 돌출되어 있다. 개개의 구역(compartment)은 다발의 근육섬유들을 함유하고 있고 각각의 다발들은 근육다발(fasciculus)이라고 하고 근육다발막(perimysium)이라 불리는 결합조직층에 의해 둘러싸여 있다. 개개의 근육다발(fasciculus)은 수많은 근육세포로 구성되어 있으며 근다발내(fasciculus)에 있는 개개의 근육세포는 섬세한 결합조직의 가는 껍질로 근육섬유막(endomysium)에 의해 둘러싸여 있다.

골격근육들은 근육의 위치와 작용에 관련해 근육의 기능에 따른 근다발내(fasciculus)의 배열(arrangements)로 인해 다양한 형태들이다. 평행근육(parallel muscles)은 근육의 장축(long axis)에 평행하게 근다발내(fasciculus)를 가지고 있다. 예: 넙다리빗근(봉공근, sartorius). 깃근육(pennate muscles)은 힘줄(tendon)에 사선으로 붙어있는 짧은 근다발내를 가지고 있으며 깃털모양을 나타낸다. 예: 넓다리곧은근(rectus femoris). 수렴근육(convergent, triangular muscles)은 하나의 힘줄에 합쳐지는 근다발내를 가진 넓은 이는곳(origin)을 가지고 있다. 예: 큰가슴근(pectoralis major). 원형근육(circular) 조임근육(spincter muscles)은 근육섬유가 구멍을 중심으로 동심원상으로 분포되어 있는 근다발내이다. 예: 눈둘레근(orbicularis oculi)

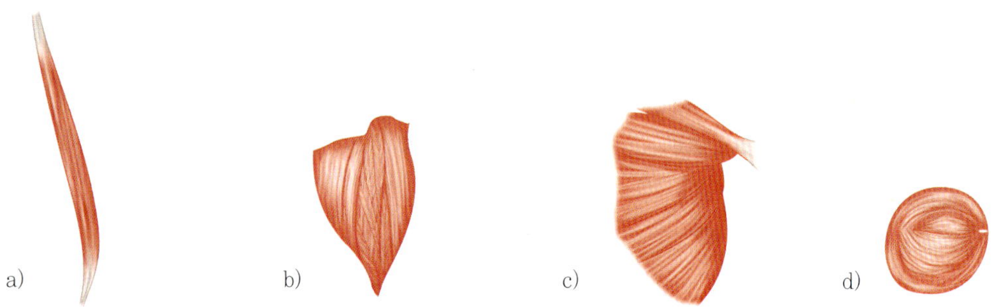

그림 2-3 근육형태: (a) 평행근육 (b) 깃근육 (c) 수렴근육 (d)원형근육

각각의 근육섬유는 근육 원섬유(fibrils) 또는 근육원섬유(myofibrils)라 불리는 작은 구조들로 구성되어있다[라틴어로 myo는 근육(muscle)의 의미이다]. 이러한 근육원섬유(myofibrils)들은 가로무늬의 형태로 평행하게 놓여 있는데 규칙적으로 나란히 있는 근육미세섬유(microfilaments)들로 구성되어있기 때문이다. 근육미세섬유는 단백질 분자사슬(chains of protein molecules)로 되어 있으며 현미경 아래서 보면 번갈아 생기는 밝거나 어두운 띠로 나타난다. 보통, 근육바깥막(epimysium), 근육다발막(perimysium), 그리고 근육섬유막(endomysium)은 두껍고 밧줄 같은 힘줄의 형태인 힘

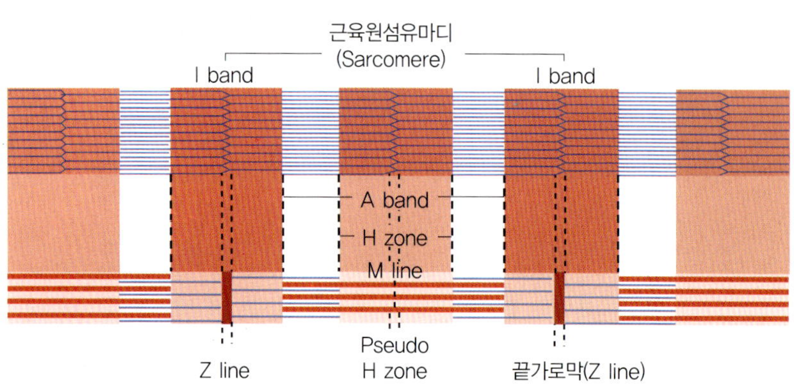

그림 2-4 근육원섬유마디내에 있는 근육미세섬유. 근육원섬유마디는 끝가로막(Z line)의 양쪽 끝 사이를 말한다. M 선은 근육원섬유마디의 중심이고 I 대는 액틴으로 구성되어있고 A대는 마이오신으로 구성되어 있다.

살(belly)로 근육의 두툼한 부분에 있고 또는 널힘줄(aponeurosis)이라 하는 넓고 편평하고 얇은 판 모양의 건조직이기도 하다. 힘줄(tendon)과 널힘줄은 근육으로부터 뼈의 바깥뼈막(periosteum) 또는 다른 근육들의 결합조직에 간접적으로 부착하게 된다. 그러나 좀 더 복잡한 근육들은 넓다리네갈래근(quadriceps)과 같이 다양하게 부착하고 있다. 그래서 전형적으로 근육은 관절에 걸쳐있으며 양쪽 끝 힘줄에 의해 뼈에 부착되어 있다. 뼈의 한쪽 끝은 근수축 시 다른 끝이 움직이는 동안 상대적으로 고정하거나 안정적으로 유지해준다.

각 근육섬유는 근육섬유의 중간에서 가까운 단일운동신경섬유(single motor nerve fiber) 모든 근육섬유(muscle fibers)들은 운동 단위(motor unit)라고 한다. 단일 신경 섬유에 의해 제공되는 많은 근육 섬유들이 움직일 때 요구된다. 눈과 손가락 움직임과 같이 정확하고 절제된 움직임 정도가 요구되어질 때는 약간의 근육섬유들이 제공되어지며, 큰볼기근(gluteus maximus)과 같이 큰 근육에서 좀 더 큰 동작들을 할 경우 많은 근육섬유들이 공급된다.

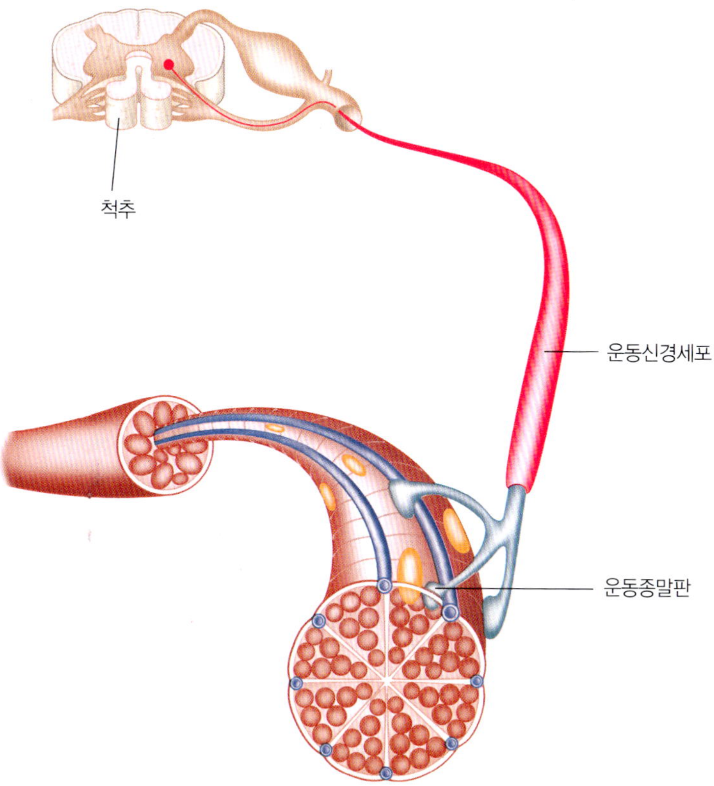

그림 2-5 골격근육의 운동 단위(motor unit of a skeletal muscle)

각각의 골격근육 섬유들은 근육의 자극이 근육섬유의 완전한 수축을 하거나 또는 전혀 수축이 없는(근육섬유가 조금 수축될 수 없는) 결과를 가져오는 것이 모두 또는 아무 것도 아닌 원리로 작용한다. 어떤 근육이든지 전반적인 수축은 다른 근육들이 이완되어 있을 때 근육섬유의 부분적인 수축을 포함하는 것이다.

근육 수축의 생리학 (The Physiology of Muscle Contraction)

신경 자극(Nerve Impulses)은 골격근 섬유에서 근육의 수축을 유발한다. 근육섬유와 운동신경 사이에 연결점은 신경근육이음부(신경근육접합부 neuromuscular junction)라고 하는데 신경과 근육의 의사소통이 일어나는 곳이다. 신경자극은 근육형질막(sarcolemma)에 가까운 근육의 끝의 연접종말에 도달한다. 이런 종말(terminals)들은 아세틸콜린(ACh)이라고 하는 신경전달물질(neuro-transmitter)과 함께 수많은 소포(vesicles)들을 가지고 있다. 신경자극이 연접종말(synaptic terminal)에 도달했을 때, 많은 소포들은 아세틸콜린을 방출한다. 아세틸콜린은 나트륨이온(sodium ion)을 분산시켜 결합부위를 열어준다. 사용되지 않은 근육섬유는 약 −95mV의 안정전위(resting potential)를 가지고 있다. 나트륨이온의 유입(Influx)은 종판전위(end plate potential)를 생성하는 것을 감소시킨다. 종판전위(end plate potential)가 역치전압(threshold voltage 약 −50mV)에 도달할 경우, 나트륨 이온은 흘러 들어가고 활동전위(action potential)는 섬유 내에서 생성된다.

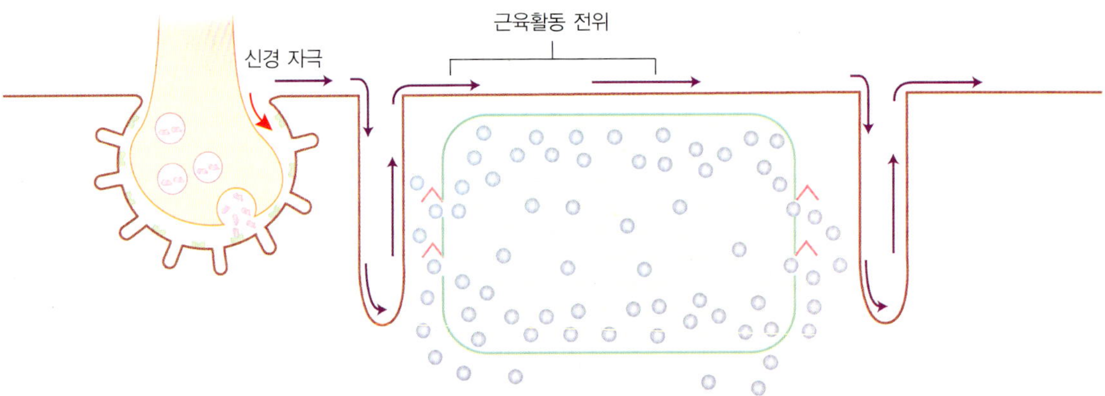

그림 2-6 활동전위(action potential)/근육 수축(muscle contraction)을 자극하는 신경자극(motor end plate)

활동전위 동안(바로 다음) 근육 섬유에서 눈에 보이는 변화가 일어나지는 않는다. 이 기간은 3-10msec 동안으로 잠복기(Latent period)라 한다. 잠복기(latent period)가 끝나기 전, 효소 아세틸콜린스테라제(Acetylcholonesterase)는 신경근육이음부에서 아세틸콜린을 분해하고 나트륨 경로는 차단하며, 또 다른 신경자극을 전달한다. 섬유의 안정전위(resting potential)는 나트륨(potassium)의 유출에 의해 다시 회복시켜 준다. 정지 포텐셜을 회복시키기 위해 필요한 간단한 시기를 불응기(refractory period)라 한다.

어떻게 근육 섬유는 짧아지나? 이는 근육 섬유가 근육세포질망(sacroplasmin reticulum, SR)에 저장되었던 칼슘을 방출한 결과로 신경자극을 받는다고 제안하고 있는 활주필라멘트이론(Sliding filament theory)에 가장 잘 설명되어져왔다(Huxley & Hanson, 1954). 효과적으로 근육이 작용하는 동안 에너지가 필요로 되는데 이는 아데노신 트라이포스페이(Adenosine triphosphate, ATP)의 분해로 만들어진다. 이 에너지는 근육섬유가 짧아지게 하는 자석끈(magnetic bond)을 생성하기 위해 액틴(actin)과 마이오신(myosin), 필라멘트(filaments)와 칼슘을 같이 묶어준다. 근육작용은 칼슘이 대량 감소될 때까지 계속되며, 포인트칼슘은 근육세표질세망(SR)으로 다시 보내어 또 다른 신경 자극이 도착할 때까지 저장된다.

근육 반사작용 (Muscle Reflexes)

골격근육은 근육을 길어지게 하는(신장하는) 전문화된 신경 단위를 포함하고 있다. 이러한 신경 단위를 근육방추(Muscle spindle)와 골지힘줄기관(Golgi tendon organs)이라 하는데 이것들은 근육의 길이변화를 조절하고 반응하고 보호하는데 있어서 중요한 역할을 한다.

근육방추(Muscle spindle)는 방추속근육섬유(infrafusal fibers)와 신경종말(nerve endings)이라 불리는 옆줄(spiral threads)로 구성되어 있는데 둘다 결합조직초(connective tissue sheath)로 감싸져있으며 근육이 길어질 때 속도를 모니터한다. 근육이 빠르게 길어지면 방추속근육섬유(intrafusla fibers)로부터의 신호는 척추를 거쳐 신경계로 전달되며 신경 자극(nerve impulses)은 길어진 근육

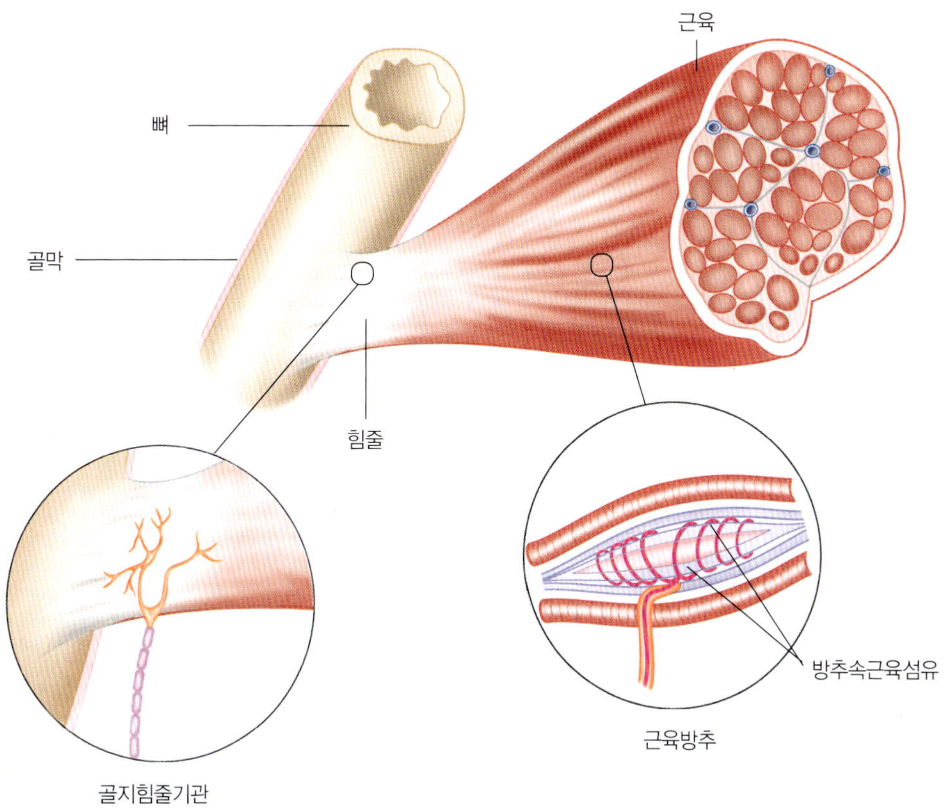

그림 2-7 근육방추와 골지힘줄기관의 해부학

을 다시 수축하게 한다. 이러한 신호들은 근육으로부터 위치(position)와 힘(power)에 대한 지속적인 정보를 주게 한다.

뿐만 아니라 근육이 길어지거나 유지되어질 때 근육이 신장하고 있는 만큼 수축할 수 있도록 반응을 유지하게한다. 이 기능은 신전반사(stretch reflex arc)로 알려져 있다. 근육방추는 신장된 만큼 유지하도록 자극을 지속적으로 준다.

예: 넙다리네갈래근 신전반사의 임상적인 예로는 무릎반사검사(knee jerk test)가 있는데 부착된 근육의 반사수축의 원인으로 힘줄에 신전 수용기(stretch receptors)의 활동과 관련이 있다.

반면 근육방추는 근육의 길이를 모니터하고 근육 힘줄에 골지힘줄기관은 단일 근육섬유의 수축에 반응할 수 있는 근육 힘줄 복합체(muscle tendon complex)에서 긴장을 하게한다. 골지힘줄기관(GTO)은 손상의 위험을 감소시키고 보호기능을 수행하며 완전히 억제하게 하는 것이다. 자극되었을 때 골지힘줄기관(GTO)은 근육의 수축을 억제하고(작용근 agonist) 대항근육(antagonist)을 흥분시킨다.

근골격근 역학(Musculo-skeletal Mechanics)

대부분 공동작용할 수 있는 움직임은 근육이 한쪽은 고정적으로 남아 있으며 다른 한쪽 끝에 부착되어있는 근육을 움직이는 것을 말한다. 이는곳(origin)은 몸쪽(proximal)에 고정된 부착점(attachment)이며 반면 좀 더 먼쪽(distal)에 놓여있고 움직이는 부착점은 닿는곳(insertion)이라 한다(그러나, 부착점은 이는곳(origin)과 닿는곳(insertion)이라는 용어를 선호하고 있는데 근육이 한쪽끝에서 움직이는 동안 다른 한쪽은 고정되어 있다).

대부분의 움직임은 근육 힘의 적용을 요구하게 되는데 주로 움직임에 관여하고 있는 작용근(agonist)에 의해 수행되어지며 움직임에 요구되어지는 대부분의 힘을 제공한다. 주동근(prime movers)에 의해 생긴 움직임을 좀 더 길게 해주는 대항근(antagonist)은 보호적인 역할을 한다. 그리고 주동근을 도와주는 협동근(synergist)은 움직임의 방향에 있어서 미세조정(fine-tuning)에 관여하고 있다. 간단한 예로, 팔꿈치의 굽힘으로 위팔근(brachialis)과 위팔두갈래근(biceps brachii)의 단축과 위팔세갈래근(triceps brachii)의 이완이 요구되어지는 것이다. 위팔노근(brachioradialis)은 위팔근(brachialis)과 위팔두갈래근(biceps brachii)을 보조하는 협동근으로 작용한다.

근육 움직임은 구심성(concentric), 원심성(eccentric), 등척성(isometric)으로 세 가지 형태로 나누어진다. 달리기, 필라테스, 요가와 같은 활동에 있어서 세 가지 형태의 수축은 매끄럽고 공동작용할 수 있는 움직임을 만들 수 있다.

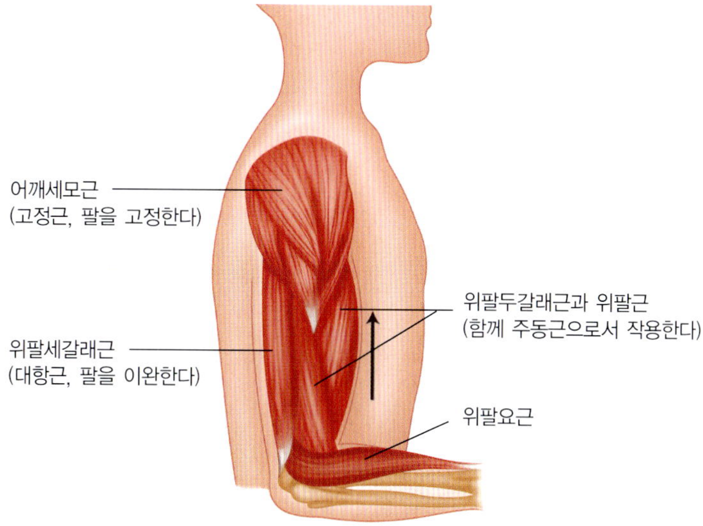

그림 2-8 팔꿈치의 굽힘은 주동근(prime movers)으로서 위팔근(brachialis)과 위팔두갈래근(biceps brachii)이 있으며 대항근(antagonist)으로는 위팔세갈래근(triceps brachii), 협동근(synergist)으로서는 위팔요근(brachioradialis)이 있다.

골격근은 크게 두 형태로 나뉘어진다:

1. 고정근(stabilizers)*, 필수적으로 관절을 고정한다. 지구력을 위한 느린수축섬유(slow twitch fibers)로 구성되어 있으며 자세유지를 보조한다. 주동보조근(primary stabilizers)과 이차보조근(secondary stabilizers)으로 나뉘어지는데 주된 보조근은 매우 깊은 부착점(attachments)을 가지며 관절의 회전축에 가까이 있고 이차보조근은 힘있는 근육들로 큰 힘의 양을 흡수하는 능력을 가진다. 고정근은 중력에 대항하여 작용하고 시간이 지남에 따라 약해지고 길어지게되는 경향이 있다. 예를 들어, 뭇갈래근(multifidus), 배가로근(주동근), 큰볼기근과 큰모음근(이차보조근)
2. 움직근(mobilizers)은 움직임과 관련이 깊다. 고정근보다 좀 더 표피에 있으며 비록 힘은 고정근보다 덜하지만 더 넓은 운동범위를 가진다. 두 관절에 걸쳐 있으며 힘은 많이 생산하나 지구력은 덜한 빠른수축섬유(fast twitch fiber)로 구성돼 있다. 사용되고 시간이 지남에 따라 팽팽해지거나 짧아지기도 한다. 예로는 뒤넙다리근육, 궁둥구멍근과 마름근이 있다.

근육의 주된 작용, 단축(shorthening)은 근육의 부착점이 더 함께 가까워져 움직이는 단축 수축(concentric contraction)이라 말할 수 있다. 관절 운동이 일어나기 때문에 단축 수축은 또한 동적수축(dynamic contraction)이라 할 수 있다. 예로, 물체를 잡고 있는 것으로 위팔두갈래근이 단축적으로 수축하는 반면, 팔꿈치 관절은 굽혀지고 손은 어깨를 향하여 움직인다.

** 중요한 것은 모든 근골격 근육은 고정근과 움직근이다. – 어떤 근육이 그 시간에 움직이느냐에 따라 신체의 움직임과 자세에 변화가 있다.*

움직임은 근육의 길이가 늘어나면서 근육에 발생되는 힘을 신장수축(eccentric contraction)이라 한다. 단축 수축과 같이 관절 움직임이 일어나기 때문에 역학수축이라 할 수 있다. 액틴 필라멘트(actin filament)가 근육을 신장해주는 근절(sarcomere)의 중심으로부터 더 잡아당겨준다.

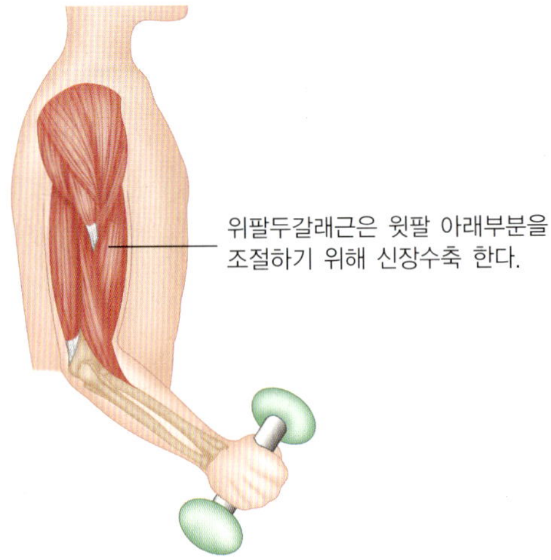

그림 2-9 신장수축의 예로 팔꿈치가 무거운 무게를 들고 밑으로 펴질 때 위팔두갈래근(biceps brachii)의 작용이다. 위팔두갈래근은 중력에 저항하기 위해서 점차적으로 움직임을 제한하고 있다.

근육이 움직이지 않을 때 힘은 전달이 되지만, 근육의 길이에는 변화가 없다. 이를 정적(등척성, isometric) 수축이라 한다.

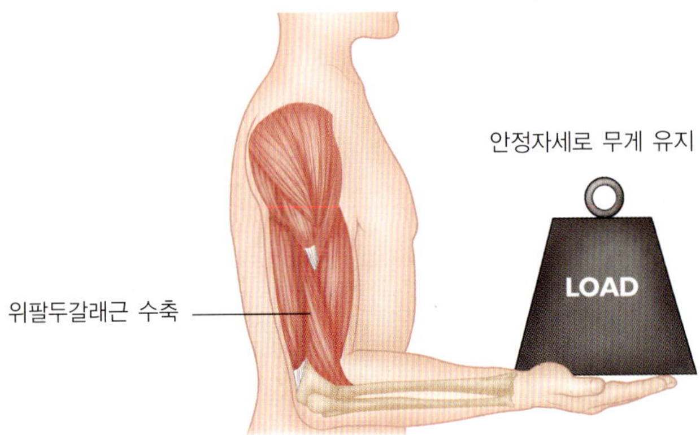

그림 2-10 등척성 수축의 예로 무거운 무게를 들고 있을 때 팔꿈치가 90° 굽히는 동작이다.

지레(Levers)

지레는 고정된 점에서 움직이는 지렛대로 구성되어있고 힘을 전달하는 기구이다. 지레는 힘팔(effort force)과 무게팔(resistance force), 그리고 지렛대(rigid bar)와 받침점(fulcrum)으로 구성된다. 관절이 받침점으로 작용하는 인체의 지레체계는 뼈, 관절, 근육과 함께 형성된다.

근육은 힘을 내고 뼈는 움직이는 신체 부분의 체중을 이동시켜준다. 지레는 받침점의 위치, 저항(부하)

(resistance, load) 그리고 힘(effort)과 관련해 구분된다.

1형 지렛대(first-class lever)는 힘과 저항이 받침점의 반대편 쪽에 위치한다. 2형 지렛대(second-class lever)는 힘과 저항이 받침점과 같은 쪽에 위치하며 저항은 받침점과 힘 사이에 있다. 마지막으로 3형 지렛대(third-class lever)는 힘과 저항이 받침점과 같은쪽에 위치하나 힘이 받침점과 저항 사이에 존재하며 인체에서 흔히 볼 수 있는 지렛대의 형태이다.

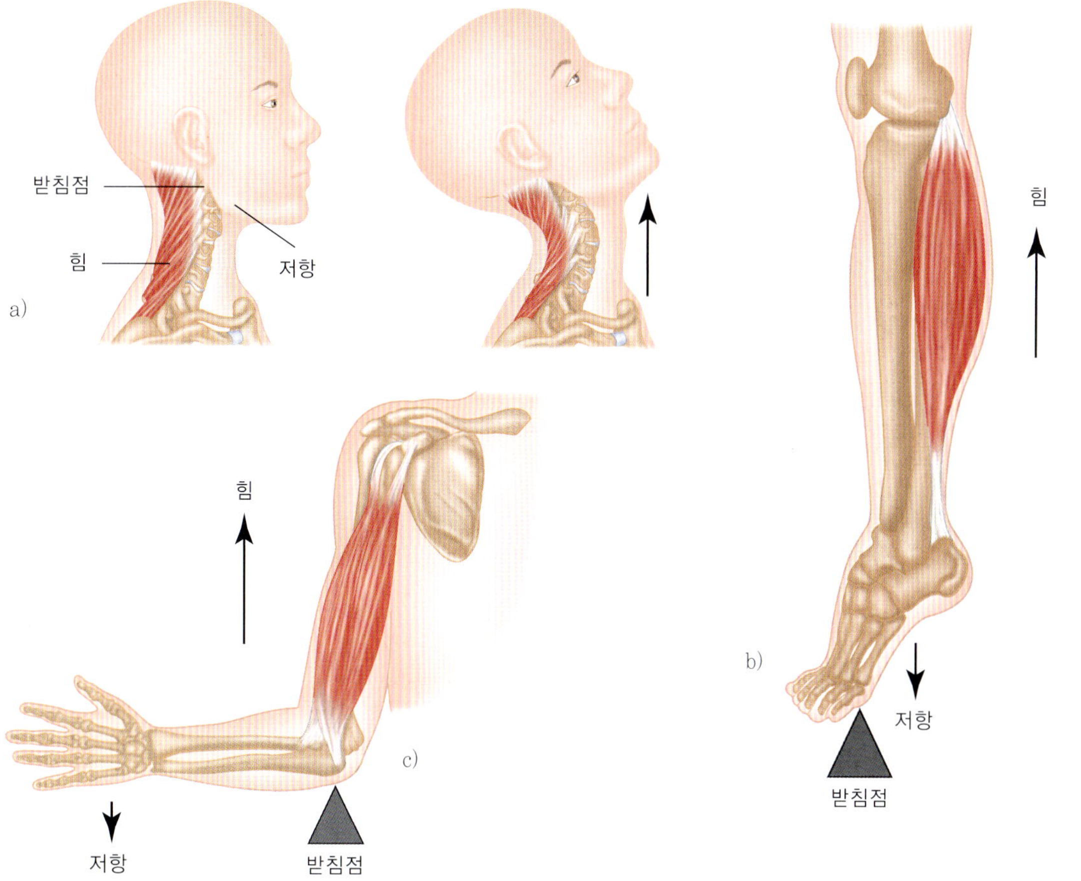

그림 2-11 인체에서 지렛대의 예: (a) 1형 지렛대 (b) 제 2형 지렛대 (c) 제 3형 지렛대

힘의 발생(Generation of Force)

근골격근의 근력은 힘을 내기 위한 능력으로 반영된다. 역도선수가 75kg을 들어 올릴 수 있다면 그들의 근력은 75kg을 충분히 들 수 있는 힘의 능력을 가지고 있는 것이다. 비록 무게를 들어올리지 않는다 해도 근육은 부착되어 있는 뼈를 충분히 움직이는 힘을 내고 있다. 수많은 요인들, 활성화되고 있는 운동단위의 수와 형태, 근육의 크기와 관절의 각도 등이 힘을 내는 능력과 관련이 있다.

상호 억제(Reciprocal Inhibition)

대부분의 움직임은 주동근으로서 작용하는 한 개, 두 개 또는 그 이상의 근육의 합병된 힘과 관련이 있다. 대부분의 주동근(prime movers)을 보조하기 위한 협동근(synergistic muscle)을 가지고 있다. 게다가 골격근(skeletal muscle)은 반대작용을 행하는 하나 또는 그 이상의 길항근(antagonist)을 가지고 있다. 예로, 엉덩이관절의 벌림작용(abduction)으로 중간 엉덩이근(gluteus medius)이 주동근(agonists)으로 작용하고 넙다리근막긴장근(tensor faxcia latae)이 협력적으로 작용하며 주동근(agonists)의 작용에 의해 상호적으로 작용하는 길항근(antogonists)으로서 엉덩이 모음근(adductor)이 작용한다.

상호억제[reciprocal inhibition(RI)]는 길항근(antagonists)이 수축할 때 근육의 자동적인 억제를 하는 생리학적 현상이다. 작용근과 길항근이 함께 작용하는 특별한 상황은 협력수축(co-contraction)이라고 한다.

호흡과 관련된 근육(Muscles Involved in Breathing)

호흡은 삶과 운동의 필수적인 부분으로 특히 필라테스와 요가에서는 중요한 역할을 하며, 주요 근골격근과 관련되어있다.

1. 가로막(Diaphragm)

가로막은 주요 호흡근이다. 가로막의 돔이 내려감에 의해 근수축이 일어나는데 모든 방향으로 가슴의 크기를 늘려준다. 가로막은 배근육내 압력을 증가시키고 등뼈의 안정성을 제공하며 배가로근과 함께 계속적으로 몸통 움직임을 조절하며 특히 팔다리와 관련해 움직이는 동안 호흡패턴을 늘려준다.

2. 갈비사이근(Intercostals)

갈비사이근의 가장 바깥층은 가슴의 가쪽 팽창과 들숨 동안 갈비뼈의 고정을 책임지고 있다. 갈비사이근의 깊은층은 운동을 하는 동안 힘 있는 날숨과 관련해 반대작용을 한다. 갈비사이근은 배속빗근(internal oblique)과 배바깥빗근(external oblique)과 함께 해부학적으로 밀접한 관계가 있다.

3. 배근육(Abdominal muscles)

이 근육은 날숨(expiration)과 관련된 주요 근육들이다. 이 근육들은 폐의 배출(emptying)을 보조해주는 배사이압력을 변화시키고 가로막에 의해 전달된 압력을 전달한다. 배사이압력은 골반저(pelvic floor)와 배근육벽(abdominal wall), 가로막(diaphragm)의 밀접한 실린더 형태의 몸통 내에 생성된 압력이다. 더 큰 압력은 골반과 몸통의 안정성을 더해준다.

4. 골반저 근육(Pelvic floor muscles)

배와 골반 강(abdomino-pelvic cavity)의 기본을 구성되어있는 연부조직과 근육의 집단그룹이다. 배사이압력을 유지해주는 역할을 하며 호흡과정에 의해 생성된 안정성의 이동 역할도 한다. 그러나 주요한 기능은 골반내 기관(internal pelvic organs)을 지지해주며 억제(continence)를 유지하도록 도와준다.

5. 그 밖의 다른 근육들(Other muscle group)

주요 호흡 근육과 함께 작용하는 다른 근육들은 운동 또는 좌법 운동 시 요구되어질 때 활성화되며 운동 또는 좌법(asana) 운동을 하는 동안 자세변화에 작용한다. 호흡작용을 늘려주기 위한 신체부위를 고정해주기도 한다.

목갈비근(scalene muscles)은 1, 2번째 갈비뼈를 고정함으로 깊은 들숨을 도와주며 배근육의 수축에 대해 날숨을 하는 동안 유지해준다. 목빗근(sternocleidomastoid)은 복장뼈(sternum)를 올려주며 목뼈가 안정적이면 적당하고 깊은 들숨을 하는 동안 가슴의 크기를 앞으로 뒤로 증가시켜준다. 앞톱니근(serratus anterior)은 어깨뼈가 고정되어 있다면, 흉곽을 가쪽으로 팽창시켜 들숨을 도와준다.

갈비사이근(intercostals)은 들숨시 갈비뼈를 올려주나 어깨뼈가 등세모근(trapezius)에 의해 고정되어져야 될 필요가 있고 앞톱니근(serratus anterior)이 날개어깨(scapular winging)를 예방해주어야 한다. 넓은등근(latissimus dorsi)은 들숨과 날숨과 관련이 있다. 척추세움근은 등뼈를 늘려 호흡을 도와주며 흉곽을 올려준다. 허리네모근(quadratus lumborum)은 호흡하는 동안 12번째의 갈비뼈가 올라가는 것을 막기 위해 고정해준다.

윤활 관절(Synovial Joints)

3-10장에 근육의 기능과 움직임과 관련해 윤활관절을 자세하게 설명한다. 관절은 두 가지 기능을 갖고 있다. 뼈를 함께 지지해주며 강한 골격운동을 제공한다. 움직이지 않는 관절과 움직이는 관절은 중축관절에서 볼 수 있으며 관절의 안정성은 내부기관을 보호하기 위해 중요하다. 윤활관절은 자유롭게 움직이는 관절로 큰 운동범위가 요구되는 팔과 다리에서 뚜렷이 볼 수 있다. 윤활관절은 구별되는 특색을 갖고 있다. 유리질연골(hyaline catilages)은 관절을 형성하고 있는 뼈의 끝을 덮고 있다. 관절강은 윤활액으로 차 있고 곁인대와 보조인대는 강화와 근력을 제공하며 액으로 가득찬 점액낭은 충격흡수를 제공한다. 힘줄초(tendons sheath)들은 윤활관절을 보호하기 위해 마찰을 일으키는 힘줄주위를 싸고 있다. 관절판(articular disc)은 약간의 윤활관절에 있으며 충격흡수제로 작용한다. 윤활관절에는 6개의 형태가 있다:

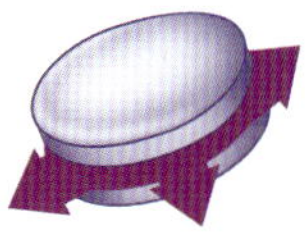

평면(활주)관절 (Plane or Gliding)

운동은 관절면이 납작하거나 약간의 오목한 표면에서 발생한다. 예: 봉우리빗장관절(acromioclavicular joint)과 엉치엉덩관절(sacroiliac joint)

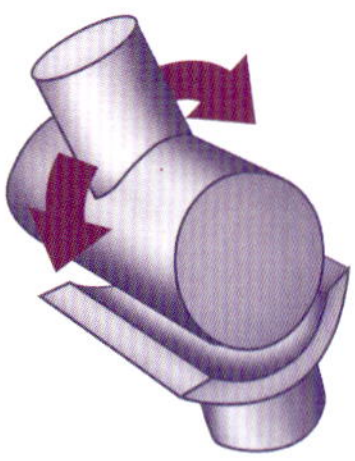

경첩관절(Hinge)

운동은 단지 하나의 축에서 발생한다. 박스뚜껑의 여닫이로서 가로축.
면은 시상면(sagittal plane)이다.
관절하는 뼈의 볼록한 면과 다른 뼈의 오목한면이 만나 경첩과 같이 한면에서의 운동만 가능하며 굽힘과 폄만 가능하다. 예: 손가락뼈사이관절(interphanlangeal joint), 팔꿈치와 무릎관절(elbow and knee joint)

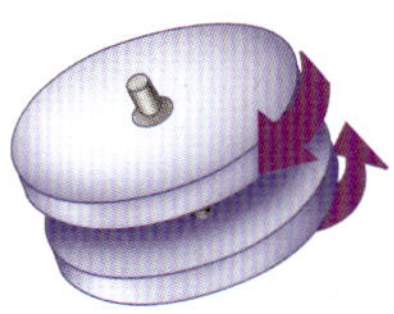

중쇠관절(Pivot)

운동은 수직축에서 발생하며 여닫이 문의 경첩과 유사하다. 돌출된 뼈의 실린더형 관절표면 내에서 뼈와 고리모양의 인대에 의해서 돌아가는 관절이다. 예: 팔꿈치에 노뼈와 자뼈 사이의 관절

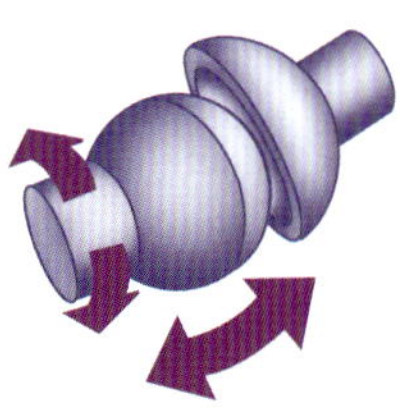

절구관절(Ball-and -socket)

구형 또는 반구형의 관절머리와 소켓모양의 관절오목이 만나 이루는 관절이다. 굽힘, 폄, 모음, 벌림, 회전과 돌림작용이 일어난다. 따라서 다축관절이며 모든 관절의 가장 큰 운동범위를 갖는다. 예: 어깨와 엉덩이 관절(shoulder and hip joint)

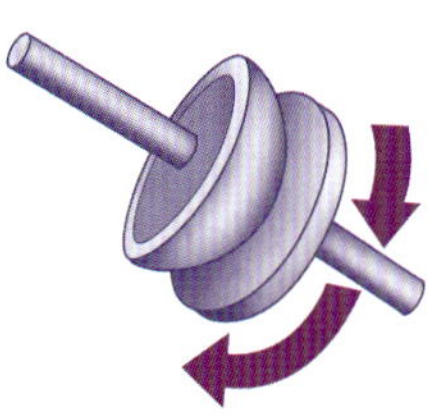

타원관절(Condyloid)

타원형의 관절머리와 관절오목이 만나서 관절하며 굽힘, 폄, 벌림, 모음, 이 모든 작용의 합병을 원회전운동이라 한다. 예: 손목관절(wrist joint), 손허리손가락관절[metacarpophalangeal joint(엄지손가락은 아니다)]

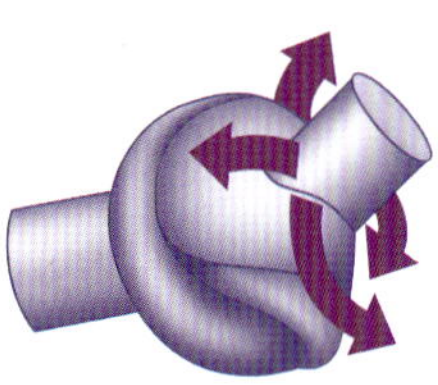

안장관절(Saddle)

양쪽의 뼈가 말안장처럼 모두 볼록하고 오목한 관절면을 가지고 있고
서로 맞물려있다. 타원관절보다는 더 큰 운동을 가진다. 예: 엄지손가락의 손목손허리관절(carpometacarpal joint of thumb)

제 3 장

척추 (The Spine)

척추는 기계적인 관점에서 보면 신체의 중심이다. 몸이 어딘가에 이르고 구부리고, 돌리고, 똑바로 서고, 또는 보기 위해 머리를 돌리는 등 척추의 도움 없이 공간을 통해 신체가 움직이는 것은 인간적인 면에서 불가능하다.

척추의 기능은 ***지지, 균형, 연결, 보호*** 그리고 ***이동*** 이다. 똑바로 선 자세를 지지하고 균형을 유지해주며 상지와 하지를 연결하고 뇌와 연결된 척수를 보호하며, 연결된 갈비뼈와 함께 심장과 폐를 보호한다.

동작(관절운동)은 머리와 몸통을 움직이는 세 가지 면(planes)에서 일어난다. 관절작용(joint actions)은 기능과는 상이하게 다르다. 척추의 관절작용은 **굽힘**(flexion), **폄**(extension), **젖힘**(hyperextension), **오른쪽과 왼쪽바깥굽힘**(right and left lateral flexion), **오른쪽과 왼쪽 돌림**(right and left rotation)이다. 척추의 각 부위는 다른 부위보다 몇 가지 작용을 더 가진다.

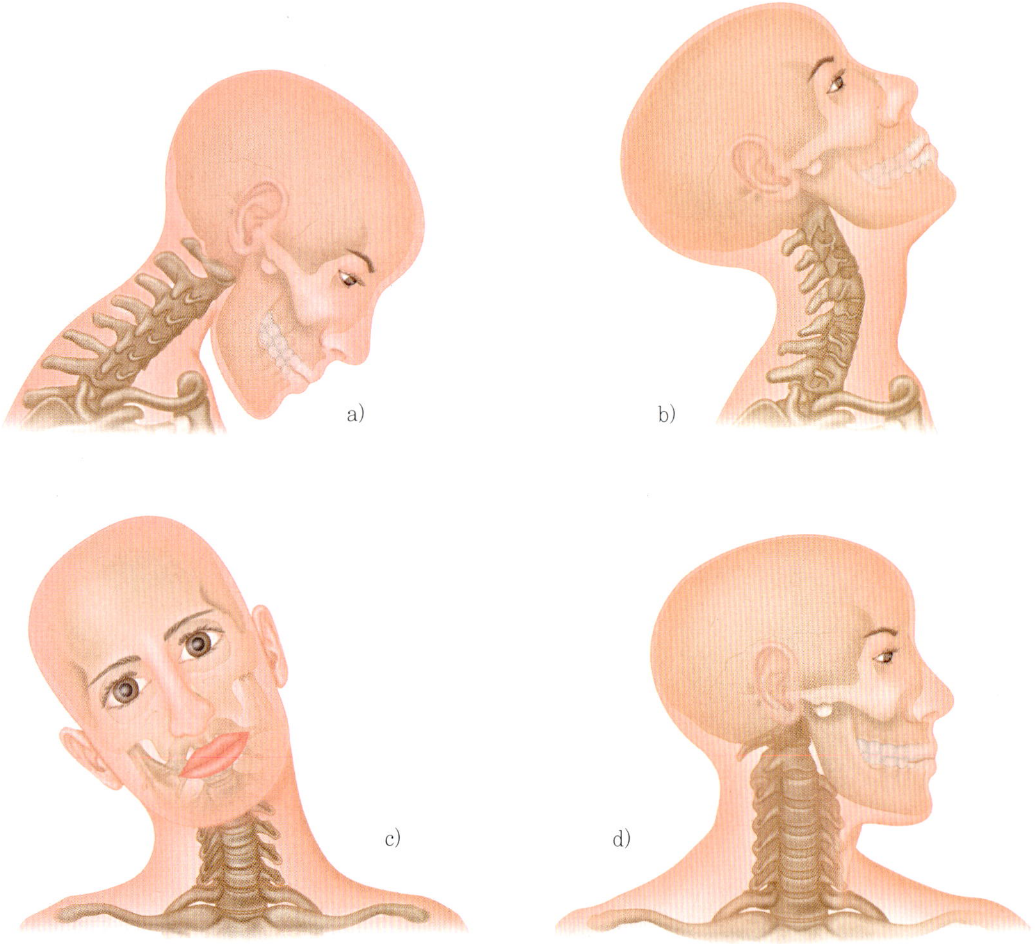

그림 3-1 목 운동 (a) 굽힘 (b) 젖힘 (c) 바깥굽힘 (d) 돌림

등골뼈(The Vertebral Spine)

등골뼈는 **목뼈**(cervical), **등뼈**(thoracic), **허리뼈**(lumbar), **엉치뼈**(sacral) 그리고 **꼬리뼈**(occyx)로 나뉜다. 각 뼈는 각각의 특성을 가진다.

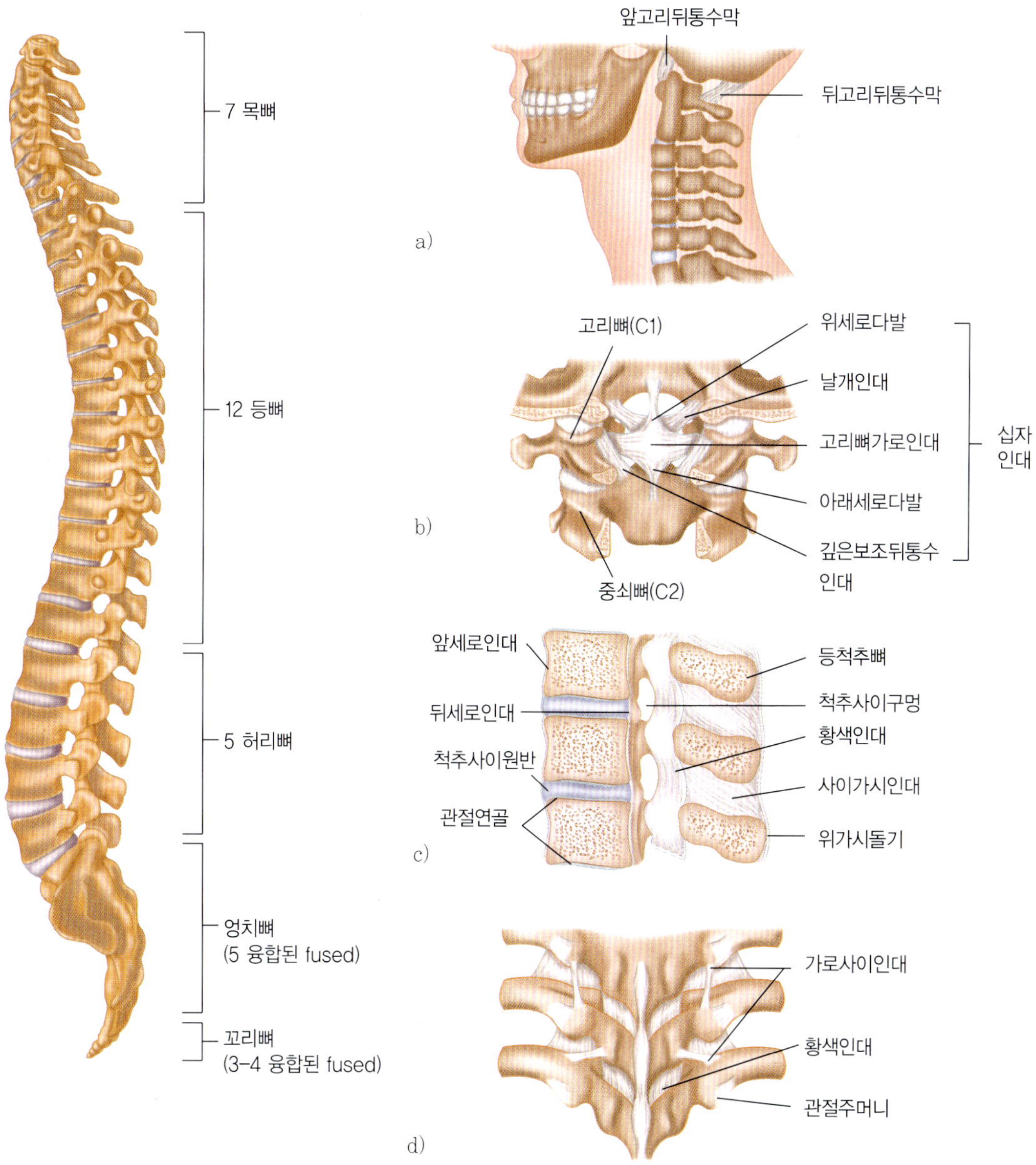

그림 3-2 척추등뼈 (a) 고리뒤통수관절(atlanto-occipital joint), (b) 고리중쇠관절(atlanto-axial joint), (c) 척추사이 관절(joints between vertebral bodies), (d) 척추고리 관절(joints between vertebral arches)

주요한 목뼈부위는 주로 움직임이 자유롭고 다소 가쪽굽힘동작에 제한이 있다. 등뼈는 작고 가늘어 움직임이 용이하다.

C1(고리뼈, atlas)과 C2(중쇠뼈, axis)는 좀 더 특별하다. C1은 머리와 연결되어 있어 **고리뒤통수관절**을 형성하며 단지 굽힘과 폄동작만이 가능하다('yes' 움직임). C1과 C2는 **고리중쇠관절**(그림 3.2b)을 형성하며 돌림동작이 일어난다('no' 움직임).

12개의 등뼈(thoracic vertebrae)는 모든 척추의 동작을 수행하나 뒷돌기 때문에 제한이 있다. 등쪽에서 볼 수 있는 척추의 뼈가 드러나는 부분이다. 등뼈는 길고 대부분 아래쪽 방향으로 '후굴자세(backbend)' 에 제한이 있다. 5개의 가장 큰 허리뼈(lumbar vertebrae)는 돌림동작에 제한이 있으며 꼬리뼈(sacrum)는 사춘기 이후에는 거의 움직임이 없는 부위이다. 자연적으로 생기는 제한은 다양한 뼈의 모양으로 관절범위가 줄어든다.

척추의 곡선(curve)은 머리의 무게와 허리강(thoracic cavity), 성기관(sexual organs) 그리고 골반의 균형을 위해 필수적이다(그림 3.2). 곡선은 중력에 대한 균형을 잡아주는 기발한 본보기이다.

목뼈 영역 (Cervical Region)

목뼈 영역은 얕은 앞쪽 곡선 안에 있는 7개의 척추뼈로 머리균형과 무엇이든 누구든 어디든 볼 수 있도록 움직여준다. 그러나 가장 움직임이 많은 영역으로 15-20 파운드되는 무게를 가진 머리의 균형때문에 지속적인 균형감각을 유지해 주어야만 한다. 부하로 인한 일탈(deviation)은 목뼈부위에 영향을 줄 뿐만 아니라, 나머지 척추뼈에도 영향을 줄 수 있다.

영유아는 척추의 만곡이 형성될 때 머리의 균형을 잡게 된다. 영아는 등으로부터 지지를 제거하면 머리와 가슴의 무게로부터 넘어지게 될 것이다. 왜냐하면 서로 상호작용하고 있는 목뼈, 등뼈, 허리뼈의 만곡을 만들기 위해 필요한 근육들은 여전히 발달하고 있기 때문이다. 이러한 근력은 다양하게 작용하고 있는 인대와 척추근육의 힘에 의해 머리를 지지하고 있는 유아에게 차고, 울고 , 던짐(울고 심지어는 호흡근육을 발달시키는 걷기)으로 수립되어진다. 성장이 계속됨에 따라 이러한 섬세한 균형은 어떻게 앉고, 서고, 걷고, 자는냐에 따라 변화된다. 긴장상태에서 목의 역학적인 균형은 탁월해진다.

긴장은 다양한 방법으로 이 부위에 영향을 주는데 특히 어깨와 목근육의 긴장 때문이다. 이는 자세를 변화시키고, 척추디스크를 눌러주며, 척추뼈를 똑바로 하지 못하게 한다. 활동적인 운동범위는 긴장을 경감하고 건강한 목을 만들어주는 열쇠이기도 하다. 이러한 경우 마사지가 도움이 될 것이다. 이는 이 부위가 심하게 복잡하기 때문이다. 24개의 연결된 척추뼈와 31쌍의 척추신경은 특별한 부위가 손상을 입을 경우 인생에 있어서 신체의 마비까지도 가져올 수 있다.

목근육 (Cervical Muscles)

대부분의 앞쪽 목근육들은 머리를 밑으로 오게하여 목뼈를 굽혀준다. 서거나 앉았을 때 중력을 도와주며 무거운 머리지지를 도와준다. 이는 폄근, 길항근의 약화를 가져올 수 있다. 작고 깊은 근육과 마찬가지로 **큰 목빗근**(sternocleidomastoid muscle)의 강한 당김은 머리를 지지할 수 있고 또한 아래로 잡아당길 수도 있다[**긴목근**(longus colli), **긴머리근**(longus capitis), **앞머리곧은근**(rectus capitis anterior)].

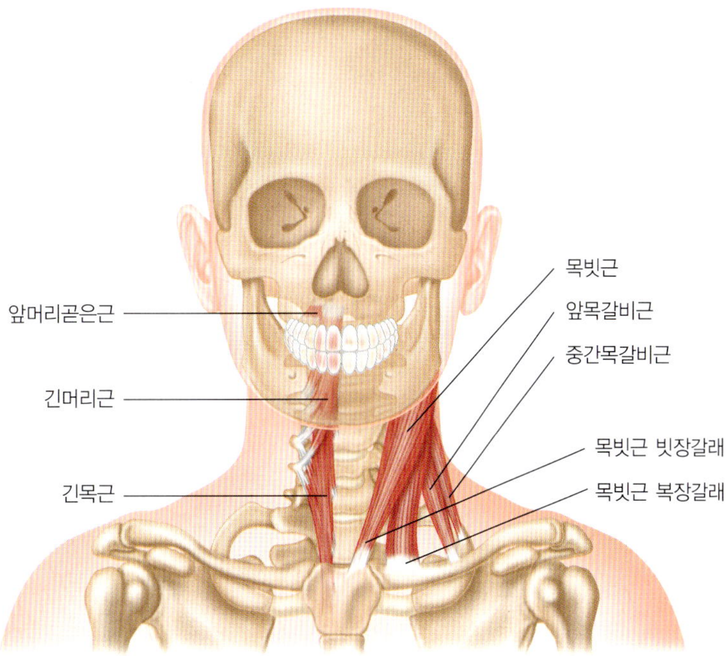

그림 3-3 앞쪽 목 근육들

목 뒤의 폄근들은 머리를 들어올리기 위해 동심수축을 한다. 위쪽 척추뼈를 똑바로 하기 위해 많은 근육들이 작용한다: **널판근**(spleni), **목갈비근**(scalene), **위쪽 척추세움근**(upper erector spinae), **반가시근**(semispinalis), **깊은 뒤쪽근**(deep posterior muscle) 그리고 **머리빗근**(obliques capitis) 심지어 **등세모근**(trapezius)이 있다. 이런 근육들은 목의 가쪽굽힘과 돌림작용도 하는데 근육들이 많이 작용할 때 강화되기가 더 쉽기 때문이다(등세모근은 5장에서 좀 더 특별히 언급하겠다).

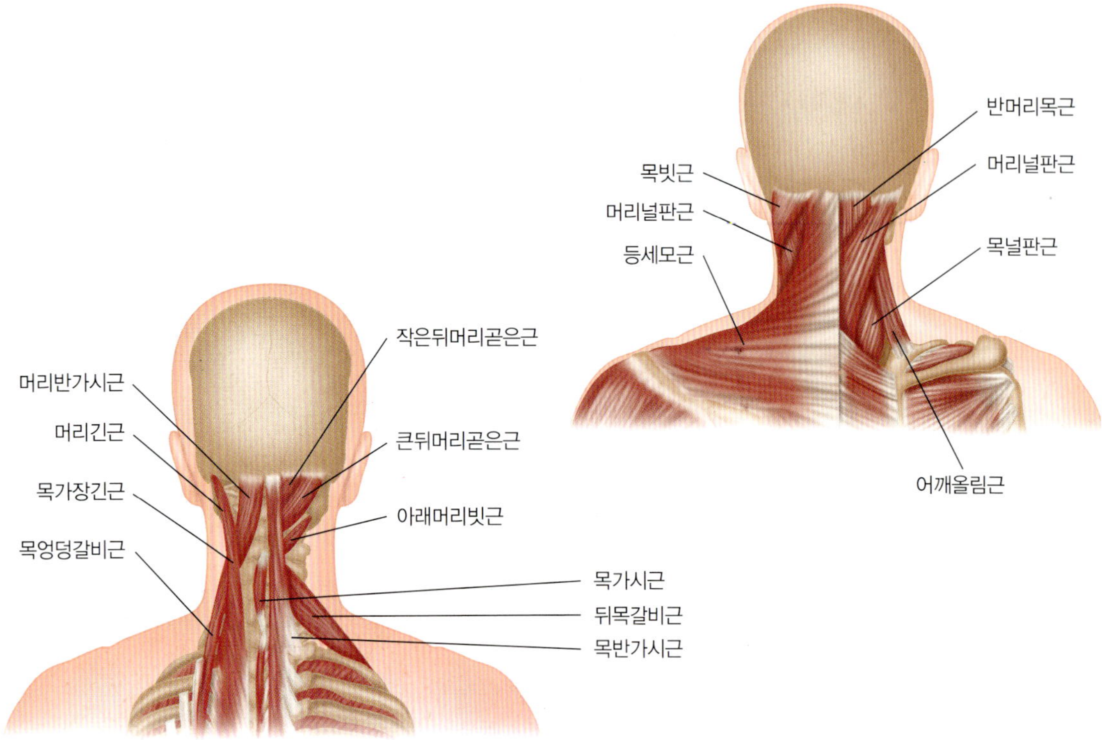

그림 3-4 뒤쪽 목 근육들

목뼈 긴장(Cervical spine stress)

운동분석가로서 많은 사람들이 너무 쉽게 머리를 앞으로 구부리거나 목을 굽히는 동작을 쉽게 하는 것을 볼 수 있다. 보통 무의식적인 움직임으로 오랫동안 그 자세를 취하고 있는 것을 볼 수 있다. 걷는 것을 관찰해보면 얼마나 머리를 구부리고 있는지를 볼 수 있다. 아마도 조심스럽게 걸음을 걷는 것도 있지만 특히 노인들에게 있어서는 습관적인 자세로 보여진다. 또 머리를 지지해주는 어깨와 등근육의 약화가 있기 때문이기도 하다. 또한 머리를 앞으로 내밀며 가슴을 움츠려 둥근어깨가 되기도 한다. 학생들은 앉아서 머리를 숙인채 공부를 하며 책을 읽고 쓴다. 사실상 누구도 책을 읽는 동안 그들의 눈을 움직이는 것이 아니라 머리를 숙이곤 한다. 컴퓨터 모니터를 보며 앉아 있을 때 머리는 어디에 있는가? 대부분의 회사들은 눈높이에 맞춰 모니터를 볼 수 있는 자세를 위한 충분한 공간을 제공하지 않는다. 목과 눈에 무리가 가도록 공간이 너무 높거나 낮거나 작다.

인체는 다양한 이유로 인해 보상작용을 일으킨다. 오랜시간 동안 축적된 목뼈와 위쪽 등뼈에 물리적인 스트레스가 있다. 이는 불편한 통증을 나타내며 관절의 분열을 가져오기도 한다. 굽힘을 지속적으로 한다면 척추의 뒤쪽 부위는 앞쪽을 누르는 동안 신장할 것이다. 머리가 너무 높으면 반대현상이 일어나게 된다.

목뼈영역 신장과 운동 관절범위
(Cervical Region Stretching and Range of motion Exercise)

신장은 모든 면에서 목이 원하는 움직임을 하도록 도와준다. 또한 근육의 긴장을 경감해 준다.

다음과 같이 레벨 1운동은 권해진다.

1. 기본 지지대로서 바닥을 사용하여 머리를 편하게 하고 등을 기대고 눕는다. 목에 가깝게 턱을 약간 들이밀고 목뼈를 길게 하도록 한다. 바닥에 머리의 무게를 내려놓는다. 한쪽으로 머리를 돌리고 유지하며 한번 깊은 숨을 들이쉬고 바닥에서 머리를 떨어뜨리지 말고 다른 쪽으로 머리를 돌린다. 그리고 어깨를 편하게 하면 숨을 내쉬는 동안 편안하게 누워 있는다.

2. 거울 앞에 앉거나 서 있는다. 머리를 바로 하고 눈을 감은 다음 눈을 뜨고 어디에 있는지를 확인한다. 거울을 사용하여 어깨 사이에 똑바로 중심에 있는지를 시도하는 것이다. 완전한 운동범위를 통해 머리를 움직이기 시작한다: 굽힘, 폄, 오른쪽 왼쪽 가쪽굽힘, 그리고 오른쪽 왼쪽 돌림. 어깨를 움직이거나 목을 젖히지는 않는다.

3. 오른쪽 손을 이용하여 오른쪽 어깨는 밑으로 하고 왼쪽 가쪽 굽힘을 위해 왼쪽으로 머리를 움직인다. 숨을 내쉬는 동안 자세를 유지하며 반대편도 반복한다.

좀 더 진전하기 위해서는 다음과 같이 한다.

4. *진보된 도치(advanced inversions)* (Level Ⅲ)
   중력을 받고 있는 머리의 위치를 찾는다. 이 의미는 몸을 뒤집는다는 것이다. 서 있는 자세(항상 허리부위에 무리가 가지 않도록 무릎을 약간 구부린다)로부터 앞으로 굽히고 무릎과 발목을 바로 하고 또는 이 자세에서 물구나무서기를 한다. 목뼈주위는 머리를 자유롭게 하게 된다면 중력과 반대로 길어지게 된다.

대부분의 사람들은 필라테스를 하는 동안 목의 약화를 불평한다. 이는 보통 몸통을 앞으로 당겨주는 배근육이 충분히 강화되어있지 않기 때문이며 앞쪽 목근육들이 어렵게 머리를 들어올리게 되는 것이다. 배근육의 힘이 강화되면 목근육들은 좀 더 효율적으로 작용하게 된다. 강한 척추 굽힘근들은 4장에서 더 다루도록 한다.

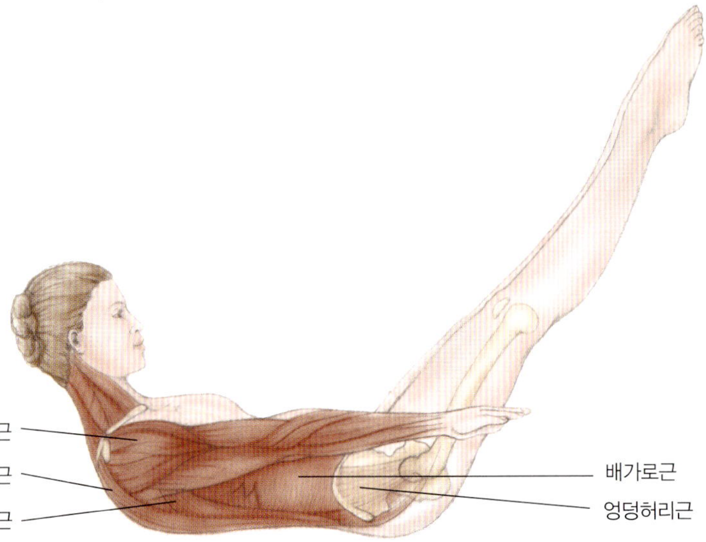

그림 3-5 필라테스 100의 목의 자세

기법(Technique)

필라테스에서 바닥운동은 똑바로 누운자세에서 머리를 앞쪽으로 몸통 쪽으로 굽힌다. 저항힘으로서는 중력을 이용하며 등과 허리부위를 강화시켜주기 위해 배근육들도 목근육과 마찬가지로 굽힌다.

머리가 목뼈의 위에서 좋은 균형을 유지하면 목근육은 강화될 것이며 척추를 다루는 다음 장에서 좀 더 다루어진다.

가슴 영역(Thoracic Region)

척추에서 가장 긴 부분으로 12개의 뼈로 구성되어 있고 뒤쪽으로 구부러진다(후만증, kyphosis). 이 만곡은 흉강(thoracic cavity)의 균형과 지지를 수행한다. 등에 12개의 갈비뼈와 함께 12개의 등뼈의 관절을 상상해보자. 그리고 앞쪽에 신체를 감싸고 있는 12개의 갈비뼈 둘레는 **복장뼈**(sternum)와 연결되어 있다. 단지 2개의 갈비뼈만이 떠있는 갈비뼈(floating ribs)로서 앞쪽과 연결되어 있지 않다. 이런 강(cavity)은 심장과 폐의 집을 형성하고 있다.

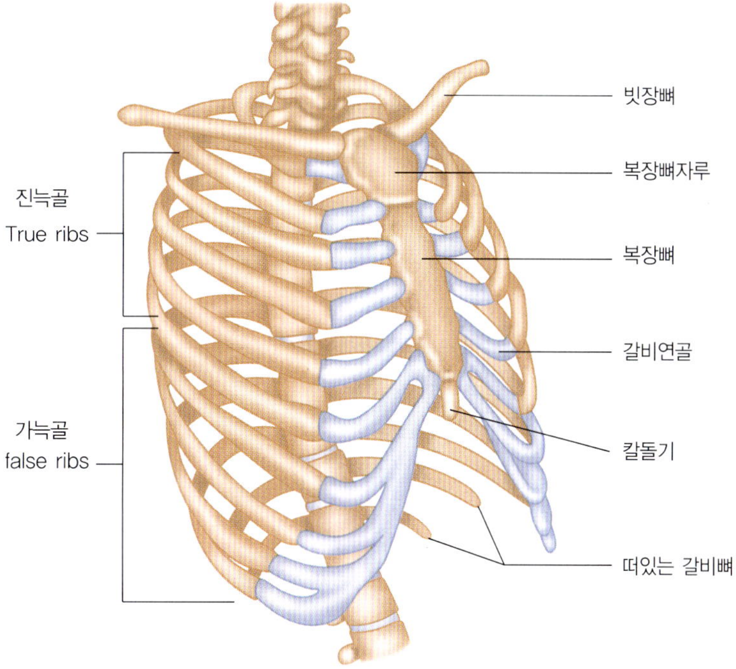

그림 3-6 흉강은 심장과 폐의 집이다.

등뼈의 뒤쪽 만곡은 자연스러운 것이지만 다음과 같이 말할 수 있다:

1. 약한 위쪽 등근육들
2. 수축된 가슴 근육들
3. 가슴의 무게
4. 피로
5. 게으름

이러한 상태들은 후만증을 발전시킬 수 있고, 어깨가 꼬꾸라지거나 둥글게 되는 원인을 가져온다.

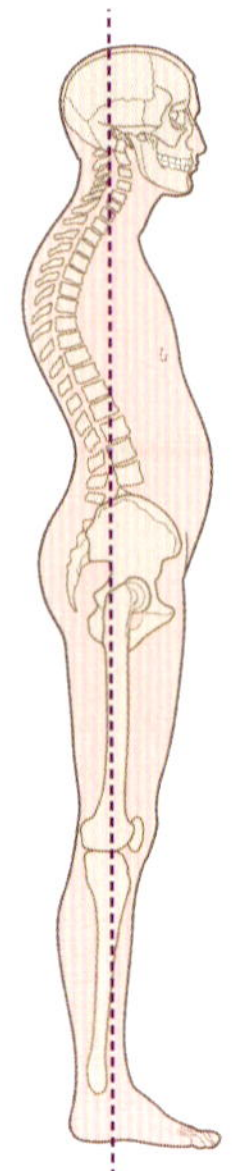

그림 3-7 후만증(kyphosis): 앞으로 구부러져 어깨가 앞쪽으로 둥글게 되는 상태

등근육들(Thoracic Muscles)

척추세움근(eretor spinae), 반가시근(semispilalis) 그리고 깊은 뒤쪽 근육군(deep posterior muscle groups)은 똑바로 서게 하는 척추의 폄의 작용근육들이다.

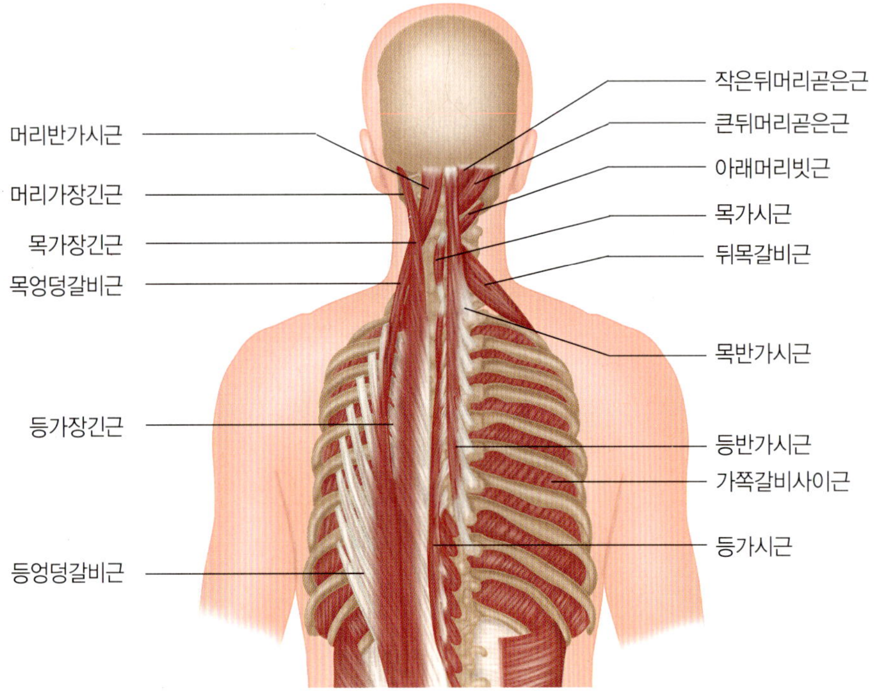

그림 3-8 위쪽 척추근육들

등영역 신장과 운동가동범위
(Thoracic Region Stretching and Range of Motion Exercises)

척추를 펴기 위한 가장 좋은 운동은 요가와 발레이다. 요가를 한 사람들은 유연성, 균형, 근력, 순환, 자세와 호흡이 발달되어있다.

요가는 세계에서 가장 훈련된 단련법이지만 다소는 거부되어지고 있다. 보통 종교와 관련해 문화적 또는 종교적인 문제 때문이다. 이러한 사상을 버려야만 한다. 이러한 지속적인 이익은 매우 중요하다.

근육은 뼈의 움직임을 책임지고 있다. 뼈들이 무게를 지탱하지 못할 때 가장 많이 작용하는 것이 근육이다. 서 있는 자세는 긴장없이 효과적으로 작용하도록 하는 것 또한 근육이다.

요가 지도자들은 어깨 고리, 순환을 설명할 때 또는 척추가 미끄러져 어깨뼈를 내리고 어깨를 뒤로하도록 할 때 몸통은 길어진다고 한다. 어깨근육은 등세모근과 마름근으로 약간 벌림작용을 한다. 또한 필라테스의 주요 개념으로서 어떠한 운동의 형태에도 유용하다. 가슴과 갈비뼈는 이완되며 복근을 약간 들어올리지만 밀어내는 것은 아니다. 이 자세에서 척추는 어떤 의미에서는 숨을 쉴 수 있다는 것이다. 척추뼈는 눌려있지 않은 척추판 위에 뼈로 정렬되어있다. 이러한 만곡은 안정되고 균형 있고 서로 대칭적이게 해준다. 앉아 있거나, 서 있거나 걸을 때 또 다른 여러 상황에서도 이 자세를 연습해라.

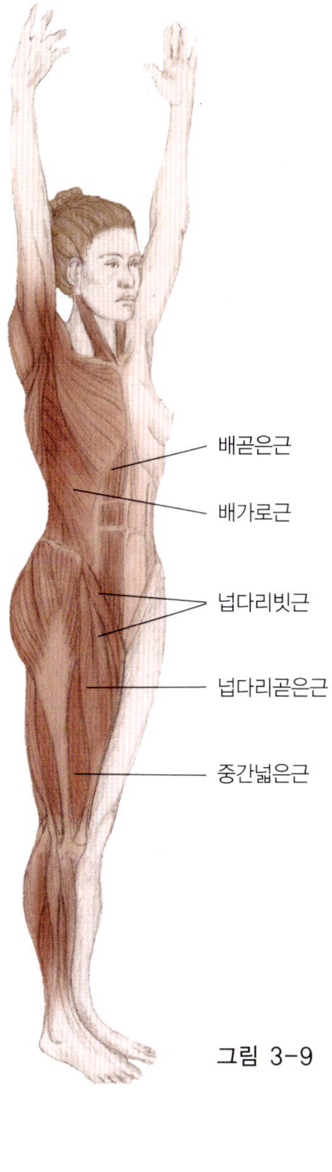

그림 3-9 균형 있고 신장된 척추

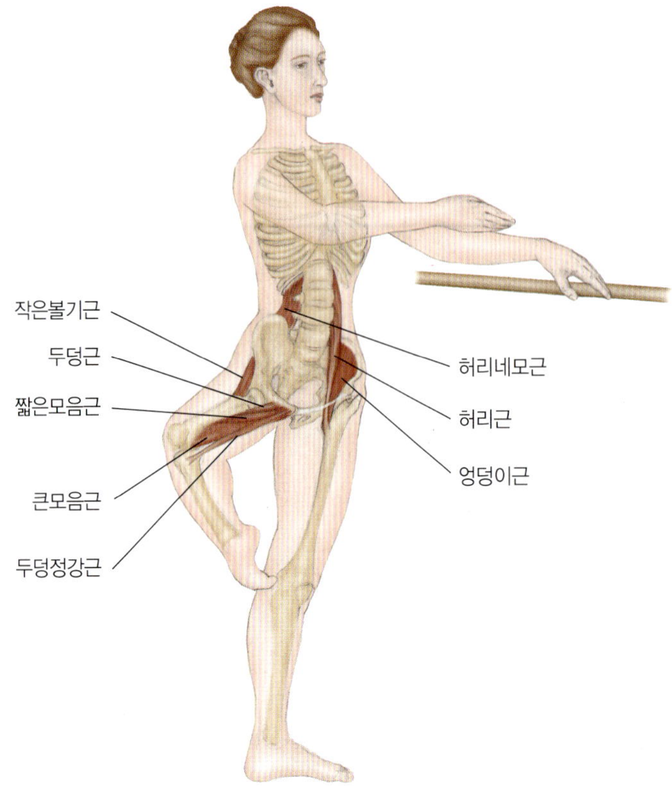

그림 3-10 발레를 위한 균형, 지지, 자세를 위한 선 자세(레벨 1)

기법(Technique)

한다리로 서며 다른 한다리는 "틀(passe)"자세를 취한다(무릎은 구부리고 엉덩이는 바깥쪽으로 하며 서 있는 안쪽으로 발은 모은다). 엉덩이 위치 정도로 유지하며 다리와 회음부를 강화하는 동안 균형 있는 자세를 유지한다. 근력을 증가시키기 위해 기둥이나 벽에 기대어 플리에 그리고 를르베를 하는 동안 지지하고 있는 다리를 발달시킨다(무릎을 구부리고, 발등을 올린다). 항상 무릎 쪽으로 발가락을 끌어당긴다.

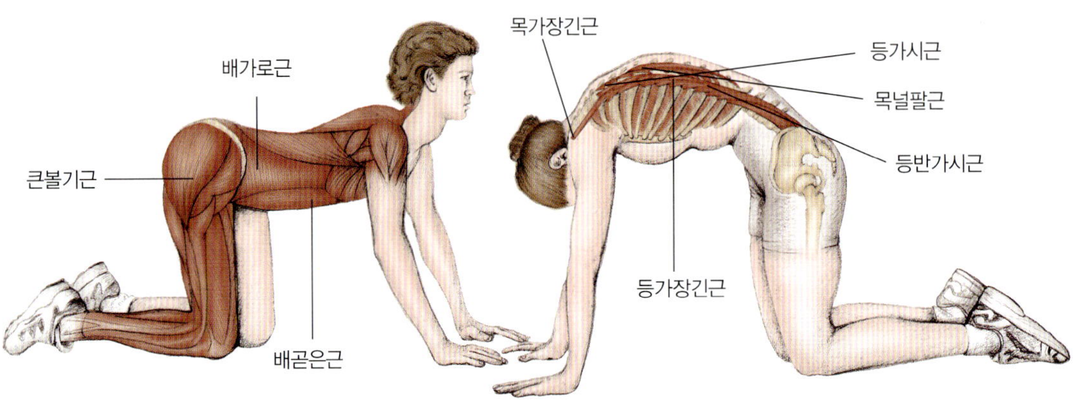

그림 3-11 신장과 유연을 위한 무릎 꿇은 자세 (a) "강아지자세" (b) "고양이자세" (level 1)

기법(Technique)

요가에서 **강아지** 또는 **송아지** 자세: 엉덩이와 무릎은 펴고 어깨아래에 손목을 놓고 손과 무릎으로 짚고 시작한다. 허리뼈를 둥근형태로 하고 꼬리등뼈를 들어올리게 하며 머리는 약간 올린다. 이런 동작 시 숨을 들이마쉬고 지지를 위해 배근육들을 약간 들어올리며 양쪽 어깨를 함께 잡아당기듯이 한다.
고양이: 척추 굽힘으로 등을 둥글게 하고 꼬리뼈와 머리는 떨어뜨리며 손과 무릎은 강아지 자세와 같다. 배근육을 당기는 동안 숨을 내쉬며 둥근 어깨를 만든다.

유연성과 근력을 위한 엎드린 자세
(Prone Postures for flexibility and Strength)

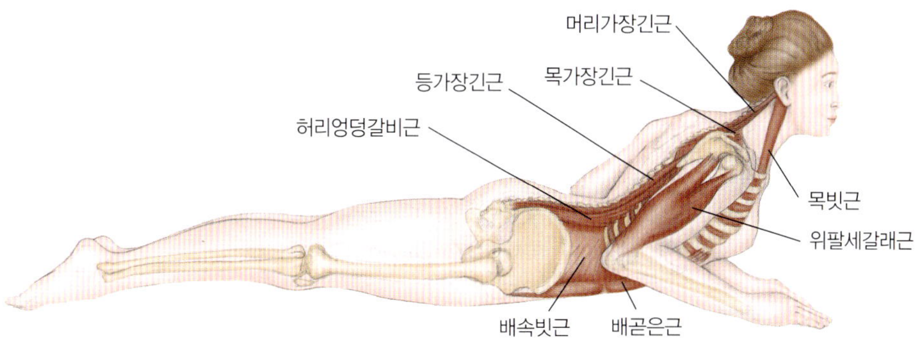

그림 3-12 위쪽 등뼈를 위한 Bhujangasana(코브라자세)(level Ⅰ)

기법(Technique)

코브라(Cobra)는 뒤쪽 위쪽 등근육의 근력을 위한 운동이다. 엎드려 바닥에 누운 자세에서 상체를 들고 바로누운자세와 같이 머리를 유지한다. 손은 갈비뼈를 따라 팔꿈치와 어깨 아래에 놓는다. 손으로 밀지 말라. 척추 폄근이 작용하도록 한다. 골반은 바닥과 연결되도록 한다.

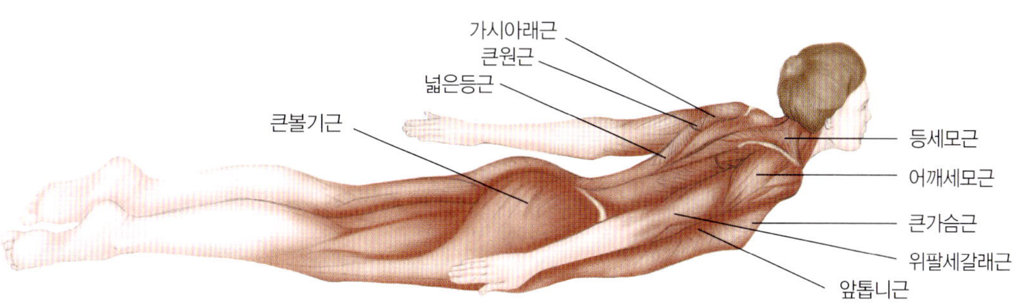

그림 3-13 위쪽과 아래쪽 등근육을 위한 Salabhasana(메뚜기 자세)(level Ⅱ)

기법(Technique)

메뚜기자세(Locust)는 위쪽 척추근육뿐만 아니라 아래쪽 근육도 강화시켜 준다. 다리를 올렸을 때 큰볼기근(gluteus maximus)과 뒤넙다리근육(hamstring) 또한 강화시켜 준다. 위쪽과 아래쪽 몸을 바닥으로부터 떨어뜨리고 팔은 양쪽에 길게 놓는다. 목은 너무 젖히지 않도록 한다.

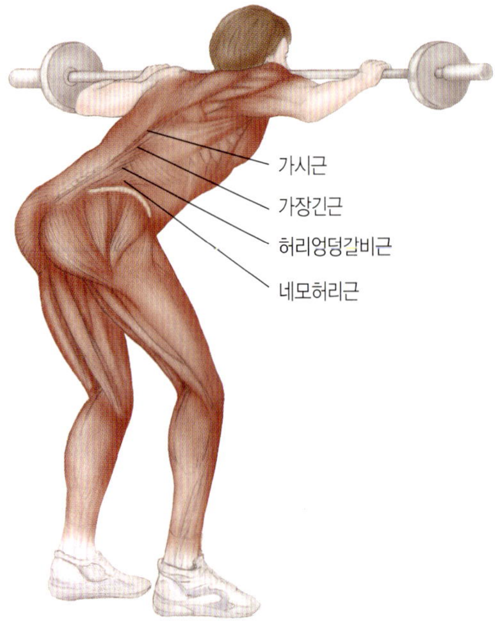

그림 3-18 굿모닝자세

기법(Technique)

천천히 제한적이며 완전한 가동범위, 허리를 구부리고 엉덩이와 무릎을 약간 구부리면서 등을 곧게 하도록 한다. 몸통이 다리를 넘어갈 때까지 몸통을 들어올린다. 이 시기 동안 숨을 들이마신다. 이 운동은 2-3 셋으로 8-12번 정도 반복한다.

두 번째 운동으로 **데드리프트**(Deadlifts)인데 바디빌더들에게 가장 인기 있는 운동자세이며 역도선수를 준비하는 선수들에서도 행해진다. 데드리프트 스쿼트 자세에서 주요한 동작은 중력과 무게에 저항하여 엉덩이와 무릎을 펴는 것이다. 두 번째 움직임은 또한 척추폄동작인데 근육들은 아래와 같다.

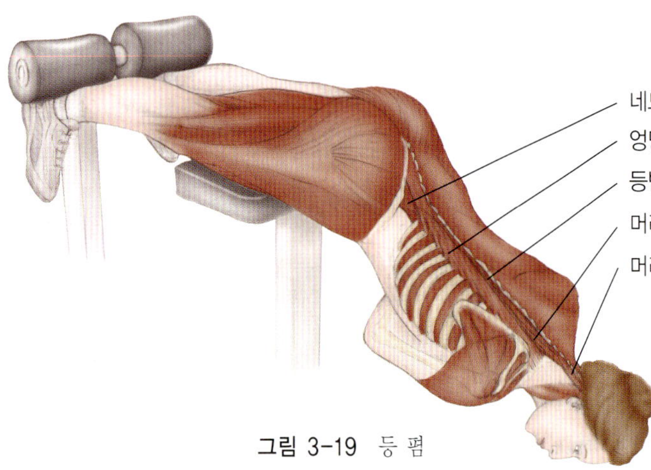

그림 3-19 등 폄

기법(Technique)

보여지는 자세로 몸을 놓고 벤치에서 엉덩이 관절을 굽힌다. 몸통은 낮게 놓고 짝 편 자세로 시작한다.
운동의 강점은 저항을 향해 척추의 젖힘을 하면서 몸통을 들어올리는 것이다. 이 운동은 아래쪽 척추에 관련된 운동으로 수준 II와 III 정도로 생각된다. 허리판에 무리가 간다면, 그만두어야 한다.

유연성 운동
(Flexibility Exercises)

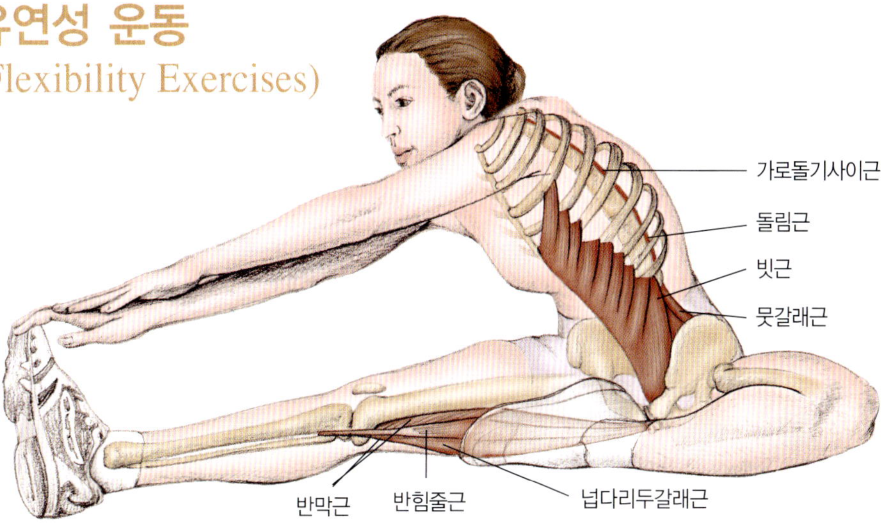

그림 3-20 등뼈를 위한 앉은 자세에서 신장

기법(Technique)

한쪽으로 한발을 쭉 뻗고 발가락은 세운다. 다른 쪽 발은 반대편 무릎에 붙이고 머리는 앞으로 한다. 양손은 발가락을 향해 뻗도록하고 어깨는 귀밑 쪽으로 자세를 유지한다. 뒤넙다리근육이 너무 당긴 느낌이면 무릎을 구부린다.

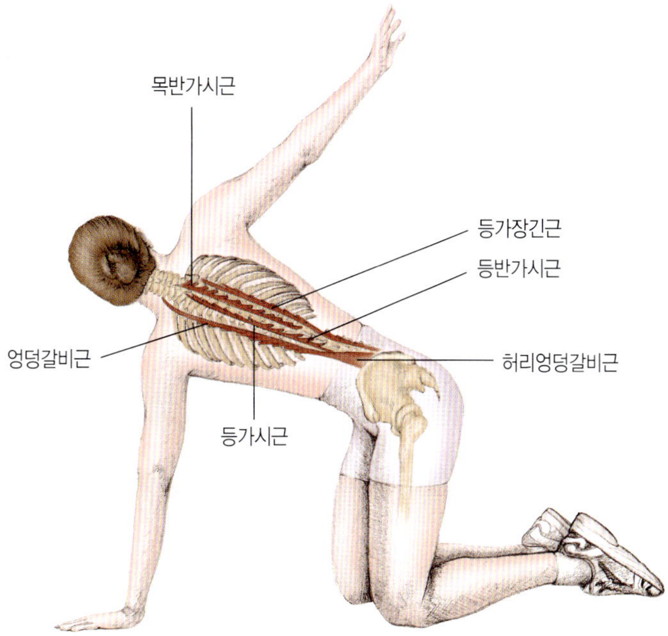

그림 3-21 무릎 꿇은 자세에서 등 돌림 시 신장(등뼈)

기법(Technique)

땅에 무릎을 대고 한팔은 위로 올린다. 위를 보면서 어깨와 중간등뼈를 돌린다. 필요하다면 지지를 위해 무릎 아래 담요를 이용한다. 척추돌림은 척추의 신장과 강화를 위해 아주 좋을 뿐만 아니라, 독과 스트레스를 해소하는 데에도 효과적이다. 또한 서거나 앉거나 무릎꿇기 또는 똑바로 누워 있는 자세에서도 척추돌림을 할 수 있다.

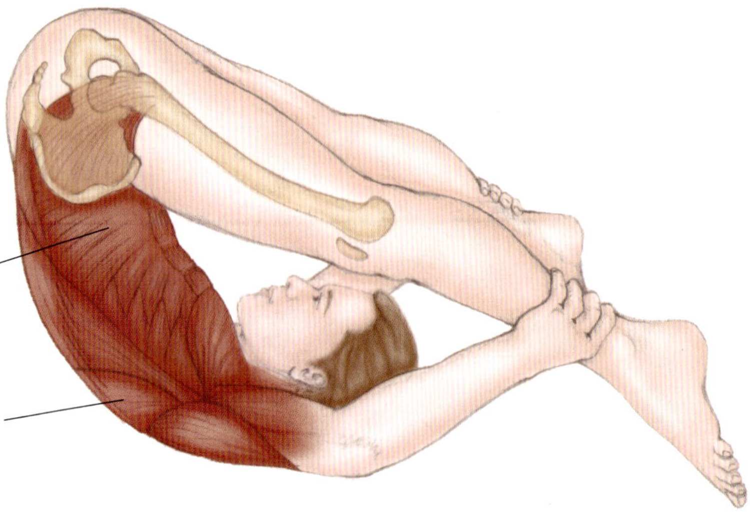

그림 3-22 척추를 위한 필라테스(level Ⅲ)

기법(Technique)

필라테스 **테이블**과 **티저**에서 앉은 자세에서 시작하는것은 등꼬리뼈 뒤에 균형 때문이다. 필요하다면 뼈와 척추에 담요를 이용한다. 목적은 각각의 척추뼈를 통하는 척추관절의 돌림을 위해서다. 목은 돌리지 말고 단지 중간척추 밑부분만 돌린다. 척추에 무리가 간다고 느껴지면 중단하고 아래쪽 척추에 무리가 없다면 앉아서 균형운동만 한다.

이 운동은 천천히 해야하며 단지 3-4번 반복하고 앉아서 하는 균형운동인 것이다. 또한 배근육과 엉덩근육을 위해 아주 좋은 운동이다(4장에서 다시 본다).

Level II -무릎을 굽힌다.

Level III -무릎을 편다.

시상면에서 폄의 반대 운동은 굽힘동작이다. 등뼈 영역에서 배근육의 수축에 의해 이루어진다. 즉, 허리와 꼬리영역에서도 볼 수 있는데 4장에서 다시 언급될 것이다.

위쪽 척추의 신화를 풀다.
(Myths of the Upper Spine Dispelled)

목위치의 형태는 기능장애를 이끌 수 있다.

전형적으로 목은 지속적으로 과도하게 사용한다. 중력에 대해 머리를 지지하고 어떤 방법으로든 목을 많이 사용한다. 심지어 쉬는 동안에도 위의 위치와 같이 있다면 그 기능을 제대로 발취하지 못한다. 배워 온 운동 패턴을 바꾸는 것은 어려운 일이며 사람들은 대부분 척추의 가장 많이 움직이는 영역 중 목을 정면에 맞서도록 하려는 경향이 있다. 목뼈는 편안한 자세에서 쉼이 필요로 되며 척추와 똑바로 머리를 놓고 등을 대고 누워있는 자세 즉, 잠자는 자세가 제일 좋다.

팔을 과도하게 사용하는것은 척추의 약화를 가져올 수 있다.

팔의 사용은 주변과 관련된 특히 목뼈와 등뼈주위의 근육을 강화시켜 줄 수 있다. 그러나 과도한 사용(던지고 들고 잡고 긴 시간 동안 수영)은 안정된 근육의 피로를 가져올 수 있다.
척추를 위한 가장 안정적인 운동은 아래로 보는 개자세와 같은 요가자세에서 볼 수 있으며 어깨관절과 뼈를 정확한 위치로 놓아주며 근육이 길어짐에 따라 목과 등근육에도 영향을 미친다.

결합조직은 운동의 장본인(culprit)

손상, 운동범위, 긴장 그리고 자세는 척추뼈사이에 결합조직에 영향을 줄 수 있고 기능장애, 통증, 심지어는 퇴화를 가져올 수 있다. 작은 결합조직은 염증이 생기거나, 변이되고, 또는 상해를 입을 수도 있다. 상처 조직은 만성 경직을 가져올 수 있으며 진단하고 치료하기가 어렵다. 하지만 치료가 불가능한 것은 아니다. 도수치료는 결합조직 문제를 경감해 줄 수 있을 뿐만 아니라, 긍정적인 사고와 정확한 운동 또한 그렇다.

척추의 움직임과 관련된 주요 근육들
(Main Muscles Involved in Movements of the Spine)

고리뒤통수관절과 고리중쇠관절

굽힘
머리긴근, 앞머리곧은근, 목빗근(앞쪽 섬유)

폄
머리반가시근, 머리널판근, 큰뒤머리곧은근, 작은뒤머리곧은근, 위머리빗근, 머리가장긴근, 등세모근, 목빗근(뒤쪽 섬유)

돌림과 가쪽굽힘
목빗근, 아래머리빗근, 위머리빗근, 가쪽머리곧은근, 머리가장긴근, 머리널판근

척추사이 관절(목뼈 영역)

굽힘
목긴근, 머리긴근, 목빗근

폄
목가장긴근, 머리가장긴근, 머리널판근, 목널판근, 목반가시근, 머리반가시근, 등세모근, 척추사이근, 목엉덩갈비근

돌림과 가쪽 굽힘
목가장긴근, 머리가장긴근, 머리널판근, 목널판근, 뭇갈래근, 목긴근, 앞목갈비근, 중간목갈비근, 뒤목갈비근, 목빗근, 어깨올림근, 목엉덩갈비근, 척추사이가로근

척추사이 관절(등과 허리 영역)

굽힘
앞쪽 배근육들

폄
척추세움근, 허리네모근, 목긴근, 척추사이근, 척추사이가로근, 뭇갈래근, 돌림근, 등반가시근

돌림과 가쪽 굽힘
허리엉덩갈비근, 등엉덩갈비근, 뭇갈래근, 돌림근, 척추사이가로근, 허리네모근, 앞쪽 배근육

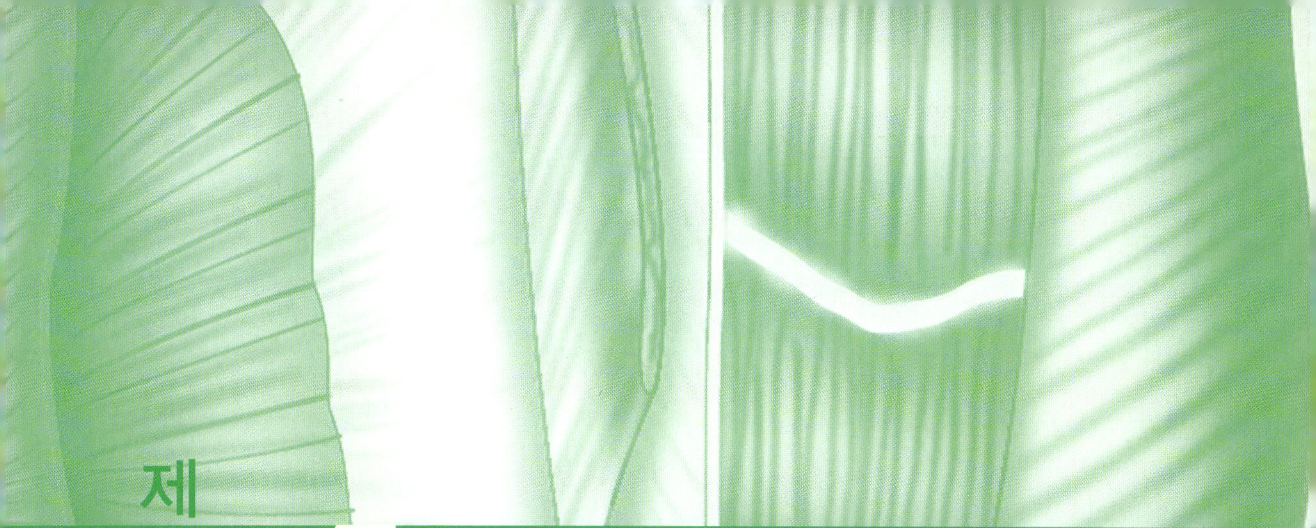

제 4 장 중심부 (The Core)

인체의 **중심부(core)**는 좀 더 주목하게 된다. 정말 무엇일까?

원천적으로 완전한 인체에 있어 배근육들은 아무 것도 아닐리는 없다. 이 책에서는 허리에서부터 골반, 일반적인 중심부의 개념에 대한 구분을 명확하게 할 것이다. 아래쪽 척추와 골반은 상호작용하고 있으며 우선적으로 기능적인 면에서 서로 균형과 배열에 관련이 있다. 부조화는 위쪽 척추에서부터 발까지 다른 부위에 영향을 미치게 되며 필수적으로 인체의 전체 길이에 영향을 주게 된다.

허리 영역(Lumbar region)

대략 인체의 중심부에 위치하고 있으며 5개의 척추뼈로 구성된다. 척추에서 다른 뼈들보다 크고, 두껍고 무겁다. 등의 뒤쪽 만곡과 다르게 앞쪽, 정면을 향해 전방만곡을 가진다. 판(discs)들은 척추체 두께의 1/3이며 굽힙, 폄, 가쪽 굽힘 동작으로 압력 증가를 가져오게 된다. 돌림은 똑바른 추정, 짧은 길이, 측면방향에 따라 뒤쪽 척수돌기의 큰 양으로 인해 제한을 가져온다.

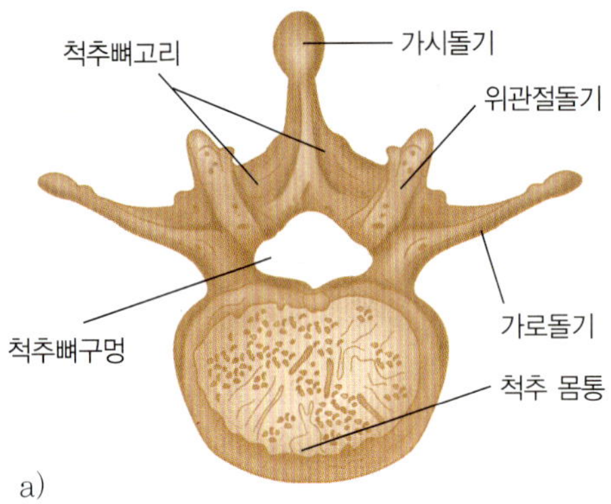

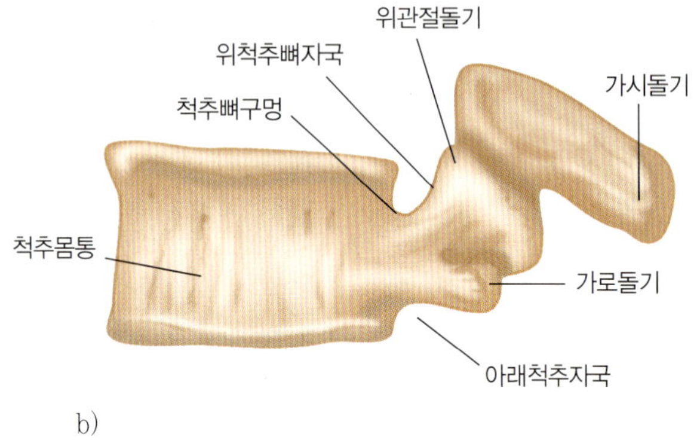

그림 4-1 허리뼈(L3) (a) 윗면 (b) 측면

허리 근육(Lumbar muscles)

배근육들은 허리와 등을 굽혀주는 주요한 근육들이다. 이 작용은 몸이 앞으로 굽혀지고 태아자세의 굽힘을 말한다. 중력과 같은 저항이 있다면 근육은 강화된다. 4개의 배근육들은 척추의 앞쪽 부분의 기시와 부착으로 인해 한 단위로서 각각 따로 언급하게 될 것이며, 아래쪽 등의 건강을 책임지기도 한다.

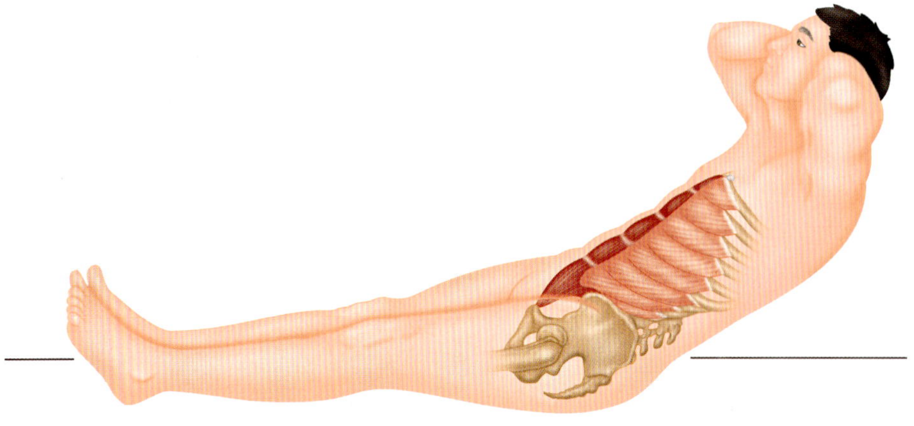

그림 4-2 컬업, 배곧은근

배근육 #1: 배곧은근(Abdominal Muscle #1: Rectus Abdominis)

이 근육은 배근육 중 가장 바깥쪽에 있고(피부에 가까운) 긴 근육으로 잘 보여진다. 근섬유들은 수직적으로 배열되어 있으며 악명 높은 식스팩근육으로 위부분에 가로무늬근이다. 사실상 근육섬유에 부분화된 양상을 볼 수 있는데 몸을 숙이면 더 잘 보인다.

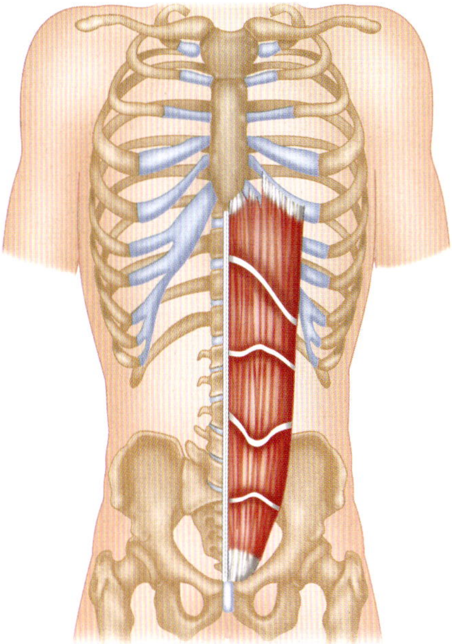

그림 4-3 배곧은근

배곧은근을 강화시키기 위해서는 저항에 대해 **척추가 굽힘**을 하는 운동으로 정확하게 수행해야 한다. 윗몸일으키기 자세에서 저항역할을 하는 중력에 대해 등을 구부린다. 저항에 대한 작용은 가장 중요한 면이다. 서 있거나 윗몸일으키기 자세로부터 앞으로 구부릴 때 중력이 저항이 아닌 도와주게 되는 역할을 한다. 따라서 배근육은 수축하지 않고 충분히 좋은 상태에서 근력이 증가되게 된다.

배근육이 올바른 방법으로 참여하게 되면 아래쪽 등을 지지하고 골반을 들어올릴 때도 안정적으로 도와주게 된다[이것이 필라테스 방법 중 중심부(core) 개념 중 하나이다]. 근육이 참여한다(*engage*)는 의미는 작용한다(work)는 의미를 말한다. **근수축**은 근육이 관절 운동에서 생기는 힘 또는 작용을 말한다. 근육배(muscle belly)는 짧아지기도 하고(**단축수축**) 길어지기도 하고(**신장수축**) 길이의 변화가 없기도 하다(**등척수축**). 근육은 굽힐수 없다. 단지 **굽힘으로 수축하는 것**이다. 또한 근육은 관절을 지나 움직여진다. 배곧은근은 척추의 굽힘으로 수축하는데 근섬유가 뒤쪽과 바깥쪽으로 다른 배근육들의 망에 둘러싸여 있기 때문으로 등과 허리부위의 근육을 돕는 것이다. 앞쪽에 주요한 부착점들은 복장뼈의 끝에 칼돌기뿐만 아니라 치골결합, 갈삐뼈 5-7 사이에 있다. 이러한 부착점들은 근육이 단축적으로 수축할 때 더 가까워진다.

대부분의 근육들은 주어진 관절에서 하나 이상의 작용을 한다. 배곧은근은 척추를 앞으로 굽혀줄 뿐만 아니라 가쪽으로도 굽혀준다(몸통 옆쪽으로). 가쪽 굽힘은 **동측가쪽**이라 한다(오른쪽 배곧은근은 오른쪽으로 척추를 굽혀주고, 왼쪽 배곧은근은 왼쪽으로 굽혀준다). 또한 허리부위에 젖힘을 방지하기 위해 배주위의 다른 세 배근육들이 보조하고 있다.

윗몸일으키기 자세에서 배곧은근은 바닥에서 몸을 떼었을 때 단축적으로 수축한다. 몸통이 충분히 높고 엉덩이가 충분한 작용을 하는 것은 엉덩이 굽힘근이 도와주기 때문이다. 따라서 앉은 자세에서 배 주위에 가장 효과적인 부분은 배근육이 좀 더 독립되어 있을 때 중력이 효과적으로 작용되었을 때를 말한다.

뒤로 구부렸을 때 배곧은근은 신장적으로 수축한다. 바닥에서 철썩거림으로서 저항에 대하여 계속 수축하고 있는 것이다. 따라서 배곧은근은 완전한 앉은 자세 동안 주요한 근육이다. 그림 4.4에서 보면 척추의 굽힘을 완전하게 볼 수 있고, 비록 굽힘근이 작용하기 힘들지라도 중력이 도와주므로 뒤쪽 근육을 좀 더 신장하게 되는 것이다.

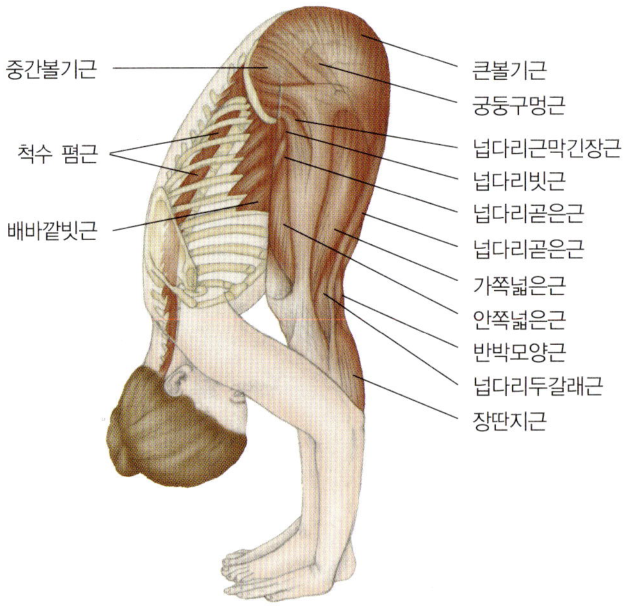

그림 4-4 우타나사나(Uttanasana) 동안 척추의 굽힘(서서 전굴자세)

배곧은근 강화운동(Rectus Abdominis Strengthening Exercises)

1. 옆으로 굽힘(Side-bending)(Level Ⅰ)

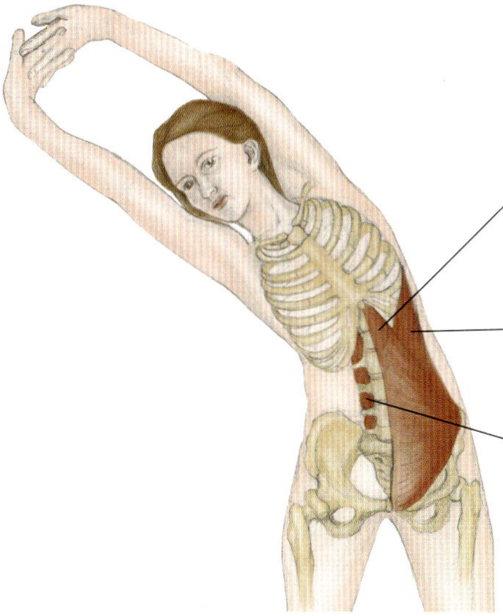

그림 4-5 옆으로 굽힘(level Ⅰ)

기법(Technique)

발을 어깨너비만큼 벌리고 선다. 몸을 바로 하고 왼쪽 오른쪽으로 굽힌다. 앉거나 무릎을 세우고 서거나 똑바로 선 자세에서도 할 수 있고 복근을 위한 근력강화와 신장 운동이다. 팔은 머리 위로 올리면 더 어려운 동작이된다.

2. 부분적인 윗몸 일으키기 자세(The partial sit-up)(Level Ⅰ-Ⅱ)

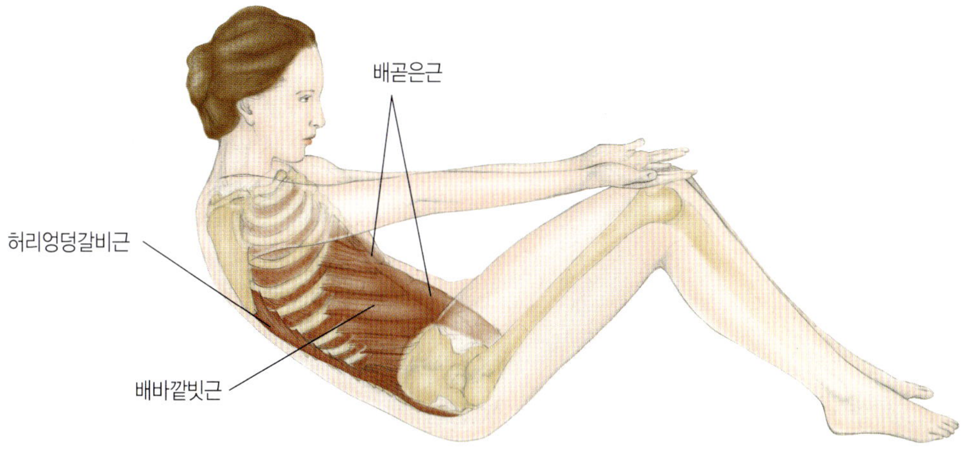

그림 4-6 부분적인 윗몸일으키기 자세(level Ⅰ-Ⅲ)

기법(Technique)

무릎을 구부린 상태로 발은 땅에 대고 눕는다(항상 굽힐 때는 날숨을 한다).
척추는 반 정도 굽히고 "들숨" 시 등을 뒤로 한다.

3. 필라테스 100 (The Pilates) (Level Ⅱ)

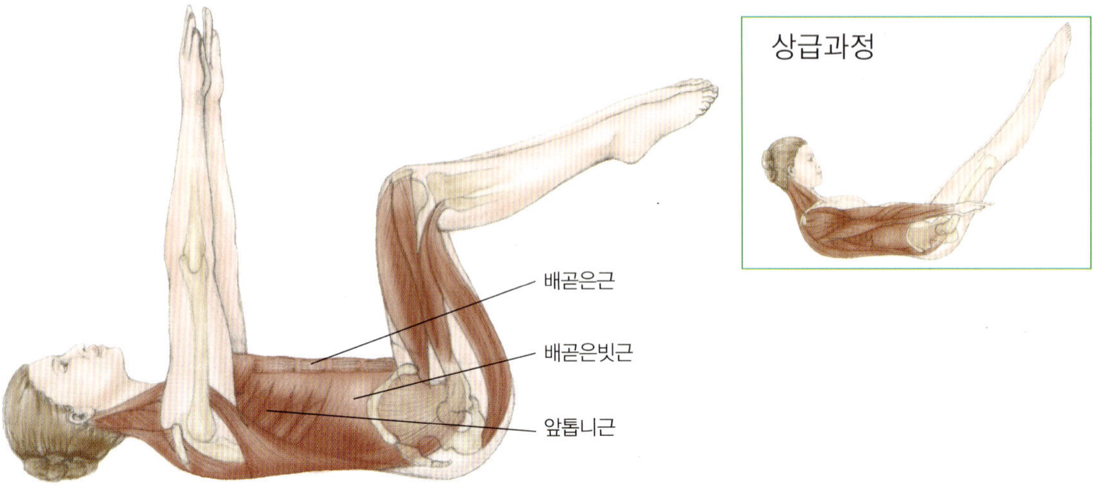

그림 4-7 필라테스 100(The Pilates) (Level Ⅱ)

기법(Technique)

등을 대고 누워 다리를 땅바닥에서 떨어뜨리고 무릎을 굽히고 등을 굽힌다(다리는 쭉 펴면 좀 더 어려운 동작이 된다). 자세를 유지하며 '100'은 얼마나 많이 반복하느냐를 말하며 팔은 편다(팔은 몸의 양쪽에 쭉 편채 유지한다). 이 자세 또한 앞쪽 목근육을 강화시켜준다.

4. 다리 들어올리기 (Leg Lowers) (Levels Ⅱ－Ⅲ)

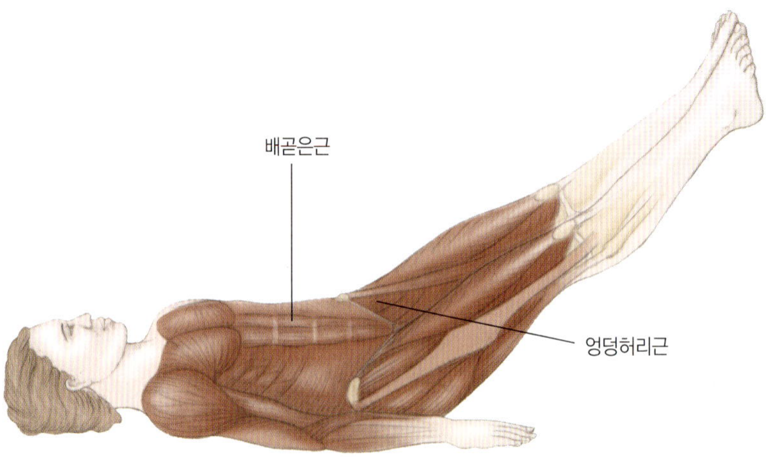

그림 4-8 다리 들어올리기(level Ⅱ－Ⅲ)

기법(Technique)

Level Ⅱ: 등을 대고 누워 무릎을 약간 구부린채 다리를 올린다. 손은 더 쉽게 하기 위해 꼬리뼈 밑에 놓고 또는 바닥에서 땐다(더 어려운 동작). 척추를 향해 배근육을 압박하는 동안 다리를 45° 들어올리고 다리를 들어올린 다음 엉덩이를 약간 들어올리도록 한다.

Level Ⅲ: 전체적인 운동을 통해서 다리를 들어올리고 유지한다. 좀 더 어려운 동작을 위해서 머리는 들 수 있다.

피로가 올 때까지 하는 동작의 반복은 근육에 좀 더 운동량을 주는 가장 좋은 방법이다. 근력강화운동은 운동량을 늘리는 것이다. 요가에서 자세는 과부하가 되도록 유지하는 것이다(등척성 수축). 필라테스와 웨이트 운동에서 운동은 단축적 그리고 신장적 수축을 반복적으로 하는것이다.

반복의 속도는 개인에 맞게 선택하고 천천히 하는 것이 좀 더 효과적이라는 것을 명심해야 한다. 마음과 몸이 연결될 때까지 시간을 가지고 올바른 방법으로 천천히 근육을 운동시켜 주며 목표가 된 근육을 철처히 운동시킬 수 있다. 마지막 운동이 끝났을 때가 피로점이어야만 한다.

나이와 수준에 맞도록 주의해야 할 7가지 요점:

1. 저항에 대한 척추를 굽히고 옆으로 구부리는 어떠한 운동도 배곧은근을 수축해야 할 것이다.

2. 근육의 근력을 증가시키기 위해서는 과부하가 필요하다 – 반복과 횟수는 최소 2–3횟수와 8번의 반복을 해주는 것이 가장 좋은 방법 중 하나이다. 피로는 과부하의 지표이다. (필라테스에서 근육을 좀 더 피로하게 하기 위해서는 천천히 하면서 반복을 덜 하는 것이다. 무게는 과부하를 더 줄 수 있다.)

3. 모든 근육에 오른쪽과 왼쪽 – 동일하게 운동한다.

4. 목표로서 근력과 신장 – 원하는 양상은 결과적으로 나타내 질 수 있다.

5. 식스팩은 세 개의 힘줄의 교차점으로 정의할 수 있다. 직근섬유(rectus fibers)가 부착되어 근육이 수축할 때 홈(grooves)을 볼 수 있다. 원하던 모습이 되면 체지방은 한쪽으로 기울게 되고 근육은 적극적으로 작용하는 것 'engaged'을 볼 수 있다.

6. 호흡한다. 모든 4개의 배근육을 위한 실질적인 운동이다.

7. 즐겨라!

배근육 #2: 배바깥빗근(Abdominal Muscle #2: external Obliques)

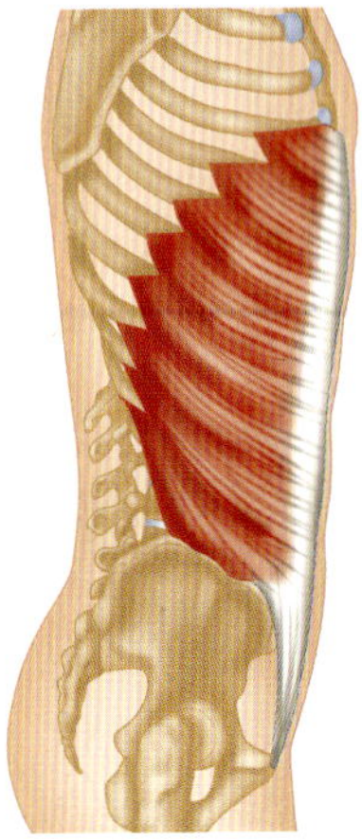

이 근육은 배곧은근 밑에 위치하며 좀 더 바깥쪽에 있다. 왼쪽 오른쪽 근육이 함께 수축할 때 척추굽힘에서 배곧은근을 보조한다. 안쪽이 수축할 때 가쪽굽힘을 돕는다.(오른쪽 배바깥빗근은 오른쪽으로 척추를 구부릴 때 작용하는데 동측이라고 정의했었다). 주된 **양측** 척추 돌림근이다(오른쪽 배바깥빗근은 왼쪽으로 돌려주거나 반대방향으로 돌려준다).

그림 4-9 배바깥빗근

배바깥빗근 근력강화 운동(External Obliques Strengthening Exercises)

1. 풍차 돌리기(Windmills) (Level Ⅰ)

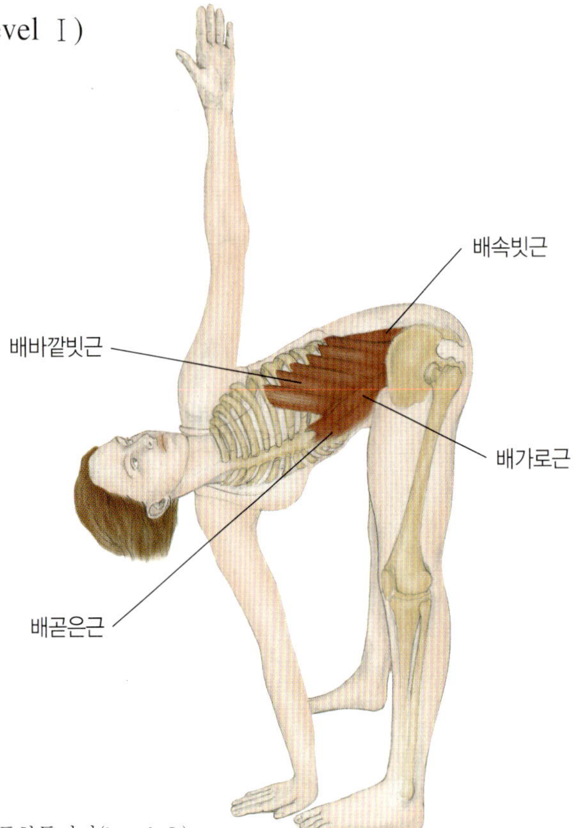

그림 4-10 풍차돌리기(level Ⅰ)

기법(Technique)

팔을 양쪽에 놓고 선다. 왼쪽 발목에 오른손을 대고 선 채로 다른 쪽도 반복한다. 배바깥빗근의 세 가지 동작으로 근력강화와 신장운동을 제공한다. 돌림은 젖힘을 방지하기 위해 무릎을 약간 구부리는데 이는 최소로 저항을 받기 위해서이다.

2. 필라테스 쏘우(Pilates Saw) (Level Ⅰ-Ⅱ)

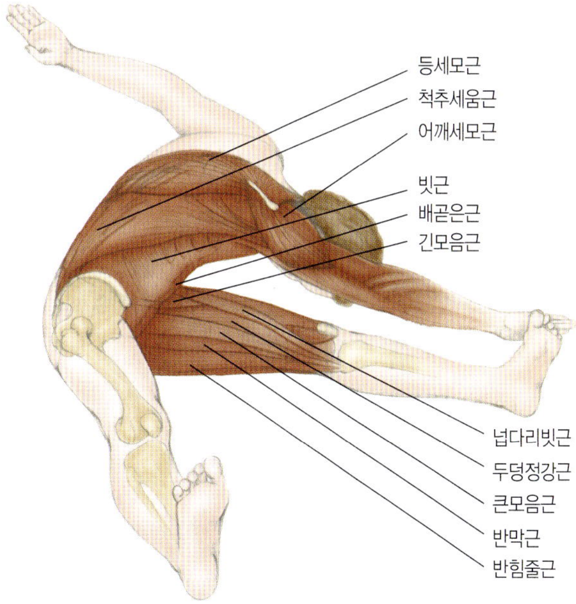

그림 4-11 필라테스 쏘우(상체 비틀기)

기법(Technique)

다리를 약 2 피트 정도 떨어져 벌리고, 쭉 뻗은 상태로 앉는다: 팔은 발 측면 밖으로: 오른쪽으로 몸을 돌려 앞으로 굽혀 오른쪽 발에 왼쪽 손을 갖다댄다. 배근육들을 잡아당김으로 척추의 신장을 행하고 숨을 내쉰다. 다시 똑바른 자세에서 반대편에서도 똑같이 반복한다.

3. 트위스팅 싯업/필라테스 크리스 크로스(Twisting sit-ups/Pilates Criss-cross) (Level Ⅱ)

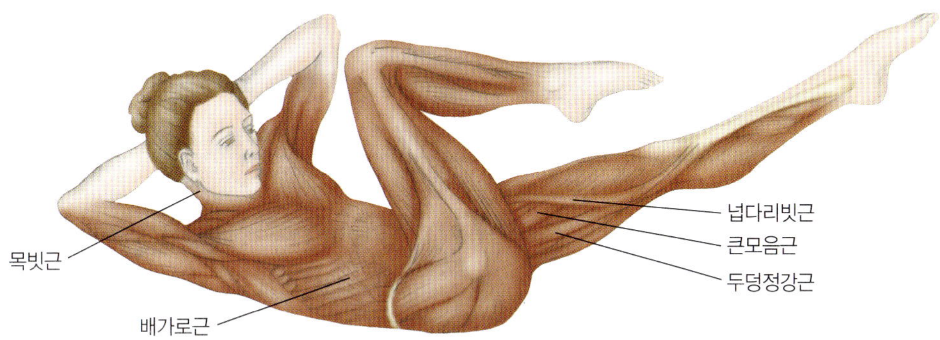

그림 4-12 트위스팅 싯업/필라테스 크리스 크로스(Level Ⅱ)

기법(Technique)

등을 대고 누워, 목을 당기지 말고 머리 뒤에 손을 댄다: 무릎은 구부리고 발은 바닥에서 뗀다. 바닥에서 약간 등을 들어올리고 눈은 위를 보거나 배근육을 본다. 왼쪽 무릎으로 오른쪽 팔꿈치를 움직이고 다시 중심으로 돌아와 반대편으로 반복한다. 돌릴 때는 숨을 들이마시고 가능한 엉덩이가 안정적으로 되도록하며 척추를 돌린다. 중심에서는 숨을 들이쉰다. (항상 숨을 내쉬는 동안 복근이 압박을 받는다). 이 기술은 모든 배근육에 이상적인 것으로 특히 빗근이 그렇다.

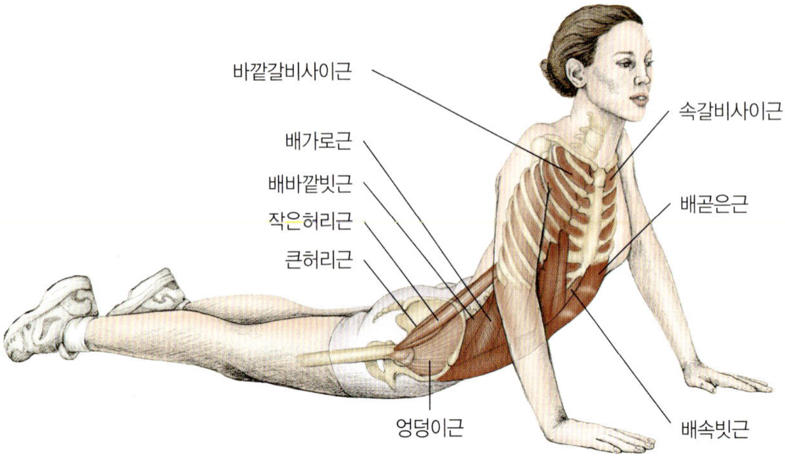

그림 4-16 위신장 증가(rising stomach stretch)

기법(Technique)

얼굴을 아래로 보고 손을 어깨에 가깝게 한다. 엉덩이는 땅에 붙이고 앞을 보고 팔로 몸을 똑바로 일으킨다.

좌 · 우로 흔드는 "위브"(The "Weave")

배근육들은 옷의 천과 같이 직물과 같은 형태로 맨 위에 위치하고 있다. 근섬유들은 직물에 강화를 제공하는 것 같이 함께 짜여져 있다. 배근육들은 층으로 되어 있으며 근육섬유들 또한 근력을 제공하기 위해 서로 각을 이루고 있다.

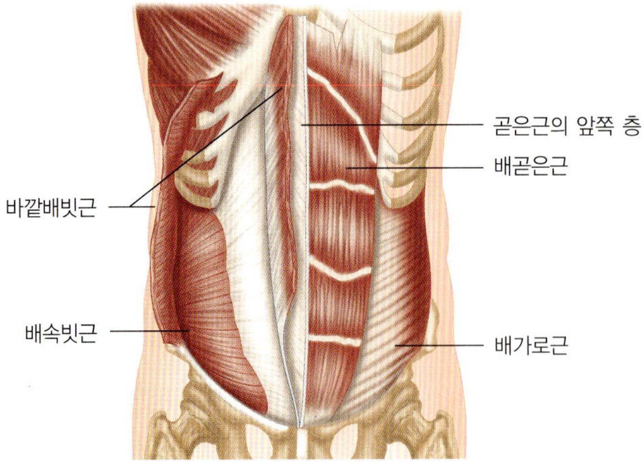

그림 4-17 좌 · 우로 흔드는 '위브'(weave): 네 가지 배근육들

각각의 배 근육이 적절히 **운동**되어지면 중심부위는 더 강화되고 허리와 골반에 좀 더 지지역할을 할 것이다. **적절히 할 것**을 강조한다. 평범하고 틀에 박힌 운동으로 근육을 만들고자 한다: 배근육의 경우 평편함은 육중한 것보다 좀 더 바람직한 것으로 보인다. 평편한 양상을 보이는 배근육 강화와 신

장의 가장 좋은 운동은 필라테스 방법과 같이 훈련기술을 포함하고 있어야 한다. 필라테스는 최첨단의 운동으로 분류되어지고 여전히 댄서들과 운동선수들이 수년 동안 연구해오고 있다. 필라테스는 1920년대에 체계적으로 발달했고 훌륭한 훈련법, 조절, 그리고 폭넓은 재활 시스템으로 사용되었다. 요즘들어 좀 더 인기가 있고 사람들이 정말로 무엇을 원하고 필요한가를 짧게 보여주는 운동방법이기 때문이다.

배근육들의 모습은 부수적이다. 평편하거나 둥글거나 모두 중요한 점은 근력강화이다. 사람들은 가장 평편한 복부를 가지고 있는데 때때로 가장 약한 근육일 수 있다. 이는 허리 통증과 부적절한 자세를 가져올 수 있다. 그래서 단지 근육이 얇다고 운동할 필요가 없다는 의미는 아니다. 반대로 어쩌면 과부하 또는 몸 상태가 나쁜 사람들은 적절한 운동과 어떻게 신체가 움직이는 가를 이해하는 인내력이 필요하다. 이러한 노력은 놀랄만하게 다르게 보일 것이며, 많은 사람들이 어떻게 보이는가를 신경쓰지 않아 좋아지지 않는다면 더 강화하고 균형을 잘 이루게 한다면 보다 나아질 것이다.

배근력강화는 잔존하는 허리 문제의 해결을 증가시켜 준다. 미국에서는 이 상태를 질병(disease)이라고 하는데 이로 인해 몇억 달러의 손실을 가져오는 무한한 보험 청구, 실업자 그리고 장애자를 만드는 잘 알려진 부분이기도 하다. 물론 다른 원인들도 있지만 배근육들이 강화되면 대부분 경우, 허리손상으로 쇠약해지는 것을 예방할 수 있다.

네 개의 배근육을 함께 작용하도록 이용하라. 날숨 시 들어오고 들숨 시 나가도록 하게 하라.
과도한 움직임 없이 신장하라. 어깨를 이완하고 갈비뼈 흉곽을 통해 호흡하라.

신장(Stretching)

신장의 이점을 논하는 동안 대부분의 연구자들은 조심스럽게 근육을 신장하는 것은 시간에 따라 관절범위(ROM)를 증가시켜주고, 관절 운동의 더 좋고 안전함을 증가시켜준다는 것에 대해 동의한다. 신장은 운동 전, 운동 시, 운동 후에 이루어지며 근육이 단축적으로 수축했을 때 특히 힘든 훈련 시 좀 더 효과적이다. 근육이 이완될 때에도 신장은 이루어진다. **긴장된 근육은 신장될 수 없다.** 2초 또는 그 이상 이완하는 동안 근육을 신장함으로 근육의 길이는 길어진다. 신장반사가 이루어지지 않으면 자세를 더 길게 지탱할 수 없다.

신장반사(stretch reflex)는 신경근육계 체계의 기능이다. 근육이 신장되어질 때 관절의 과도한 움직임을 막을 수 있도록 도와주는 보호적인 방법으로 만들어진 반사수축이다. 즉, 근육이 너무 많이 신장되었을 때 손상받기 전에 그만하라고 말하는 것이다. 주의깊은 신장을 한다면 신장은 좀 더 편안히 이루어진다. 신장이 되는가를 느끼려면 많이 길게 충분히 유지하고 있고 그렇게 하면 통증은 유발되지 않는다. 신장시 호흡을 하고 그리고 이완한다.

배근육들은 다른 어떤 근육들과 같이 신장된다. 신장은 척추에 더 많은 운동을 가져올 것이다.

배근육 신장 운동(Abdominal Stretching Exercises)

1. 반교각(The Half-bridge) (Level Ⅰ)

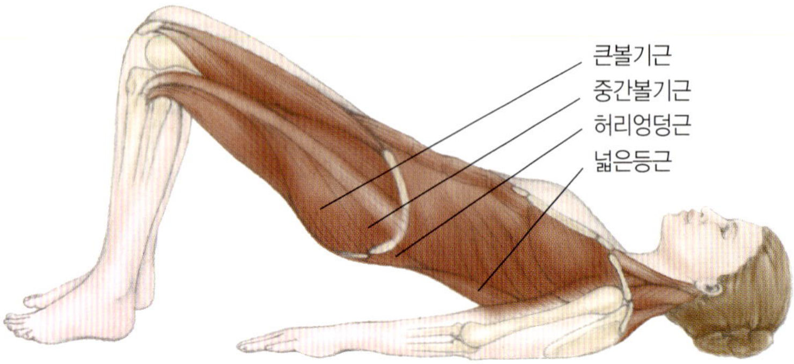

그림 4-18 반교각(half-bridge)(Level Ⅰ)

기법(Technique)

발은 땅에 대고 무릎은 굽힌 상태로 바닥에서 꼬리뼈를 들고 바로 눕는다. 편안하게 느낄만큼 엉덩이를 올리며 시작한다. 체중은 양쪽 발과 어깨에 고루 분배하도록 해야만 한다.

2. 척추 비틀기(Spinal Twists) (Level Ⅰ)

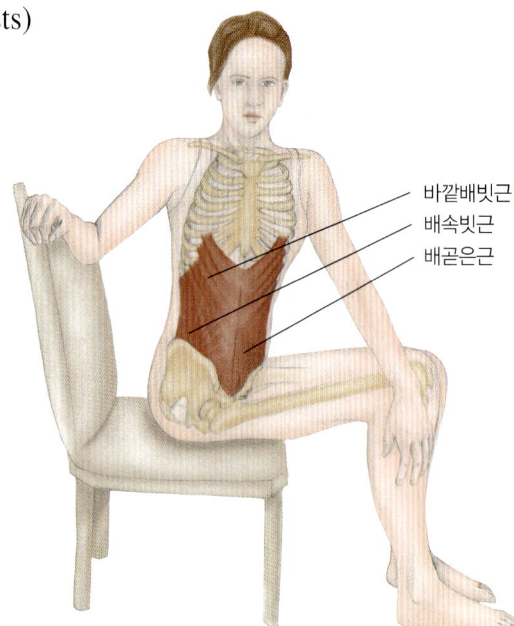

그림 4-19 척추비틀기(spinal twists)(Level Ⅰ)

기법(Technique)

Level Ⅰ(시작): 의자에 앉아 발을 땅에 대고 의자 뒤에 오른손을 놓고 왼손은 오른쪽 무릎에 놓는다. 척추는 오른쪽으로 돌리고 먼저 아래쪽 등을 시작으로 그 다음 중간, 그 다음 위쪽 등 그리고 목을 돌린다. 척추는 똑바로 펴야 한다. 다른쪽도 반복한다. 허리부분을 과도하게 돌리지 말아야 한다. 돌림이 좋게 작용하지 않으면 손상을 이끌 수 있다.

3. 척추비틀기(Spinal Twists)(Level Ⅱ－Ⅲ)

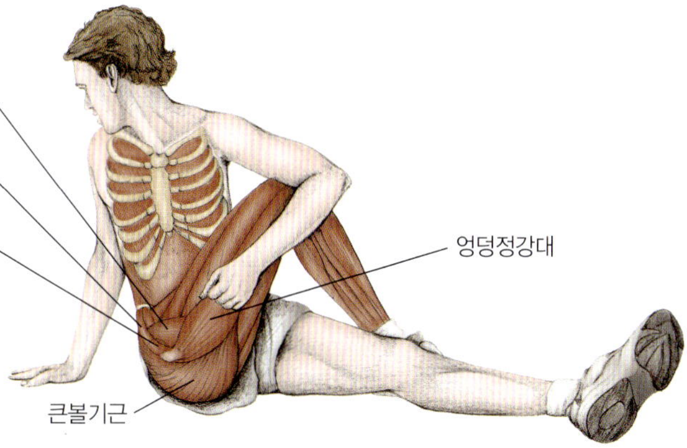

그림 4-20 척추비틀기(spinal twists)(Level Ⅱ－Ⅲ)

기법(Technique)

Level Ⅱ: 왼쪽 다리는 편 채로 앉고 가슴쪽으로 오른쪽 다리 허벅지를 구부리고 척추는 편다. 오른발은 안쪽으로 하고 왼쪽 무릎은 바깥쪽으로 한다. 왼쪽 팔은 오른쪽 무릎을 잡고 오른손은 바닥에 오른쪽 엉덩이 뒤에 놓는다. 척추는 오른쪽으로 돌린다. 다른 쪽도 반복한다.

Level Ⅲ : 먼저 Level Ⅱ 운동을 하고 오른쪽 아래 왼쪽 다리는 굽히는것을 제외하고 왼쪽 무릎의 바깥쪽에 오른발을 놓는다. 척추는 오른쪽으로 돌리고 다른 쪽도 반복한다.

4. 요가 삼각 비틀기 자세(Parivrtta Trikonasana)(회전된 삼각자세, Rotated Triangle Pose)(Level Ⅱ－Ⅲ)

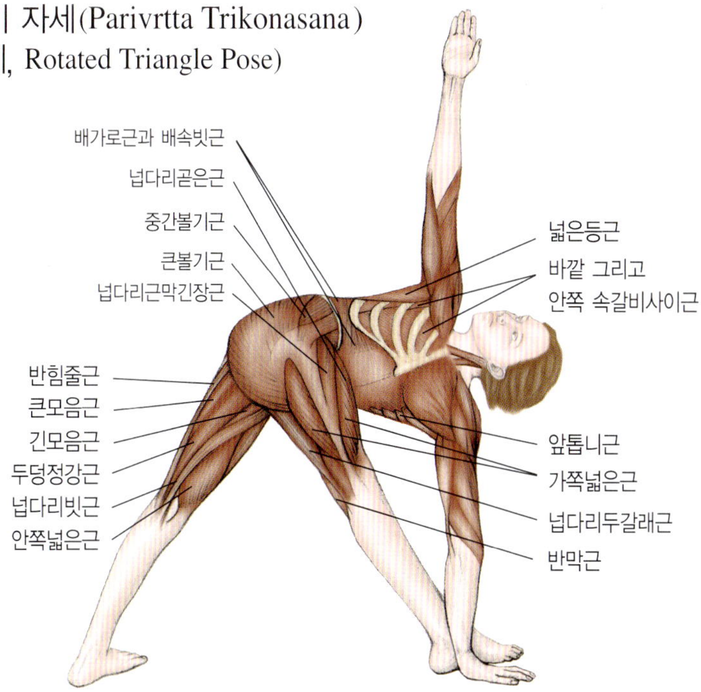

그림 4-21 요가 삼각 비틀기 자세(회전된 삼각자세)

기법(Technique)

가장 효율적인 요가 자세로서 빗근들을 위한 신장 또는 근력강화보다 더 많은 이점이 있다. 기관들을 자극하고 정렬과 균형을 가르치며 사지를 펴게 한다. 이 동작을 정확히 배우기 위해서는 요가 수업을 들어라!

5. 후굴자세(The Backbend)(Level Ⅲ plus)

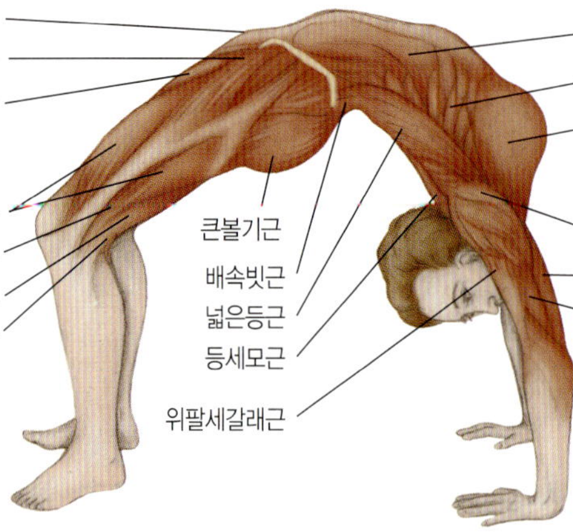

그림 4-22 후굴자세(backbend) (Level III plus)

기법(Technique)

등을 대고 무릎을 구부리고 발은 바닥에 놓고 눕는다. 팔은 구부린채 귀쪽으로 손바닥을 바닥에 놓는다. 팔과 다리를 펴면서 엉덩이를 바닥에서 들어올린다. 척추는 젖힌다. 조심하라: 대부분의 사람들은 이만큼 뒤로 젖힐 필요는 없다.

6.수영하라(Swim)! 자유형은 배근육들을 신장하게 한다.

모든 배근육들을 신장하는데는 많은 방법들이 있다. 돌리고, 젖히고 또는 옆으로 굽히는 어떤 신체 자세는 또한 배주위의 근육들을 신장하게 할 것이다. 배근육을 신장하지 않는 자세는 굽힘자세이다 (태반내의 자세).

많은 학생들은 배근육을 어떻게 운동하는지를 물어본다. 단지 **사용하면** 강화될 것이다. 운전하는 동안 또는 앉아서 컴퓨터를 하거나 똑바로 앉으면 팽팽해진다. 이를 닦는 동안 척추를 유지하는 것, 배를 대고 눕는것(엎드린 자세), 바닥에서 떨어진 자세(TV를 보는 것).

서 있는 동안, 누군가와 이야기를 하는 동안, 어디선가 줄을 서서 기다리는 동안 무엇을 하는지 의식해 본다. **작용하고 있다!!!** 척추를 향해 배근육을 끌어당기는 단순한 작용, 그 다음 갈비뼈를 올리고 골반을 내리는 작용은 신장시키고 강화시켜주는 것이다(너무 많은 제약 없이). 걷고, 달리고, 춤추고, 자전거를 타고, 앉아 있거나 서 있을 때 이렇게 하라. 자세에 도움이 될 것이며 전체 신체에 조화를 가져오게 된다.

기억하라! 좀 더 천천히 하는 운동이 좀 더 올바른 근육에 중점적으로 바른 정렬뿐만 아니라 더 나은 근력 강화와 지구력을 가져온다. 끝없는 반복은 필요하지 않으며 실증이 난다. **가장 좋은 운동 방안은:**

1. 과부하를 주어 근육의 근력을 강화한다(안전하게).
2. 근육을 신장하고 이완한다.
3. 호흡하고 즐긴다.

큰허리근(Psoas major)

허리근(psoas) ('P' 는 발음하지 않는다)은 단지 상지와 하지를 연결해주는 근육으로 자세를 잡아주는 가장 중요한 근육이다.

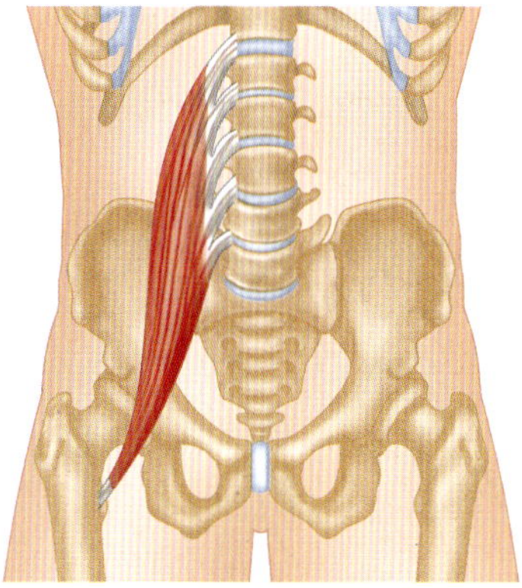

그림 4-23 큰허리근(psoas major)

허리근은 큰 근육과 작은 근육을 가지고 있으며 이 두 근육은 **상호작용근육**이다(허리뼈에서 같은 관절 작용을 한다). 차이점은 부착점이 다른 것이다: **큰 근육**은 척추와 넙다리뼈를 연결해주며, **작은근**은 척추와 골반을 연결해준다. 어떤 사람들은 작은근은 더 이상 존재하지 않을 것으로 지금 필수적인 근육은 아니지만 인간이 네 발로부터 두 발로 진화되었을 때는 중요한 것이었을 거라 말한다.

사실상, 어떤 사람들은 단지 한쪽에만 있다고 한다.

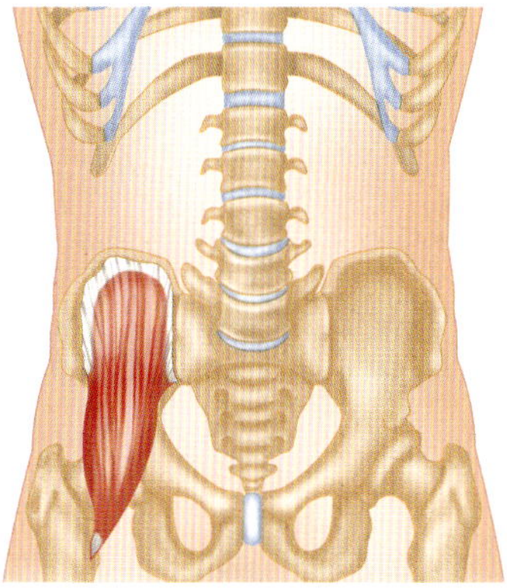

그림 4-24 엉덩근(iliacus)

두 허리근은 **엉덩허리근**이라 불리는 큰 근육군의 한 부분으로 큰 **엉덩근육**을 포함하고 있다. 동시에 엉덩이를 굽히는 작용을 한다. 가장 깊이 자리잡고 있어 촉지가 어려운 근육이다. 엉덩근(iliacus)은 넙다리뼈(femur)에서 골반의 엉덩뼈에 부착되어 있는 반면, 큰허리근(psoas major)은 넙다리뼈의 먼쪽에 부착되어있으며 엉덩이를 지나 허리뼈 1-5사이의 가로돌기(transverse process)에 가까운 쪽에 부착되어 있다. 허리근은 엉덩이뿐만 아니라 허리뼈를 굽혀준다. 넙다리뼈가 굽히지면(앉은 자세에서), 허리근은 허리뼈에 작용하는 반면 엉덩근은 골반에서 작용한다.

엉덩근은 골반을 앞으로 숙여주는데 도움을 준다. 이 전방 굽힘(forwad tilting)은 허리전만증(lordosis)을 증가시키려는 경향으로 **허리네모근**(qudratus lumborum)이라 불리는 다른 허리근육과 함께 허리근은 좀 더 심한 전만증으로부터 또는 가장 안 좋은 자세 중 일반적인 상태로서 척추만곡증(sway back)으로부터 허리부분 전체를 고정시켜주기 위해서 충분히 강화시켜야만 한다.
이 장의 시작에서 언급한 바와 같이 배근육들은 이러한 점들을 대응하는데 도움을 줄 수 있다.

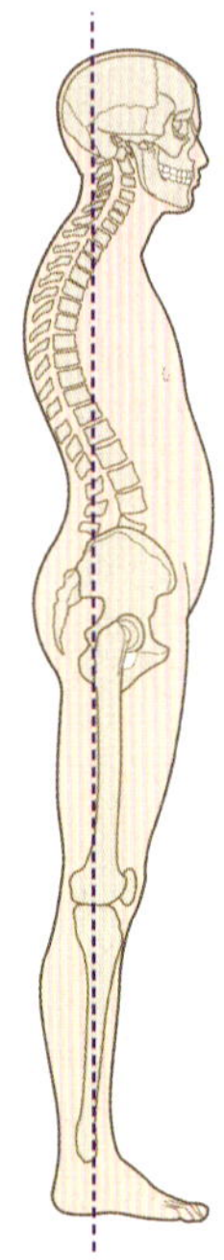

그림 4-25 전만증 자세(lordotic posture). 과도한 허리곡선(lumbar curve)을 주목한다.

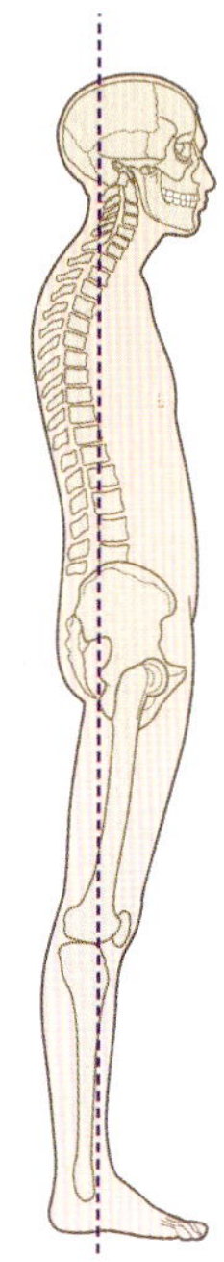

그림 4-26 골반의 후방 경사 (backward tilt of pelvis)

연구자들은 아래부분의 척추가로근과 함께 허리주위의 근육들에 의해 형성된 허리근들이 척추를 세우는 역할을 돕는다고 제안하고 있다. 또한 중심부 근육인 허리근은 올바른 신체 정렬에 있어서 주요한 역할을 한다. 몸통과 다시 그리고 발을 통해 체중을 옮기는데 중요한 요소로서 간주되어진다.

운동하는 동안 엉덩허리근을 작용시키는 가장 좋은 방법은 중력에 대해 골반의 전방에 허벅지를 잡고 있는 것이다. 허리엉덩근이 엉덩넙다리 관절을 바깥쪽으로 돌려줄 수 있다는 것을 나타낸다. 다음과 같은 운동 시 허벅지를 바깥쪽으로 돌려주는 것은 이 근육을 좀 더 분리할 수 있는 것이다. 이 자세에서 엉덩 굽힘근은 움직이고 배근육은 고정시켜 줄 것이다.

허리엉덩근 강화운동(Iliopsoas strengthening Exercises)

1. V–Seat(Level Ⅰ – Ⅲ)

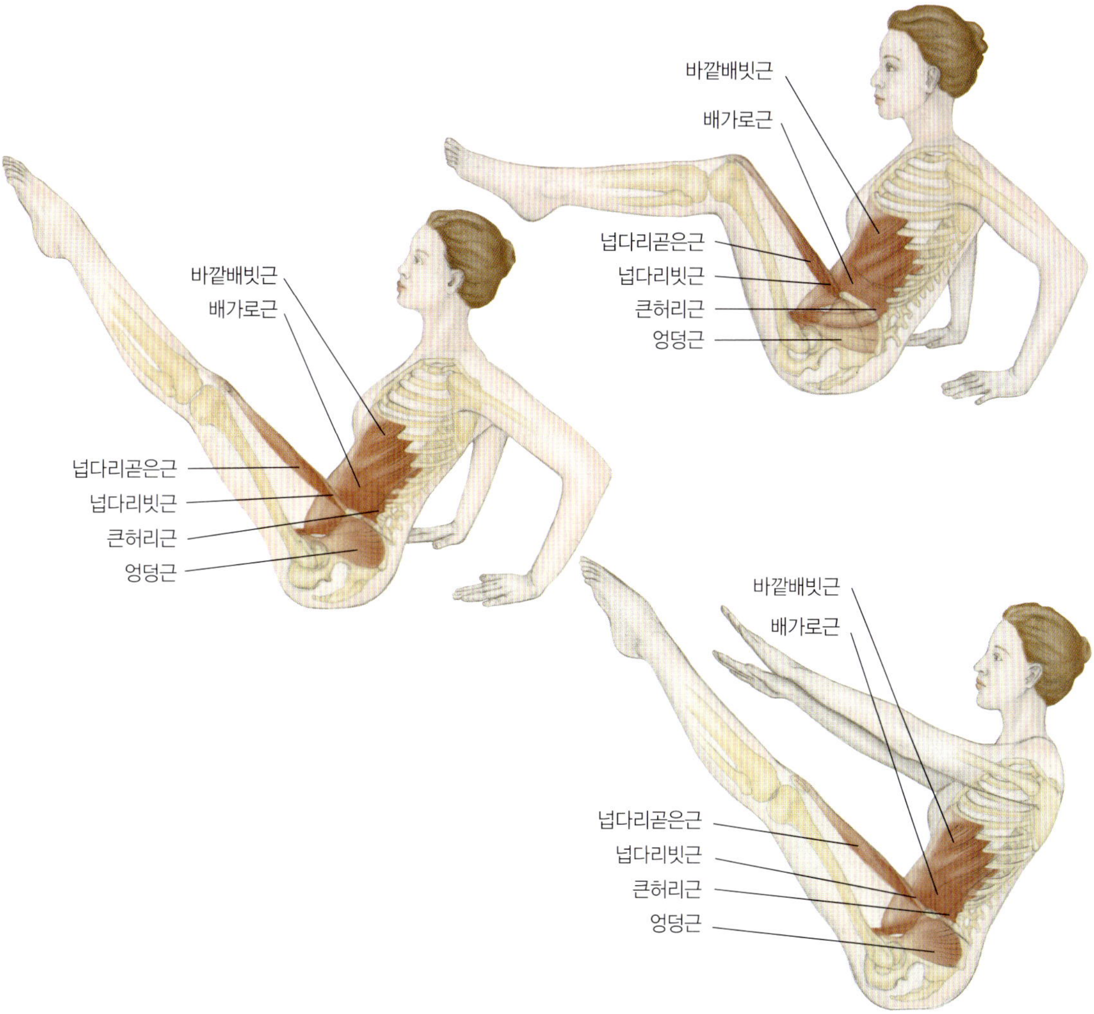

그림 4–27 V–seat(Level Ⅰ – Ⅲ)

기법(Technique)

Level Ⅰ : 바닥에 손을 대고 등을 약간 뒤로한 다음 가슴을 향해 무릎을 들고 'sit bones' 자세로 앉는다. 10초 동안 유지한다.

Level Ⅱ : Level Ⅰ 을 생각해서 다리를 쭉 펴도록 한다.

Level Ⅲ : Level Ⅱ 자세를 생각하고 양쪽에서 팔을 쭉 펴고 유지한다 (보통 체조자세로 요가에서 *Navasana* 와 유사하고 필라테스의 *Teaser* 와 유사하다).

2. L – 자세(L–Position)
(Level Ⅰ – Ⅲ)

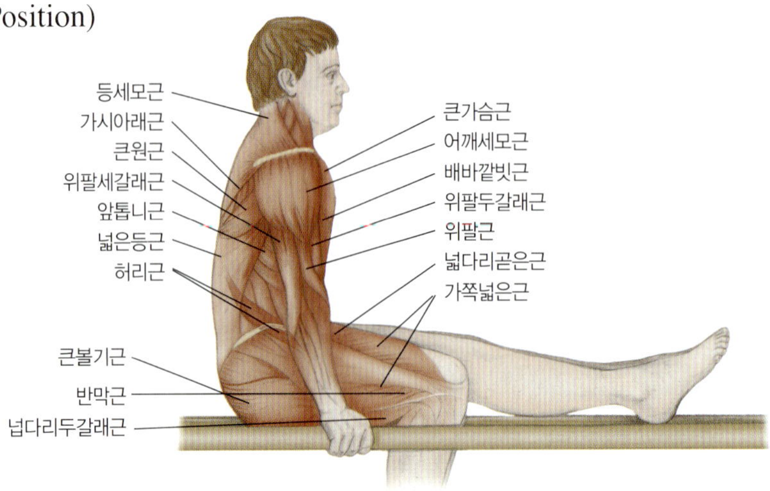

그림 4–28 L–자세(L–Position)(Level Ⅰ – Ⅲ)

기법(Technique)

Level Ⅰ: 딥 머신 또는 평행봉에 팔을 지지하고 무릎을 굽히고 다리를 앞쪽으로 들어올려 10초 동안 유지한다.
Level Ⅱ–Ⅲ: Level Ⅰ 자세를 생각하고 다리를 쭉 뻗고 10–30초 동안 유지한다.

엉덩허리근 신장 운동(Iliopsoas Strectching Exercises)

엉덩허리근은 다음과 같은 세 가지 이유를 가진 가장 중요한 근육 중 하나이다.

1) 많은 사람들은 앉은 자세에서 많이 생활하고 있다. 이는 엉덩허리근을 포함하여 엉덩이 굽힘근의 위축을 가져오므로 신장운동은 이를 보완해 줄 것이다.
2) 엉덩허리근이 짧아지거나 위축되면 아래쪽 허리근육이 짧아지는 원인이 되어 골반이 앞으로 기울어져 엉덩이의 굽힘이 더 심해진다. 근육이 위축되어짐에 따라 배근육의 위축도 생길 수 있다(배근육은 골반이 앞으로 기울어질 때 이완된다). 허리문제로 이어져 이 같은 결과로 굽은등을 가져오거나 척추만곡증을 가져온다.
3) 허리근이 이완되면 기관, 순환 그리고 움직임에 영향을 줄 수 있고, 신경계와 생식계에 영향을 미칠 수 있고 신경통과 반사작용을 없애줄 수 있다.

허리근을 신장하기 위해서는 다리가 골반 뒤로 펴져야 한다. 이완하기 위해서는 건설적으로 쉬는 자세를 취하라. 건설적인 **쉼 자세**(constructive resting position)는 때때로 수평 쉬는 자세(horizontal rest position)라고도 하는데 근육이 이완되면서 골격근이 인체를 지지할 수 있도록 하는 바른 정렬방법이기도 하다. 바로 누운자세에서 무릎은 구부리고 발은 돌릴 수 있도록 넓게 벌린다. 이 자세는 넓적다리뼈의 무게를 서로 분배할 수 있도록 하여 엉덩이가 소켓(socket)에 잘 있도록 해준다. 팔은 양쪽 팔꿈치를 오므려 가슴에 두고 척추와 골반은 자연스럽게 바닥에 놓는다. 손은 양쪽에 편안하게 놓는다. 이 자세는 인체의 에너지 흐름을 원활히 하며 호흡을 이완해주며 인체를 활기 띄게 해준다.

1. 등쪽으로 다리 폄(Leg Externsions to the Back) (Level Ⅰ－Ⅲ)

기법(Technique)

서 있는 자세에서 한쪽 다리를 뒤로 하고 무릎은 펴거나 굽힌다. 발레에서 '아라베스크(arabesque)' 자세가 이 자세이다(III). 신장하기 위해서 다리를 안쪽으로 돌린다.

2. 허리근 들기(The Psoas lift) (Level Ⅰ)

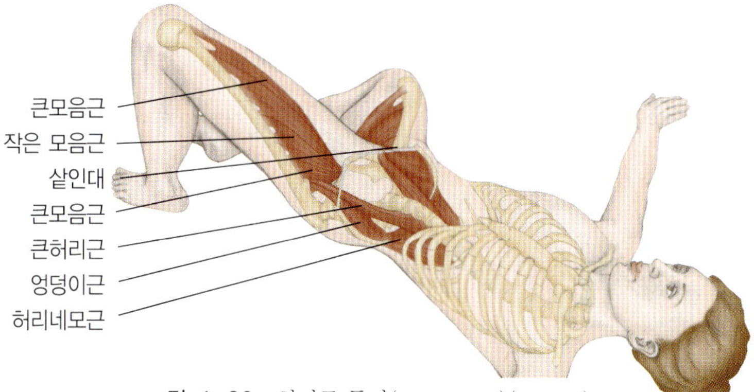

그림 4-29 허리근 들기(Psoas lift)(level I)

기법(Technique)

무릎을 굽히고 바닥에 누워 다리는 어깨 너비만큼 벌리고 팔로 지지한다. 발이 바닥에 있는 동안 오른쪽 다리를 다른 쪽으로 움직인다. 왼쪽 엉덩이는 바닥에서 띄어 유지한다. 다른 쪽도 반복한다.

3. 진보된 허리근 신장(Advanced psoas stretching) (Level Ⅲ plus)

Dhanurasana (Bow Pose)

필라테스의 full Swan과 비슷함

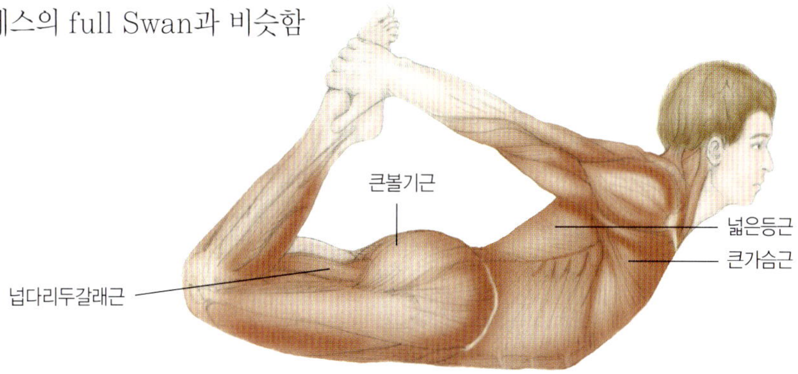

그림 4-30 필라테스 스완(Swan)

기법(Technique)

엎드린 자세에서 무릎을 구부리고 발목을 잡는다. 이 자세는 다소 앞쪽 인체를 신장할 것이다. 주의할 점은 너무 과도하게 하지 말아야 한다. 이 자세는 척추와 어깨가 접힘으로 다소 어려울 수 있다. 안전하게 하기 위하여 배근육으로 아래등을 지지한다.

신장과 근력강화운동이 무엇인지 알고 인체가 불편함 없이 긍정적인 방법으로 반응하게 한다. 운동학적으로 어떻게 하는 것이 현명하고 더 깊이 있고 균형 있는 훈련인지 느껴봐야 한다.

허리네모근(Qudratus Lumborum)

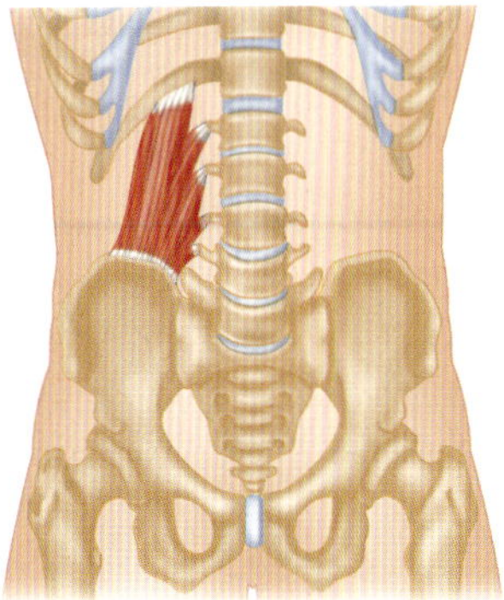

허리네모근은 골반의 엉덩뼈능선에서 허리뼈와 12번째 갈비뼈의 가로돌기에 있는 허리부분을 덮고 있는 뒤쪽에 있는 근육이다. 때론 빗근을 따라 가쪽 힘살(lateral belly)이라고도 하는데 보통 배근육이라고 보지는 않는다.

그림 4-31 허리네모근

비록 척추의 폄과 가쪽 굽힘, 골반 돌림을 하기는 하나 아래쪽 허리와 골반의 고정근이다. 중요한 고정근으로서 척추와 골반의 정렬을 지지하기 위해 충분히 강화되어져야 한다. 척추의 가쪽 굽힘과 골반 돌림을 포함하여 신장과 근력강화를 발달시켜야 한다. 척추굽힘 동안 신장하게 된다.

허리네모근 신장 운동(Qudratus Lumborum stretching exercises)

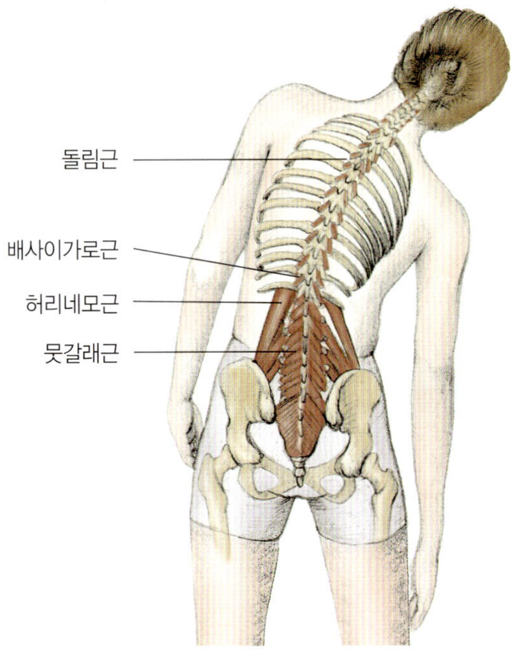

그림 4-32 서서 가쪽굽힘 신장(standing lateral side stretch)

기법(Technique)

발은 어깨너비만큼 벌리고 앞을 보고 선다. 몸은 똑바로 하고 왼쪽 오른쪽으로 굽힌다.
손이 아래쪽 다리에 닿도록 하며 앞으로는 굽히지 말아야 한다.

골반(The Pelvis)

골반은 척추(상지)와 다리(하지) 사이에 있는 크고, 둥글고, 무게가 있는 뼈이다. 인체의 분지(basin)라 하며 사춘기를 지나 세 개의 뼈로 구성된다: 두 개의 엉덩뼈(iliac bones)와 하나의 엉치(sacrum)이다.

a)

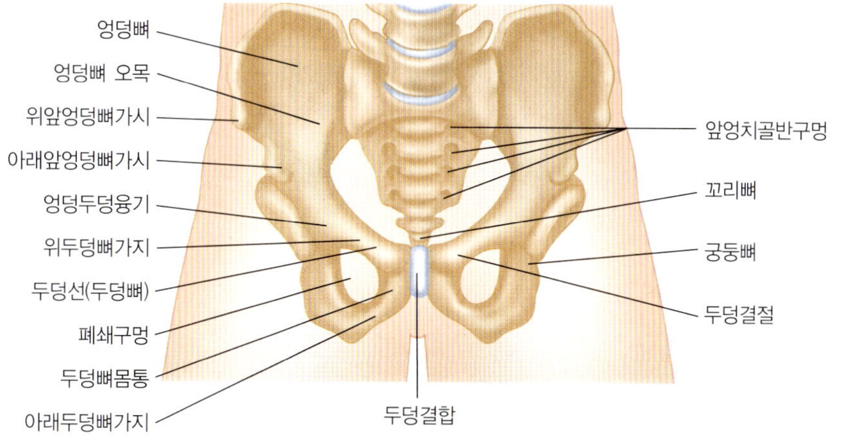

b)

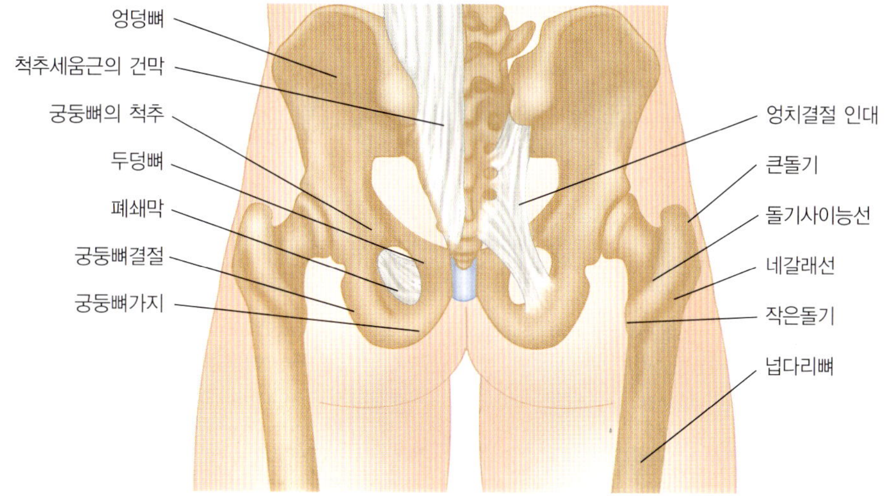

그림 4-33 골반의 위치 (a) 전면, (b) 후면

골반은 사춘기 전에는 민감한 구조이다. 뼈가 청소년기를 거쳐 함께 발달되어진다. 따라서 젊은 선수들이 반복적으로 넘어져 골반의 연부조직과 봉합이 계속적으로 형성되고 있는데 어떻게 될지 생각해 보아라. 이 문제에 대해 대안점은 패드를 그 부위에 넣어주거나 어린 시절에 유명 선수가 되기를 고집하기를 그만해야한다.

골반에 있는 두 번째 관절로는 **엉치넙다리** 관절(iliofemoral joint)로 엉덩이 관절의 주요관절이다. 이 관절은 엉덩뼈(iliacus)와 넙다리뼈(femur) 사이를 연결하는 지점이다. 인체의 관절 중 가장 큰 절구관절(ball-and-socket joint)이다. 넙다리뼈는 골반의 절구에 깊이 있다. 세 개의 큰 인대들이 엉덩이 굽힘근과 폄근인 넙다리곧은근과 같은 힘 있는 근육의 힘줄뿐만 아니라, 두 개의 뼈를 지지하고 있다. 특히 8장에서 중점적으로 다룰 것이다.

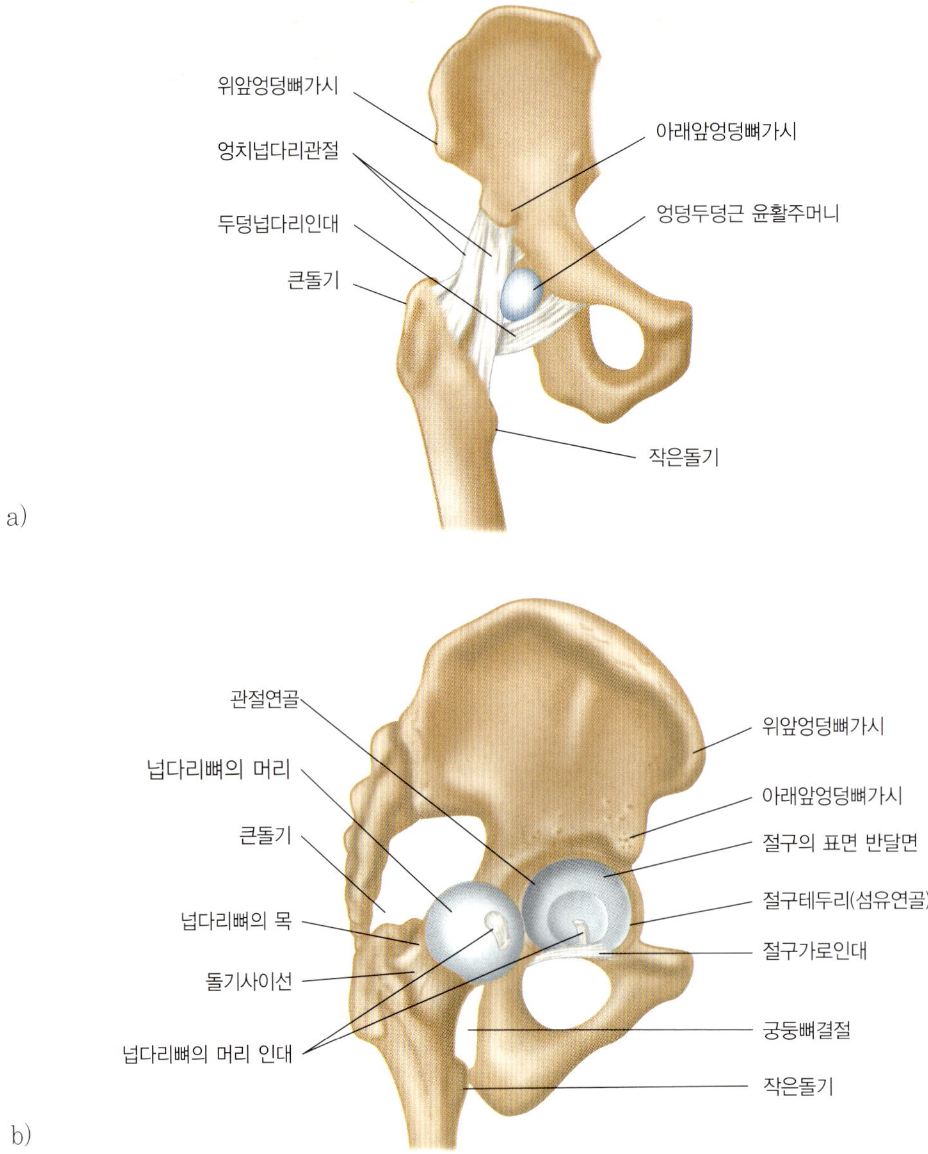

그림 4-37 엉덩이 관절 a) 오른쪽 다리 앞면, b) 오른쪽 다리, 옆면

그 밖에 움직임이 발생하는 두 개의 중요한 관절은 골반이 자체적으로 움직일 수 있는 것처럼 보일 수 있다. 엉덩이를 '씰룩씰룩(wiggle)' 또는 흔드는 것(sway)은 사실상 다리이음뼈(pelvic girdle)의 회전운동이다 . 이는 단지 오른쪽과 왼쪽 엉덩이 관절과 허리뼈의 도움으로 발생하는 것이다. 골반은 모두 세 가지 면에서 움직인다.

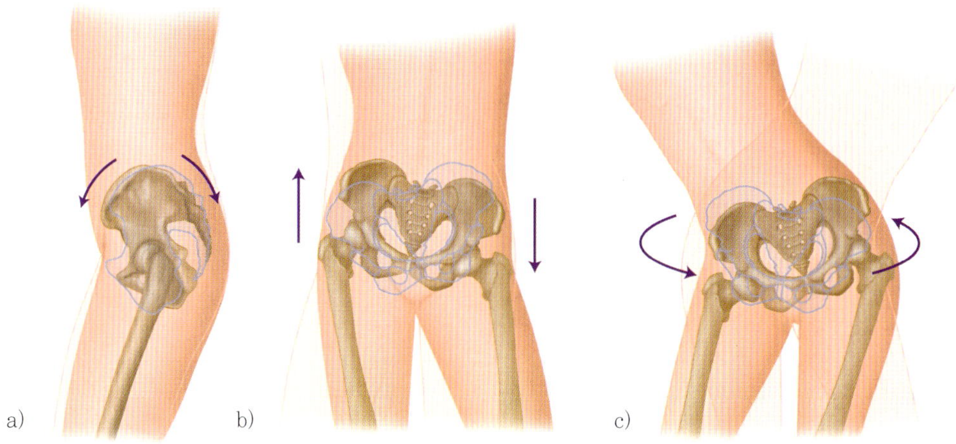

그림 4-38 골반은 세 면에서 움직인다. A) 시상면(sagittal), B) 관상면(frontal), C) 수평면(horizontal)

면 1: 시상면에서 보통 골반경사(pelvic tilt)라 불리는데 앞으로 뒤로 움직일 수 있다. 페이지 71에서 볼 수 있다. 기준점으로 위앞엉덩뼈가시(ASIS)를 사용한다. 이 점은 엉덩이 뼈의 앞쪽에서 손으로 느낄 수 있다. 골반을 앞으로 뒤로 움직인다. 허리뼈는 젖혀지고 엉덩이는 골반의 전방 움직임과 함께 굽힌다. 후방 또는 뒤로 경사는 허리근과 배근육과 관련해 허리뼈를 굽혀준다.

면 2: 관상면에서 골반은 'hiking the hip up'으로 바깥쪽 그리고 안쪽으로 굽힌다. 어떤 교재에서는 오른쪽 왼쪽 가쪽굽힘과 같다고 말하고 있다. 허리뼈는 또한 바깥쪽으로 굽혀주고 엉덩이 관절은 벌리거나 모아준다.

면 3: 수평면에서 비록 제한이 있으나 골반이 안쪽 바깥쪽으로 돌림하는 것이다. 엉치허리관절, 허리뼈, 그리고 엉덩이 관절의 도움이 없이는 일어날 수 없다. '비틀기(twisting)'와 유사하다.

해부학과 운동생리학 분야에서 가장 불만스러운 것 중 하나는 용어 정의이다. 다양한 교과서들은 같은 움직임 또는 심지어 근육들까지도 다른 용어들로 언급된다. 골반의 여섯 가지 움직임은 돌림으로서 모두 언급된다. 운동에 도움을 준다면 왜 하지 않는지 움직임이 어떻게 일어나는지를 이해하여야 한다.

두덩 중심부(Pectineal Center)

Eric Franklin은 그의 책에 있는 용어를 사용한다, 골반 힘(Pelvic Power). 이는 괄약근(sphincter), 구해면체근(bulbospongiosus), 그리고 회음근(perinea)과 같이 다른 근육과 함께 가로막(diaphragm)의 중심 힘줄이 있는 골반바닥부위의 더 깊이 있는 근육을 말한다. 이러한 근육은 호흡하고 성 관계시 그리고 출산시 중요한 기능을 하는 근육으로 민감한 신경끝의 중심부에 있다. 자극되고 강화되어질 때 이 부위는 에너지, 감각 그리고 정서에도 영향을 미칠 수 있다. 방광과 신장과 같은 기관에도 또한 영향을 미친다. 이런 깊고 중심부위를 발달시키는 가장 좋은 방법 중 하나는 골반 아래 공, 부드러운 타월 또는 베개를 가지고 똑바로 누워서 하는 것이 좋다. 이는 골반바닥으로부터 압력을 이완하여 기관들을 위로 올려주기 때문이다. 그 다음 그 부위를 강화시켜주기 위한 요가에서 *Happy baby*라는 동작으로서 다리 한쪽 또는 양쪽을 올린다. *Happy baby*의 바로 누운자세에서 무릎을 굽히고 천정을 향해 평행하게 한 발을 손으로 잡아 가슴에 허벅지를 따로 떨어뜨린다.

골반이음대를 위한 운동: 모든 레벨에서

1. 재즈 댄스 수업을 통해 골반의 **분리**(isolations)
2. **골반 경사**(pelvic tilt) 또는 'rocks' 71쪽 참조.
3. **그림 8.** 바닥에 발을 대고 무릎을 굽히고 바로 눕는다. 엉덩이를 올리고 그림 8에 보여진다.
4. 밸리 댄스(belly dance), 하와이안(Hawaiian) 또는 폴리시안댄스(Polynesian dance) 그리고 아프리칸 댄스(African dance)와 같은 **에스닉 무용**(Ethnic dance)

운동하는 동안 즐겨라! 재즈나 에스닉무용 클래스에서 즐거워하지 않는 사람은 본 적이 없다.

아래등 부분의 자세를 주의하라 – 배근육, 허리근 그리고 허리네모근과 같이 허리뼈를 지지한다.

중심의 신화를 풀다.(Myths of the Core Dispelled)

단순히 배근육이 아니다.

중심근은 척추에 근접해 있기 때문에 큰허리근(psoas major), 허리네모근(qudratus lumborum), 척추세움근(erector spinae) 심지어 넓은등근(latissimus dorsi), 마름근(rhomboids) 그리고 등세모근(trapezius)뿐만 아니라 네 가지 배근육(abdominalis)에 의해 고정되어있다. 이러한 척추근육 '이음(girdle)'은 자유롭게 움직이고 지지한다. 깊고 작은 근육들 또한 늘어나고, 굽히고, 돌리고, 자연스럽게 구부려지는 척추의 가로척수근과 뒤가로사이근육과 같이 자세에 깊은 영향을 가져온다. 서로 균형에 있어서 모든 중심근육의 유연성과 상태는 인체 움직임을 지지해 줄 뿐 아니라, 척추의 안정성을 제공하는데 있어서 가장 중요하다.

"척추의 배꼽" 단지 생각해보자.

눈에 보임은 아래 몸통에서 주요한 고정근으로서 깊은 배근육과 배가로근과 관련해 많은 사람들을 도울 수 있다. 그러나 '척추를 향해 배꼽을 가져온다', 아래 복장뼈에서 두덩뼈까지, 척추에서 배근육의 길이를 생각해봐야 한다. 이러한 방법은 '고도의 긴장'을 무력화하므로 척추를 지지하고 있는 배근육들을 신장시켜주고 따라서 허리부분의 압박과 압축을 경감해준다. 모든 중심근육은 훈련시 단순히 집중하는것이 아니라 고심해봐야만 한다. 이는 불균형을 초래할 수 있기 때문이다.

식스팩이 중요한 것이 아니다.

배곧은근과 세 개의 힘줄교차점근육들(각각 측면에 6개)은 근육이 수축할 때 보인다. 지속적인 수축시 이 근육은 불균형을 가져올 수 있다. 보이는 것이 다가 아니라 근력강화와 올바른 사용이 중요하다.

등/허리의 움직임과 관련된 주요 근육들
(Main Muscles Involved in Movements of the Thoracic/Lumbar spine)

굽힘
앞쪽 배벽근육; 큰허리근과 작은허리근

폄
척추세움근; 허리네모근 목긴근; 가시사이근;
가로돌기사이근; 뭇갈래근; 돌림근; 등반가시근

돌림과 가쪽굽힘
허리엉덩갈비근; 등엉덩갈비근; 뭇갈래근; 돌림근;
가로돌기사이근; 허리네모근; 앞쪽 배벽근육

팔의 움직임은 가슴과 팔뿐만 아니라 대부분 등근육의 모양이 어떤 가에 따라 움직인다.

어깨관절(Glenohumeral Joint)

이는 어깨의 주요 관절로 특히 어깨뼈와 위팔 사이의 관절이다. 여러 축을 가진 절구관절(ball and socket joint)로서 위팔 머리는 관절위오목(glenoid cavity)에 들어있다. 이 오목은 다른 절구관절과 다르게 얇다. 이는 더 큰 관절의 운동범위를 갖고 있지만 얇은 오목 때문에 다른 관절보다 덜 고정적이다. 위팔의 머리는 오목위보다 더 크다. 좀 더 단단히 고정되게 하기 위해서는 편안하게 위팔이 위치하도록 관절테두리(glenoid labrum)라고 하는 섬유연골고리(fibro-catilaginous ring)가 있다.

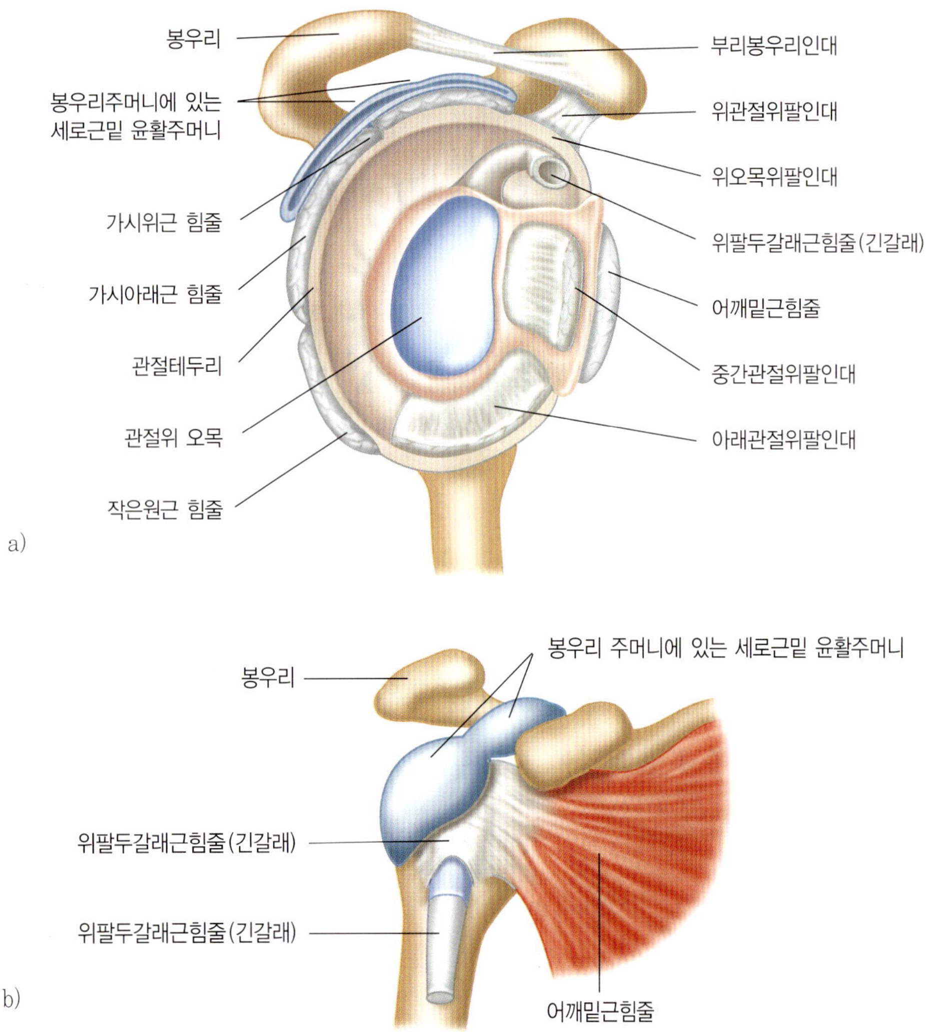

그림 5-1 어깨관절 a) 오른팔, 가쪽면 b) 오른팔, 앞면(단면)

어깨관절 인대 (Shoulder Joint Ligaments)

어깨관절(ahoulder joint articulation)은 깊지 않기 때문에 중력이 위팔에 물리적 힘(force)으로 작용하여 관절의 인대들은 매우 강해져야 하고 관절이 서로 손상되지 않도록 서로 같이 도와야 한다. 관절의 앞부분에 세 개의 관절이 있고 주요한 보강 구조물로 아래와 위 부리위팔인대(부리와 위팔을 연결해주는) (inferior and superior coracohumeral ligament)가 있다.

어깨관절 주머니는 반원의 어깨뼈로서 그 부위에 온전한 상태를 유지하는 돌림근의 힘줄들로서 밀접한 관계가 있는 인대조직이다.

어깨관절의 움직임 (Movements of the Shoulder joint)

다른 책에서는 다른 관절보다 어깨관절에 좀 더 많은 동작들을 보여준다. 주요한 동작은 **굽힘, 폄, 벌림, 모음, 안쪽 바깥쪽 돌림**의 절구관절 작용이다. 관절은 움직이는 관절이기 때문에 과굽힘, 젖힘, 과도한 벌림과 모음을 한다. 관상면에서부터 시상면까지 실질적 관절의 움직임을 더해 **수평적인 모음/벌림작용**을 포함한다. 대각선 움직임은 이러한 작용들이 결합된 것이다.

주의 : 수평 모음의 어깨 관절 작용은 수평 굽힘이라고도 하고, 수평 벌림의 작용은 수평폄이라고도 한다.

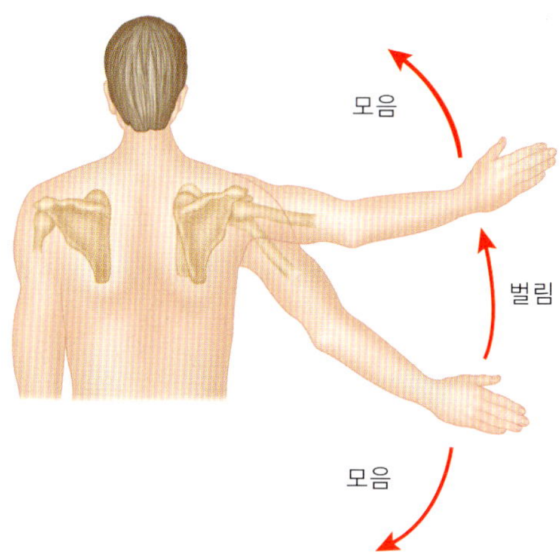

벌림: 신체의 중앙이나 팔다리의 중앙으로부터 멀어지는 뼈의 움직임

모음: 신체의 중앙이나 팔다리의 중앙으로부터 가까워지는 뼈의 움직임

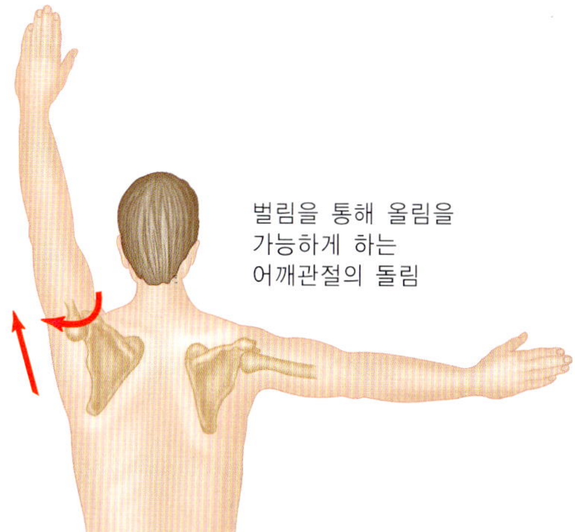

어깨관절에서 팔을 벌리고 시상면에서 머리위로 올리는 것을 **벌림을 통한 올림**(elevation)이라 할 수 있다.

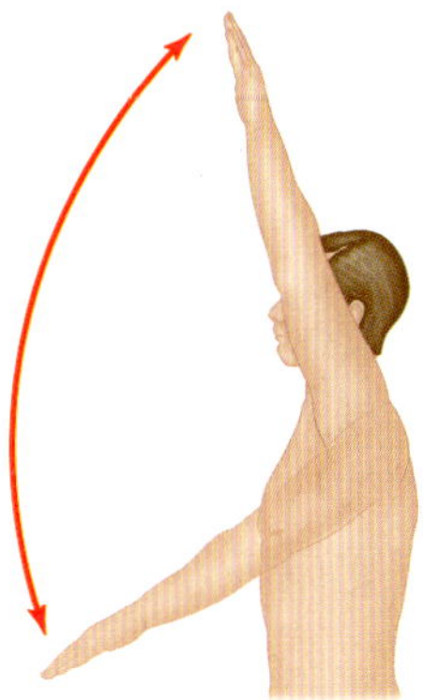

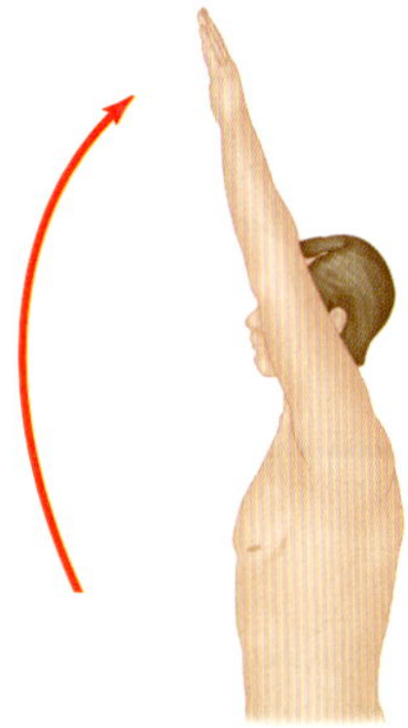

어깨관절에서 팔을 굽히는 것은 시상면에서 머리위로 어깨를 올리는 것으로 **굽힘(flexion)에서 올림(elevation)**이라 할 수 있다.

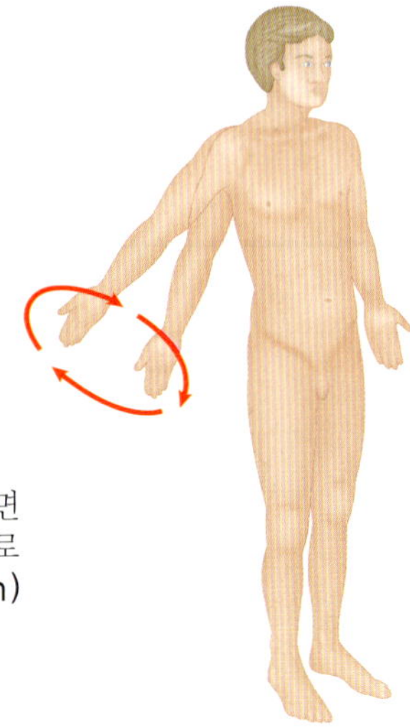

폄 : 태아의 자세에서 뒤로 굽히거나 똑바로 하는 것

굽힘 : 관절에서 뼈사이의 각도를 줄이기 위해 구부리는 것. 해부학적 자세(anatomical position)로부터굽힘은 앞으로 구부리는 것으로 무릎관절이 뒤로 하는 것을 제외한다. 이 굽힘 자세를 기억하는 방법은 항상 태아의 자세를 향하는 것이다.

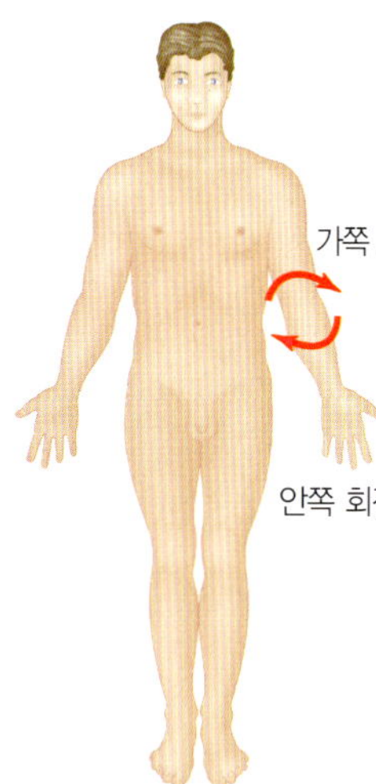

휘돌림(회전) : 뼈의 끝부분에서의 움직임으로 먼쪽끝이 고정적이면서 원을 그리고 움직이는 것이다. 움직임은 굽힘, 폄, 벌림 그리고 모음이 함께 일어난다.

가쪽 회전 : 중앙으로 부터 멀리 바깥쪽으로 가는 것

안쪽 회전 : 중앙을 향해 가는 것

그림 5-2 어깨관절의 움직임(Movements of the shoulder joint)

어깨관절 근육(Shoulder Joint muscles)

위쪽팔에서 움직이는 근육들은 작용하기 위해 관절위팔관절(glenohumeral joint)을 가로질러야만 한다. 이것은 신체운동학(kinesiology)에서 주요한 원리이다. 근육이 관절로 연결된 뼈로부터 다른 뼈를 가로지르지 않으면 어떻게 관절이 움직일 수 있는가?

예: 아래가시근(infraspinatus)은 어깨뼈(scapula)에서 위팔(humerus)까지 걸친 어깨관절에서 작용한다.

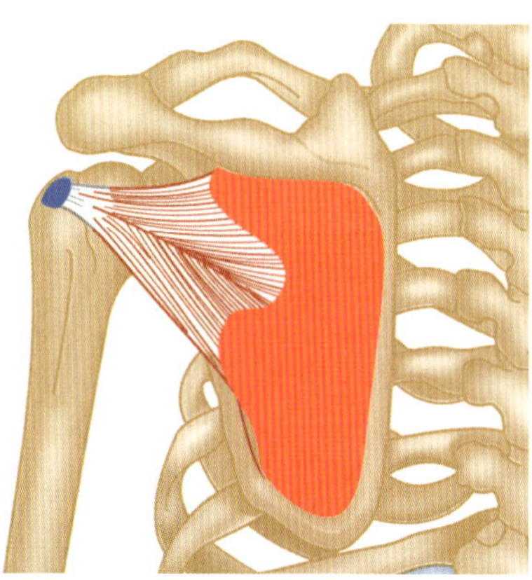

그림 5-3 아래가시근

어깨관절을 지나 앞쪽에 위치한 근육들은 **큰가슴근**(pectoralis major), **앞어깨세모근**(anterior deltoid), **부리위팔근**(coracobrachilais) 그리고 **위팔두갈래근**(biceps brachii)이다. 뒤쪽에 있는 근육들은 **가시위근**(supraspinatus), **큰원근**(teres major)과 **작은원근**(teres minor), **넓은등근**(latissimus dorsi), **뒤어깨세모근**(posterior deltoid)과 **위팔세갈래근**(triceps brachii)이다. **어깨아래근**(subscapularis)은 어깨뼈의 앞쪽에 있고 갈비뼈우리(rib cages) 뒤에 숨겨진 11개의 어깨근육에 둘러싸여 있다. 이러한 근육의 힘줄들은 하나의 뼈에서 다른 뼈로 어깨관절을 지난다.

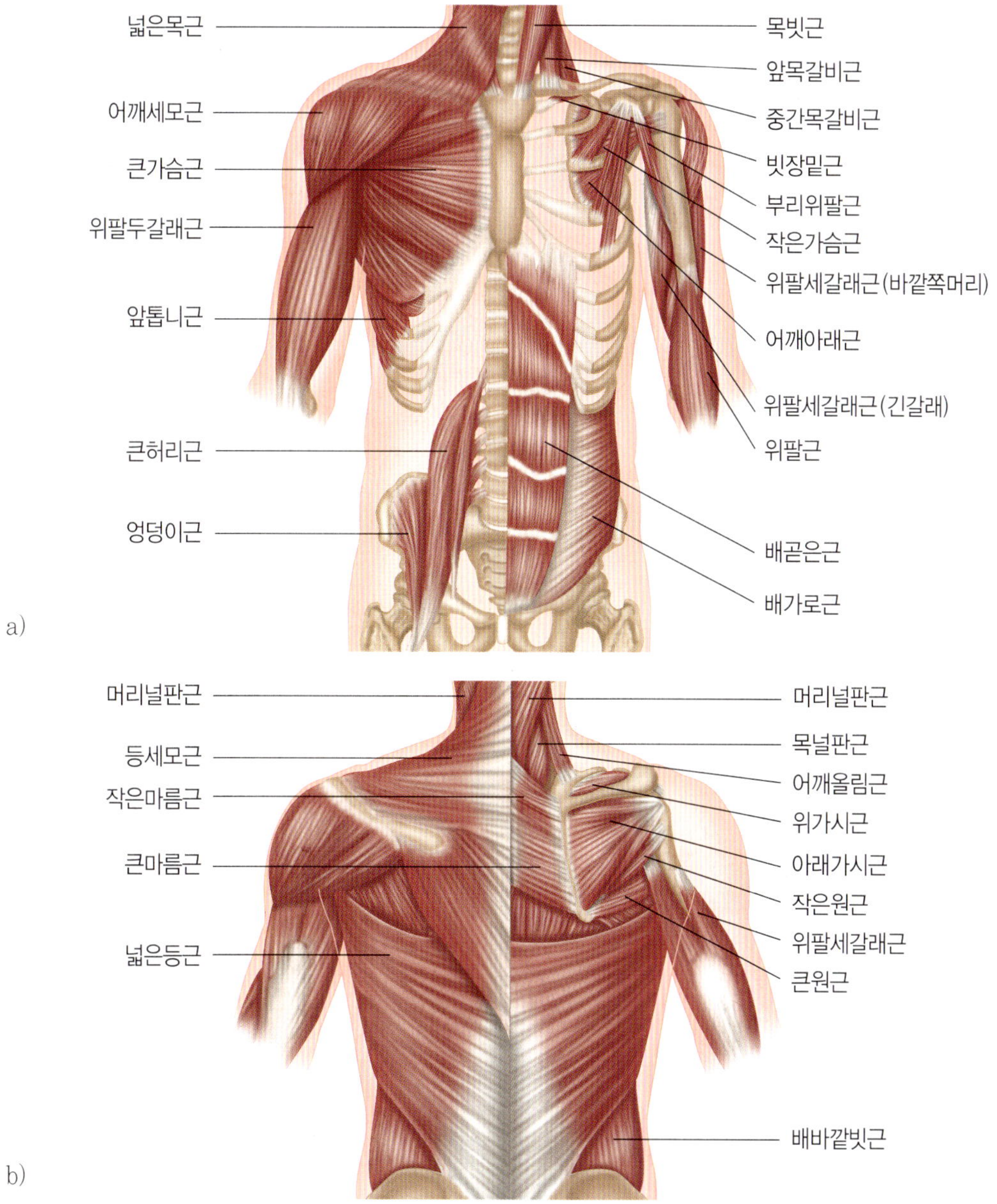

그림 5-4 위몸통의 표면근육과 중간에 들어가 있는 근육 a) 전면, b) 후면

어깨관절은 복잡하고 다양한 오목을 가진 관절로 여러 근육들로 이루어져 있다.
이 부분은 돌림근육뿐만 아니라 관절의 가장 큰 세 근육에 중점을 둘 것이다.

어깨세모근(Deltoids)

뭇깃모양근(multipennate)은 털과 비슷하게 사선으로 근섬유들이 배열되어 있고 몇 개의 힘줄들을 가진 근육이라 할 수 있다. 어깨세모근이 바로 그 근육이다. 가장 표면에 어깨를 둘러싸고 있고, 이 근육은 세 부분으로 나뉜다: 앞, 중간 그리고 뒤.

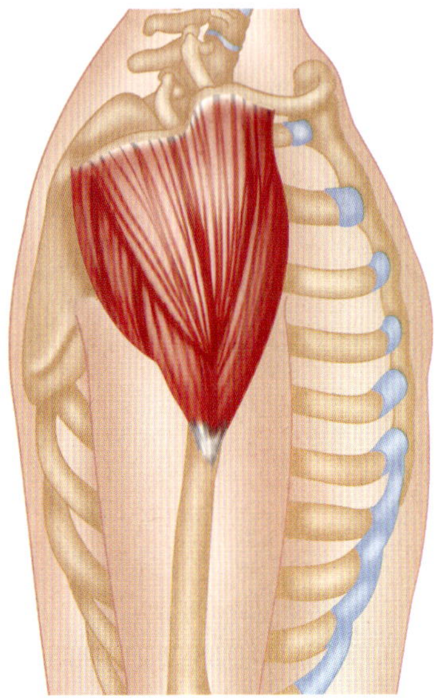

그림 5-5 어깨세모근(오른팔, 바깥쪽면)

빗장뼈를 시작으로 먼쪽 앞쪽 근섬유, 어깨뼈의 봉우리돌기가 중간, 어깨뼈의 척추 뒤에 있고 어깨세모근 힘살이 어깨근육의 둥그런 모양으로서 함께 작용한다. 먼쪽에 부착점은 어깨세모근 거친면에서 위팔과 함께 연결되어 있다.

이 세 부분이 동시에 수축할 때 관상면에서 팔을 벌리고 올리게 되는 것이다. 대부분 들어 올리는 움직임은 어깨세모근과 관련이 있다.

다른 점을 판독하려 할 때 재미있는 일이 일어난다. 앞쪽 어깨세모근이 팔을 굽힘하는 반면, 위쪽에서는 폄동작을 한다. 같은 근육에서 불가능한 것처럼 보이지만 같은 면에서 반대의 작용이 일어난다. 그러나 근육의 위치 또는 근섬유의 방향이 그것을 설명한다. 앞쪽 어깨세모근은 뒤쪽 근육이 바깥쪽으로 돌리는 동안 안쪽으로 돌림하고 뒤쪽근육이 수평으로 벌림하면 앞쪽근육은 수평으로 모음동작을 한다. 중간 어깨세모근은 가장 덜 복잡하여 단지 벌림동작만을 하고 위가시근과 협동근으로 작용한다.

이같이 복잡한 근육은 또한 충격 완화작용도 하며 충격으로부터 어깨를 보호한다. 어깨 말고 다른 관절에서는 일어나지 않는다. 눈에 보여지는 근육으로 훈련장에서 가장 인기 있는 근육이다.

어깨세모근 근력강화 운동
(Deltoid Strengthening Exercises)

옆으로 올리고 머리위에서 누른다.
각각의 부분을 고립시키기 위해 아령을
사용하여 팔로 모든 동작을 한다.

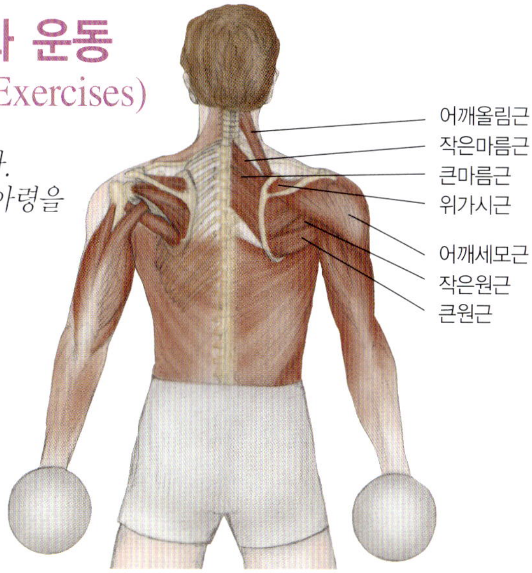

그림 5-6 서 있는 상태에서 아령을 갖고 옆으로 팔을 올리기(Dumbbell standing lateral raise)

기법(Technique)

발은 양쪽 어깨너비만큼 벌리고 선다. 척추는 중앙으로, 무릎은 편안히 하며 손에 아령을 들고 양쪽에 놓는다. 10° 정도의 각도로 팔꿈치를 유지하며 어깨높이만큼 바깥쪽으로 팔을 올린다. 손목은 굽히지 말고 팔꿈치는 어깨와 나란히한다. 내렸다 올렸다를 반복한다.

어깨세모근 신장 운동(Deltoid Stretching exercise)

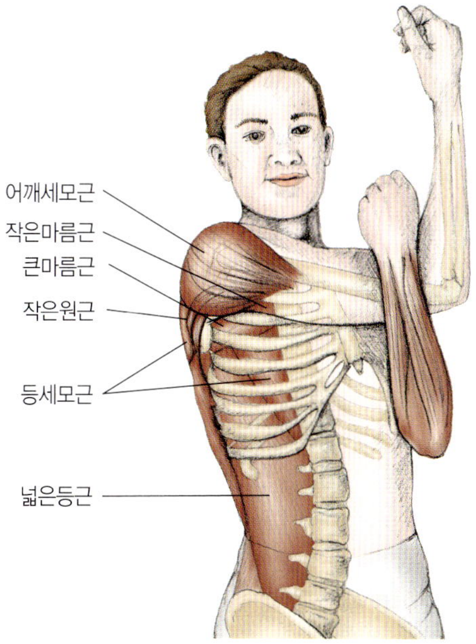

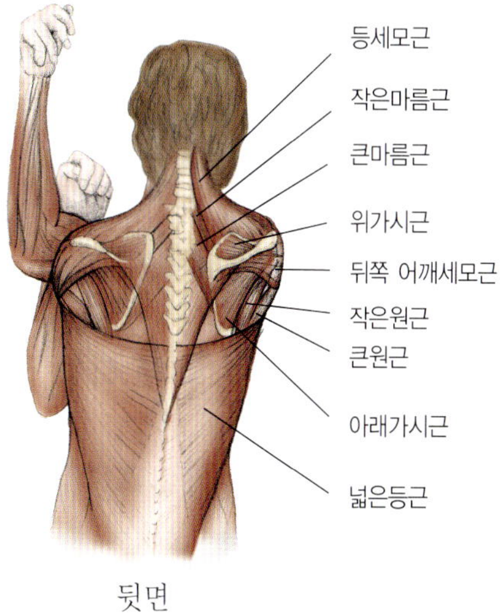

그림 5-7 팔을 구부리고 어깨를 신장한다.

기법(Technique)

똑바로 서서 몸을 향해 팔을 놓는다. 팔은 90°로 굽히고 반대편 어깨 쪽으로 팔꿈치는 잡아당긴다. 위팔은 수평으로 유지한다. 앞쪽 어깨세모근 신장을 위해 그림 5.10을 참고한다.

넓은등근(Latissimus dorsi)

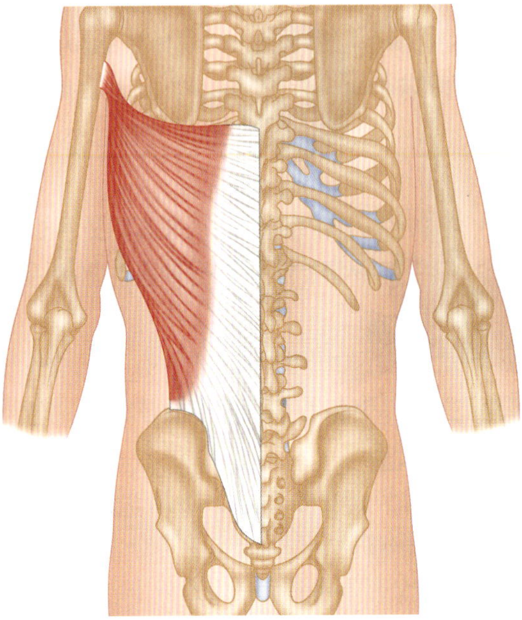

넓은 등근은 중간에서 아래등의 대부분을 차지하는 근육이다. 용어로는 가장 넓은 등근육이라는 뜻이다. T7-T12에서부터 꼬리뼈와 엉덩뼈능선에 걸쳐 있고 위팔뼈에도 가로질러 있다.

주요한 작용은 어깨관절의 안쪽돌림과 폄 그리고 모음작용이다. 안쪽돌림 시 수평벌림 시 가장 강한 보조근으로 윗몸일으키기 자세에서 팔로 등을 올리는데 사용된다. 이 근육은 가장 힘 있는 근육으로 인체에 어느 방향으로든지 작용한다. 등산, 노젓기, 수영, 체조동작 심지어 짐을 들어 올릴 때 활동적인 근육이다.

그림 5-11 넓은등근

넓은등근 근력강화 운동(Latissimus dorsi strengthening exercises)

풀업(pull-ups), 턱걸이(chin-up),
랫 풀다운(lat. pull-down),
로잉머신(rowing machine)

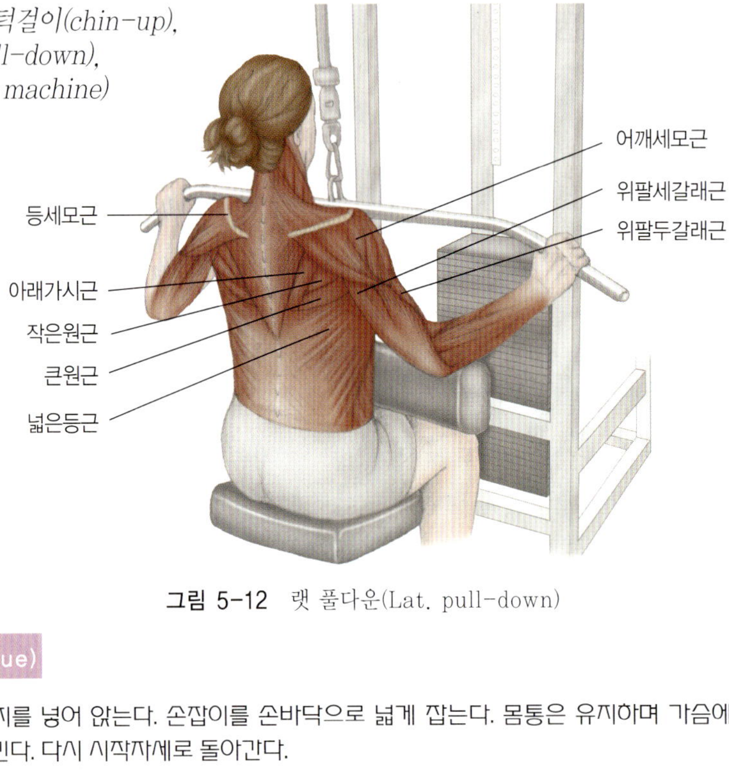

그림 5-12 랫 풀다운(Lat. pull-down)

기법(Technique)

패드아래 허벅지를 넣어 앉는다. 손잡이를 손바닥으로 넓게 잡는다. 몸통은 유지하며 가슴에 닿을 때까지 대를 아래로 잡아당긴다. 다시 시작자세로 돌아간다.

넓은등근 신장운동(Latissimus dorsi stretching exercises)

아래로 보는 개자세(down dog), 무릎을 굽힌채 앞으로 신장, 어린이 자세(child's pose)

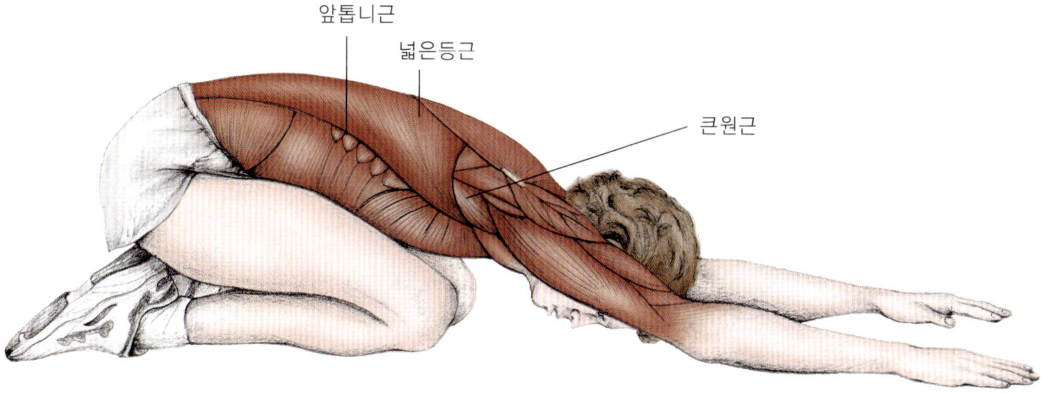

그림 5-13 무릎으로 앉아 앞으로 신장하기

기법(Technique)

바닥에 무릎을 굽히고 손은 앞으로 뻗는다. 머리를 앞으로 향하게 하고 발로 엉덩이를 민다.

회전근(The rotator cuff)

이름으로서는 회전근이다. 회전근(rotator cuff)의 주요기능이 회전(rotation)은 아니다.

회전근(rotator cuff)의 주요 기능은 관절오목(glenoid cavity) 내에 위팔뼈머리(head of humerus)를 고정시키는 것이고 즉, 팔을 위팔뼈에 붙들고 있는 것이다.

관절위팔관절의 네 개의 회전근의 힘줄에 의해 작용된다: 위가시근(supraspinatus), 아래가시근(infraspinatus), 작은원근(teres minor), 어깨아래근(subscapularis) (보통 "*SITs*" 근육이라 한다). 이 근육들은 다른 어깨관절 근육들에 비해 작으나 특히 앞으로 머리를 넘어서는 팔의 반복적인 동작들을 위해서는 강화되어져야 한다. 얼마나 많이 던지고 들고 무언가를 옮기는가? 이러한 동작들은 일상생활의 한 부분이며 많은 스포츠에서도 중요하다; 수영, 야구, 역도, 골프 등등.. 이러한 힘줄의 과도한 사용은 염증과 통증을 이끄는 손상 그리고 회전근의 부상을 가져온다. 예방은 생존하기 위한 가장 좋은 비결이다: 손상전에 회전근의 운동은 관절 부위를 강화시켜 줄 것이다.

봉우리밑주머니(subacromial bursa)는 회전근의 움직임을 돕는 윤활제(lubrication) 역할을 한다(그림 5.1a). 봉우리밑주머니는 가장 크고 회전근의 지속적인 사용으로 인해 어깨 부위에 주로 손상되는 주머니(bursa)이다.

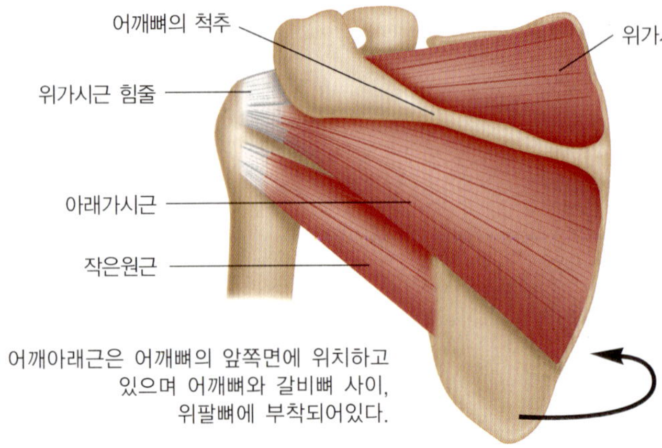

그림 5-14 회전근(rotator cuff muscles)

회전근 근력강화운동(The Rotator Cuff Strengthening Exercises)

네 개의 근육들이 함께 합쳐졌을 때 어깨관절의 벌림, 안쪽 돌림, 바깥쪽 돌림, 폄, 그리고 수평 벌림의 동작을 한다. 다음은 이러한 동작을 하는 운동으로 근육을 강화시킨다:

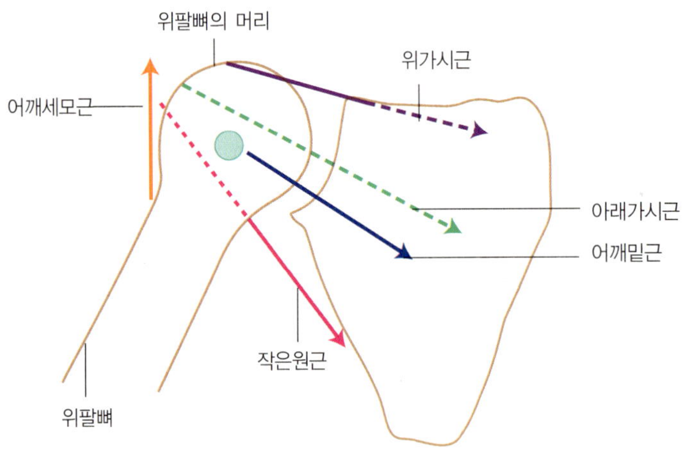

그림 5-15 회전근 작용의 방향(directions of rotator cuff actions)

1. 바깥쪽으로 올리기(Level I)(그림 5.6)

어깨세모근과 위가시근(supraspinatus)의 벌림

기법(Technique)

좀 더 저항을 주기 위해 무게(weight)나 쎄라밴드를 사용하여 팔을 양쪽으로 내리는 것을 시작으로 어깨 정도까지 다시 무게나 밴드를 들어올린다. 10초 동안 유지하고 천천히 내려놓고 적어도 3번 반복한다.

2. 안쪽/바깥쪽 돌림과 같이 바깥쪽으로 올리기(Level Ⅰ)

이 자세는 네 개의 회전근과 어깨세모근이 모두 작용한다.

기법(Technique)

팔을 양쪽으로 올리는 동안 팔은 앞쪽으로 뒤쪽으로 돌려지고 팔꿈치는 펴거나 굽힌다. 아래팔은 안쪽 돌림을 위해 앞으로 움직이고 바깥쪽 돌림을 위해 뒤로 움직인다. 한번에 한팔을 하는 것이 좀 더 효과적이며 더 강한 팔은 반복하지 않는다.

3. 바깥쪽 올리기(Bent−over lateral raises) (거꾸로 날기, reverse flyes)(Level Ⅱ)

수평 폄−아래가시근과 작은원근(infraspinatus and teres minor)

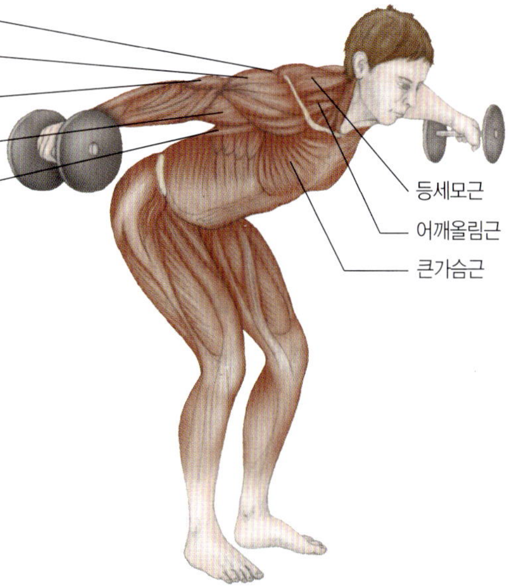

그림 5−16 바깥쪽 올리기(bent−over lateral raise)

기법(Technique)

첫 번째 운동을 생각하고 바깥쪽으로 팔을 올린다. 무릎은 다소 굽힌 자세에서 허리는 앞으로 굽히고 배근육은 척추를 지지한다. 바닥을 향해 팔을 놓고 다시 옆으로 들어올린다. 이러한 신체자세는 수평폄의 작용을 한다.
이 운동에서는 두 가지 회전근이 작용한다; 작은원근과 아래가시근. 넓은등근과 큰원근은 회전근육이 아니므로 이러한 작용을 한다. 두 개의 회전근을 분리하려면 약간 바깥쪽으로 돌림을 해야 한다.

4. 아령 들기(Dumbbell Press)(Level Ⅱ)

네 근육 회전근의 벌림과 돌림

기법(Technique)

등을 똑바로 하고 앉아 양쪽 팔의 팔꿈치는 구부리고 손에 아령을 든다. 벌림을 위해 아래팔을 들어올린다; 올린 팔은 앞뒤로 돌림한다. 수평 폄을 더하기 위해 어깨 뒤로 팔을 돌린다. **뒤로 향한 돌림작용은 회전근이 작용해야만 하고, 근력강화와 신전운동이 필요한 골프선수들을 위해 아주 좋다!**

5. 폄(무게에 따른) (Level Ⅰ-Ⅲ)
"킥백(Kickbacks)"

기법(Technique)

균형을 위해 무릎은 조금 구부리고 다른 발 앞에 한발을 놓고 선다. 등을 바로 하기 위해 허리를 앞으로 굽힌다. 같은쪽 손으로 무릎을 잡고 서면서 다른 한 손은 뒤로 하면서 위로 올린다. 한 세트에서 피로가 올 때까지 8-12번 정도 반복한다.

6. 수영(Swimming) (자유형 Stroke)

기법(Technique)

배영(backstroke)과 평형(breaststroke)은 돌림과 회전(굽힘, 폄, 벌림그리고 모음이 병합), 수평 폄이 각각 일어난다. 이는 어깨관절의 완벽한 훈련이다.–배영을 하는 동안 뒤로 돌리도록 한다.

접영(butterfly)은 완전한 안쪽 돌림을 강조하는 운동이다(뒤로 몸을 추진시키는 동안 물의 저항을 향해). 접영은 올바르게 근육이 사용되지 않으면 회전근에 손상을 가져올 수 있다: 따라서 시합 시즌이 아니더라도 어깨를 강화시키고 신장해야 한다.

회전근 신장 운동(Rotator Cuff Stretching Exercise)

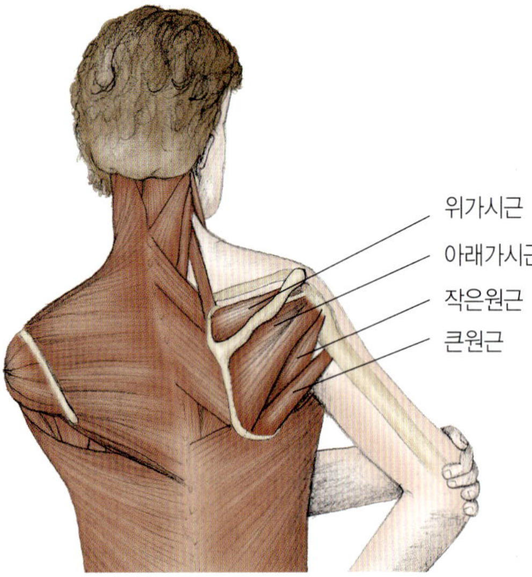

그림 5-17 팔꿈치를 바깥으로 한 회전근 신장(elbow-out rotator stretch)

기법(Technique)

한 손은 등뒤로 팔꿈치에 갖다 대고 선다. 다른 한 손으로 팔꿈치를 부드럽게 앞으로 당긴다. 어깨아래근과 앞쪽 회전근을 신장한다. 그림 5.10 참조.

어깨이음뼈 관절 (Shoulder Girdle Joint)

어깨이음뼈는 어깨관절의 큰 관절가동범위를 달성하기 위하여 어깨관절을 허락하는 분리된 관절 부위이다. 세 개의 뼈는 어깨 이음뼈를 형성하기 위하여 두 개의 다른 부위 관절로 연결되어 있다. 빗장뼈(clavicle), 어깨뼈(scapular), 복장뼈(sternum)이다. 어깨이음뼈의 움직임은 **복장빗장관절**에서 가장 활성화되며 어깨뼈를 차례차례로 움직인다. 중쇠 골격근과 몸통을 연결하는 유일한 곳이다.

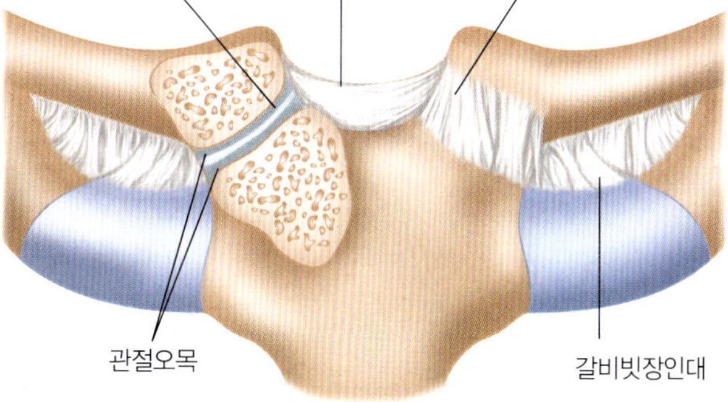

그림 5-18 복장빗장관절(sternoclavicular joint)(앞면 anterior view).
관절의 뒤쪽면은 뒤쪽 복장빗장인대와 유사하며 앞쪽 복장빗장인대보다 약하다.

어깨이음뼈의 움직임(Movements of the Shoulder Girdle)

책에 언급되어진 어깨이음뼈에는 8개의 작용이 있다(그림 5.19). 이 책의 주요 목적은 근육과 관련한 운동과 가장 연관이 있다. 8개의 작용은 **올림**(elevation), **내림**(depression), **벌림**(abbuction) 그리고 **모음**(adduction), **위쪽 회전**(upward rotation), **아래쪽 회전**(downward rotation), **앞으로 숙임**(forward tilt)과 **뒤로 숙임**(backward tilt)이 있다.

이러한 작용들은 어깨뼈가 공간에서 어떻게 움직이는가를 나타낸다. 어깨뼈가 위로 움직이는 것은 올림이고 아래로 움직이는 것은 내림이다. 척추로부터 멀어지는 것은 벌림이고 가까워지는 것은 모음이다.

위로 돌림은 어깨뼈의 아래각이 위로 움직이는 것을 말하고 아래돌림은 다시 그 자세로 돌아오는 것을 말한다. 앞으로 숙임은 팔이 몸통 뒤 펴있을 때 가장 잘 볼 수 있고, 뒤로 숙임은 위쪽 어깨뼈가 뒤로 굽혀졌을 때 일어난다.

등세모근은 크고 가장 표면적인 근육으로 물건을 들어올릴때 누워서 팔 · 다리를 상하로 움직이는 운동기구를 이용할 때 강하게 사용된다.

이 근육의 위 부분은 어깨가 물리적으로나 심리적으로 긴장을 받게 되면 강하게 작용한다. 에너지, 결합조직 그리고 근육수축 사이의 관계는 바로 지금 과학적으로 인식되어져야 한다.

등세모근 근력강화 운동(Trapezius Strengthening Exercises)

바깥쪽으로 들어올리기(bent-over lateral sides), 수직으로 노젓기(upright rows), 로잉머신(rowing machines), 모음동작을 하면서 위부분을 올림(elevation of upper area with adduction)

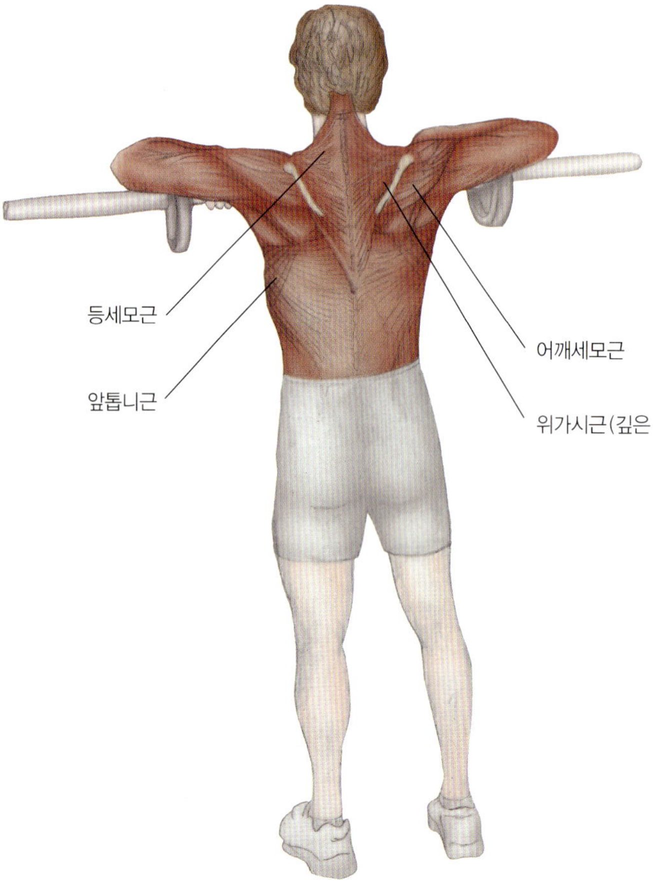

그림 5-21 수직으로 노젓기(Upright rows)

기법(Technique)

팔을 짝 편 상태로 어깨너비 만큼 벌리고 어깨보다 다소 낮게 하여 손바닥을 사용하여 바벨을 잡고 유지한다. 팔꿈치는 높이 유지하며 위쪽가슴 위로 향하게 수직으로 손을 잡아당긴다. 천천히 다시 원래의 자세로 돌아간다.

주의: 수직으로 노젓기(upright rows)는 어깨가 너무 많이 올라가면 앞쪽 어깨세모근과 절충된다. 어깨뼈의 내림 동작이 강조되어져야 한다.

등세모근 신장 운동(Trapezius Stretching Exercise)

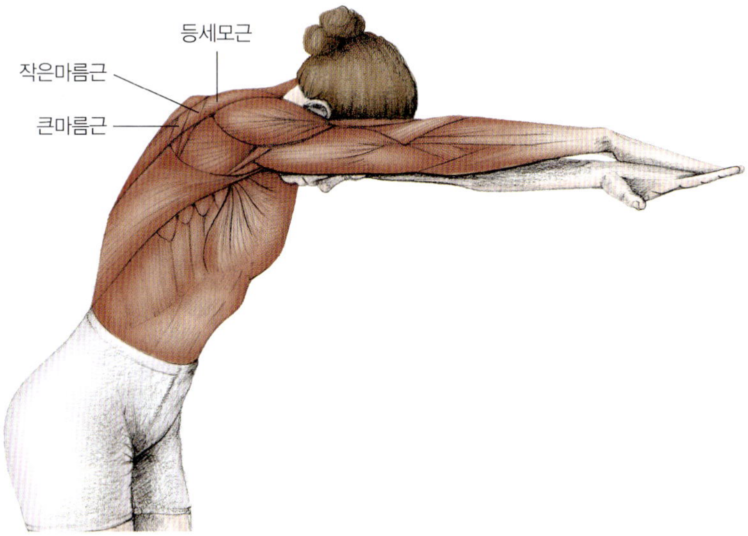

그림 5-22 위쪽 등을 신장하기(reach upper back stretch)

기법(Technique)

팔을 교차하여 앞으로 하고 선다. 머리를 앞으로 숙이고 가능한 손을 앞으로 멀리 민다. 손 동작을 앞으로 뻗는것에 집중하고 어깨뼈를 분리하도록 한다. *등세모근의 윗부분이 양쪽에서 머리를 신장해준다.*

요점정리: 어깨관절과 어깨이음뼈 (Summary: Shoulder joint and Girdle combined)

두 관절 부위로부터 연합된 17개의 근육은 인체의 부분을 가장 신축성 있게 수축하나 불안정하긴 하다. 많은 작용을 할 수 있기 때문에 신축적인 것이다(팔이 어떻게 많은 방향으로 움직일 수 있는가를 생각해보자). 이러한 작용은 관절과 어깨이음뼈가 더 큰 관절가동범위를 갖도록 함께 작용하기 때문이다. 어깨뼈가 팔을 옆으로 올릴 때 위팔이 어깨뼈의 봉우리돌기를 치기 때문에 단지 어깨 높이만큼 올릴 수 있는 것이다. 어깨이음뼈 관절은 어깨뼈를 들어올리기 위해 위로 돌림을 하여 위팔이 더 높게 올릴 수 있는 것이다. 어깨관절의 굽힘현상도 이와 똑같이 일어난다. 위팔이 시상면에서 올릴 때 봉우리 돌기를 치기 때문에 어깨뼈 작용이 팔보다 더 높게 올라가는 것이다.

이 부분이 불안정한 것은 위팔이 관절오목에 딱 맞추어 들어가나 깊이가 깊지 않기 때문이다. 중력과 다른 힘들이 생기게 되면 힘줄과 인대들은 위팔의 머리를 꽉잡고 있도록 작용하며 *관절을 고정시킨다.* 이것이 어깨부위에 독특한 점이다.

어깨 관절을 좀 더 강화 운동(More shoulder Strengthening Exercises)

어깨근육들이 작용하도록 할 수 있는 다른 많은 운동들이 있다. 중력을 향하여 **윗몸일으키기**는 큰가슴근과 작은가슴근, 앞톱니근, 앞쪽 어깨세모근, 부리위팔근, 위팔두갈래근 그리고 위팔세갈래근을 강화시킨다. 무릎을 굽히거나 똑바로 하는 동안 척추를 지지하도록 배근육이 더해진다. 팔꿈치는 인체와 가깝도록 한다.

딥스운동(*Dips*)은 어깨와 팔을 위한 가장 좋은 운동으로 봉이나 의자가 있거나 없거나 할 수 있다. 어깨관절의 앞쪽 근육(큰가슴근과 앞쪽 어깨세모근)과 팔꿈치 뒤쪽 근육인 위팔세갈래근과 팔꿈치근을 강화시켜준다. 또한 어깨이음뼈의 벌림근인 작은가슴근과 앞톱니근을 신장하게 한다. 특히 위팔세갈래근에 가장 어려운 운동이다.

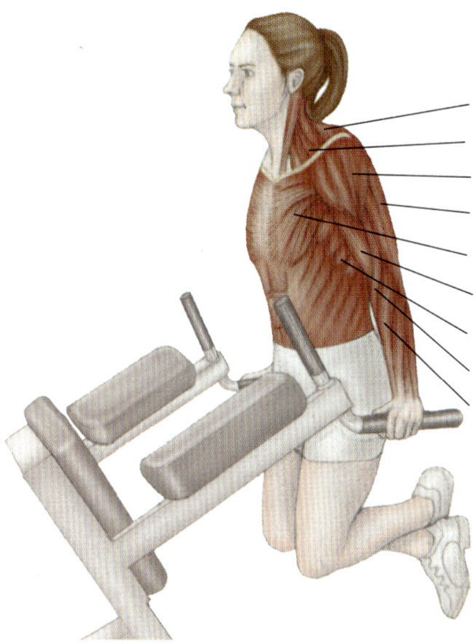

그림 5-23 딥스운동(Dips)

기법(Technique)

앞쪽으로 가슴을 숙이고 팔을 편 채로 철봉을 잡는다. 90° 팔꿈치를 굽힌다. 다시 시작자세로 돌아온다. 철봉이나 기구가 없다면, 어깨아래로 팔을 편채로 바닥에 바로 누워 바닥에서 엉덩이를 들어올린다. 팔은 굽히고 편다. 레벨 Ⅰ, Ⅱ에서 무릎은 바닥에 발을 대고 굽힌다. 레벨 Ⅲ는 다리를 쭉 펴는 것이다.

요가에서, 위쪽 · 아래쪽으로 보는 개자세(upward & downward facing dog)(3장 그림 3.14/3.15)는 어깨근육 강화 운동으로 자세를 고정시켜준다. *아래로 보는 개자세*는 어깨관절을 젖혀주고 모아주며 어깨이음뼈를 아래로 내려준다. 이 자세는 앞쪽 어깨관절근육, 뒤쪽 등세모근, 마름근 또한 빗장밑근과 관련이 있다. *위로 보는 개자세*는 어깨이음뼈를 모아주고 어깨관절을 고정시켜주며 폄근을 길이 변화 없이 수축해준다.

요가에서 *Plank 자세*는 윗몸일으키기 자세로 필라테스에서 *front support 자세*와 유사하다. 이 두 운동은 바닥에서 천천히 할 수 있는 운동으로 어깨관절의 굽힘근을 어깨뼈의 벌림근과 팔꿈치 관절의 폄근을 신장적으로 수축해준다. 이와 같은 근육들은 중력을 향하여 바닥으로부터 한 방향으로 단축적으로 수축한다. 요가에서 *reverse plank*(팔은 펴지 않은 *horizontal dip*과 유사하다)자세는 어깨 부위를 고정시켜주기 위한 가장 좋은 운동이다. 주의해야 할 점은 팔은 꼭 젖힌자세에서 운동해야만 하고 어깨뼈는 앞으로 기울여야 한다.

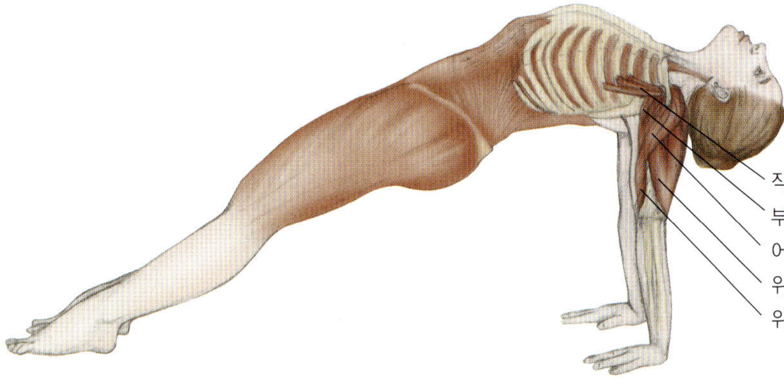

그림 5-24 상체 뒤로 젖히기 자세(Purvottonasana)(upward plank pose)

기법(Technique)

앉은자세에서 손가락은 발끝을 향하게 하고 엉덩이 뒤에서 몇 인치 정도에 손을 놓는다. 무릎은 굽히거나 펴도록 하고 바닥을 손과 발로 누르며 엉덩이를 들어올린다. 어깨뼈 높이만큼 가슴을 들어올린다. 목을 많이 젖히도록 하면서 머리는 척추와 같이 중앙에 놓도록한다. 이 운동은 'heart opener'로서 가장 이상적인 운동으로 인체의 앞쪽부분을 신장해준다.

어깨 관절의 신장 운동(More Shoulder Stretching Exercises)

주로 어깨 주위의 근육들을 신장운동하는 것은 충분히 하고 있지 않은 경우가 있다. 많은 사람들은 강화운동, 외관상으로 보기 좋도록 하는 것 또는 신장운동은 무시하고 그냥 운동하는 경우가 있다. 신장운동 없이 근육은 더 무거워질 수 있다. 이는 유연성에 제한을 가져온다. 신장운동은 근육을 늘려주고 관절운동범위를 넓혀준다는 것을 기억하고 이를 유연성의 정의로 볼 수 있겠다.

적당한 근력강화훈련으로 관절운동범위가 넓어지면 손상을 예방할 수 있다.

신장운동은 간단하고 빠르고 힘든 훈련 뒤 좀 더 효과적이다. 위에 운동들은 누구나 쉽게 할 수 있는 운동들이다. 많은 비율을 상체에 비중을 두고 운동하는 사람들은 근육들이 '가로막히다(get in the way)' 현상이 일어날 수 있기 때문에 문제를 일으킬 수 있다. 같은쪽 어깨에 손을 갖다 대지 못하기 때문에 우선 운동을 할 수 없는 학생을 보았다. 이는 위팔세갈래근이 단축되었고 위팔두갈래근이 너무 크기 때문인 것이다!

굽은 팔 원형돌리기(Bent arm circles)

기법(Technique)

오른손은 오른쪽 어깨에 왼손은 왼쪽 어깨에 올려놓고 팔꿈치를 원형으로 돌리는데 각 방향을 10번씩 하도록 한다.

옆구리 신장(Side Stretches)

기법(Technique)

손을 가슴 앞쪽에 쥐고 다시 손을 뒤로 '뒤집어' 한다. 어깨를 밑으로 하고 팔은 머리위로 들어올린다. 그 다음 오른쪽 왼쪽으로 신장한다. 팔꿈치는 가능한 펴도록 한다.

타월 신장(Towel Stretches)

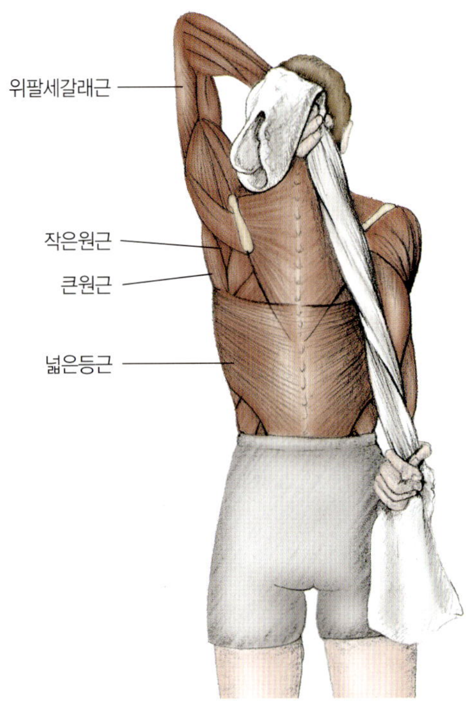

그림 5-25 타월신장

기법(Technique)

타월, 끈 또는 밴드를 양쪽 손 끝에 잡고 완전한 관절가동범위로 팔을 앞뒤로 움직인다.

어깨의 신화를 풀다(Myths of the Core Dispelled)

'lats'의 작용은 등을 의미하는 것이 아니다.

학생들은 넓은등근이 어떻게 등에 작용하여 운동을 하는가에 관련되어 있다고 생각한다. 등은 관절이 아니다. 넓은등근은 상체의 등 뒤에 위치하고 있다. 그러나 어깨관절에서 작용된다. 이 근육이 강화되어지면 어깨관절 부분인 위팔을 수평적으로 벌려주고 안쪽으로 돌려주며 모아주고 펴는 동작을 하게 된다. 등근육은 척추와 어깨이음뼈에서 작용하는 것이 아니라, 단지 등뒤에 있는 근육으로 어깨관절에서 작용한다. 넓은등근은 척추가 아니라 어깨관절에서 작용되어지는 것이다.

어깨 탈구(dislocation)와 분리(separation)는 같은 것이 아니다.

탈구(dislocation)는 위팔과 어깨뼈가 서로 실질적으로 관절분리가 되는 것이다. 분리(separation)는 보통 어깨뼈의 봉우리 돌기와 빗장뼈가 봉우리빗장관절에서 분리가 되는 것이다. 실질적인 어깨관절은 팔을 움직이는 위팔뼈와 어깨뼈의 관절오목사이의 관절이다.

동결견을 오십견이 안 되게 할 수 있다.

많은 사람들은 어깨의 염증과 통증으로 인해 어깨 움직임 제한으로 인한 '오십견' 이라는 질병으로 고생하고 있다. 인대에 염증이 있는 것으로 운동범위에 제한을 가져오며 움직임을 무력화시킬 수 있다. 치료는 항염증방법으로 물리치료와 수술의 방법이 있는데 이는 치료가 될 수 있는 것이다.

모든 사람이 어깨관절에서 같은 운동범위를 갖는 것은 아니다.

운동범위는 다음과 같은 요소들에 의해 제한될 수 있다; 뼈의 구조, 인대 탄력성, 근육의 상태, 손상, 영양 어떤 관절에서 운동범위는 지극히 개인적일 수 있다.

어깨영역에서 움직임에 관련된 주요 근육들
(Main Muscles Involved in Movements of the Shoulder Region)

어깨 관절(shoulder joint)

굽힘
어깨세모근(앞쪽 부분); 큰가슴근(빗장뼈 부분; 복장갈비뼈 부분은 편안한 자세에서 편 위팔뼈를 굽혀준다); 위팔두갈래근; 부리위팔근

폄
어깨세모근(뒷부분); 큰원근(굽힌 위팔뼈); 넓은등근(굽힌 위팔뼈); 큰가슴근(굽힌 위팔뼈의 복장갈비뼈부분); 위팔세갈래근(편안한 자세에서 긴갈래) 작은원근 ; 아래가시근

벌림
어깨세모근; 위가시근; 위팔두갈래근(긴갈래; 약한 작용); 90° 보다 위로 큰가슴근(빗장뼈 머리)

모음
큰가슴근; 큰원근; 넓은등근; 위팔세갈래근(긴갈래); 부리위팔근

가쪽 돌림
어깨세모근(뒷부분); 아래가시근; 작은원근

안쪽 돌림
큰가슴근; 큰원근; 넓은등근; 어깨세모근(앞쪽 부분); 아래어깨근

수평 굽힘(수평 모음)
어깨세모근(앞쪽 부분); 큰원근; 아래어깨근 ; 위팔두갈래근; 부리위팔근

수평 폄(수평 벌림)
어깨세모근(뒷부분); 아래가시근; 작은원근; 어깨가 바깥으로 돌림할 때 넓은등근과 큰원근

어깨이음뼈(shoulder girdle)

올림
등세모근 (위쪽 섬유); 어깨올림근; 작은마름근; 큰마름근

내림
등세모근 (아래쪽 섬유); 작은가슴근; 빗장밑근

앞당김(벌림)
앞톱니근; 작은가슴근

앞쪽 기울임
작은가슴근

뒤당김(벌림)
등세모근 (중간과 아래 섬유); 작은마름근; 큰마름근

어깨뼈의 아래각의 가쪽 이동(위쪽 돌림)
앞톱니근; 등세모근(중간과 아래 섬유)

어깨뼈의 아래각의 안쪽 이동(아래쪽 돌림)
작은가슴근; 작은마름근; 큰마름근

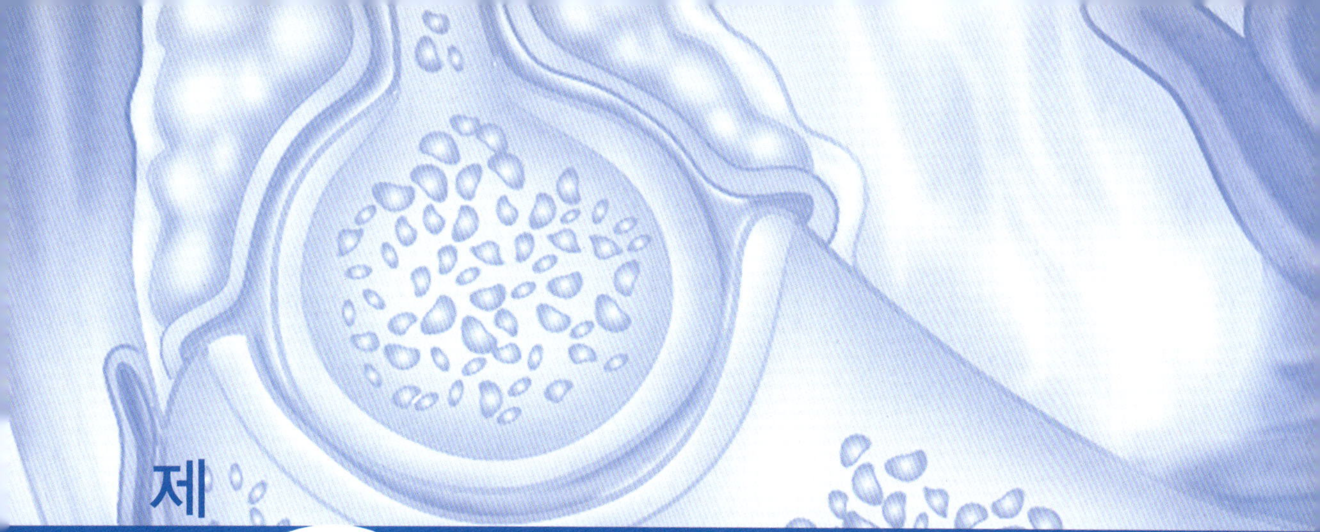

제 6 장 팔꿈치 관절과 노자관절
(The Elbow and Radio-Ulnar Joints)

팔꿈치관절(The elbow Joint)

팔꿈치 관절은 위팔뼈(humerus)[위쪽팔뼈(upper arm bone)]와 노뼈(radius)와 자뼈(ulanr)(가장 안쪽에 있는 자뼈, 두 개의 아래팔뼈)로 구성되어있다. 위팔뼈의 먼쪽 끝에는 노뼈와 자뼈와 함께 팔꿈치 관절의 부분을 형성하고 있는 위팔뼈도르래(trochlea)와 위팔뼈작은머리(capitulum)가 있다.

노자관절(The radio-ulnar Joint)

종종 팔꿈치 관절과 혼돈이 되는 노자관절은 중쇠관절(pivot joint)로서 분류된 회전관절이다. 일축관절(uni-axial joint)로서 뒤침(supination)과 엎침(pronation)의 돌림 작용을 하며 수평/가로면(horizontal/transverse plane)에서 작용한다.

팔꿈치 관절(The Elbow Joint)

팔꿈치 관절은 경첩관절[hinge joint(ginglymus)]로서 단지 시상면에서만 작용이 일어나는 것을 의미하며 굽힘과 폄작용을 할 수 있다. 인대와 근육은 관절에 안정성과 운동성을 제공하기 위해 함께 작용한다.

자쪽곁인대(ulnar collateral ligaments)는 세 개의 강한 띠로 구성되어 있는데 앞쪽빗인대, 뒤쪽빗인대 및 수평인대로 관절주머니의 안쪽면을 보강해준다. 가쪽곁인대(radial collateral ligament)는 관절주머니의 바깥면을 강화시켜주는 강한 삼각인대(triangular ligament)이다. 이러한 인대들은 위팔뼈와 자뼈를 연결해주며 팔꿈치를 고정하기위해 함께 작용한다. 고리인대(annular ligament)는 몸쪽노자관절(proximal radio-ulnar joint)을 형성하고 있는 노뼈와 자뼈의 머리를 묶어준다.

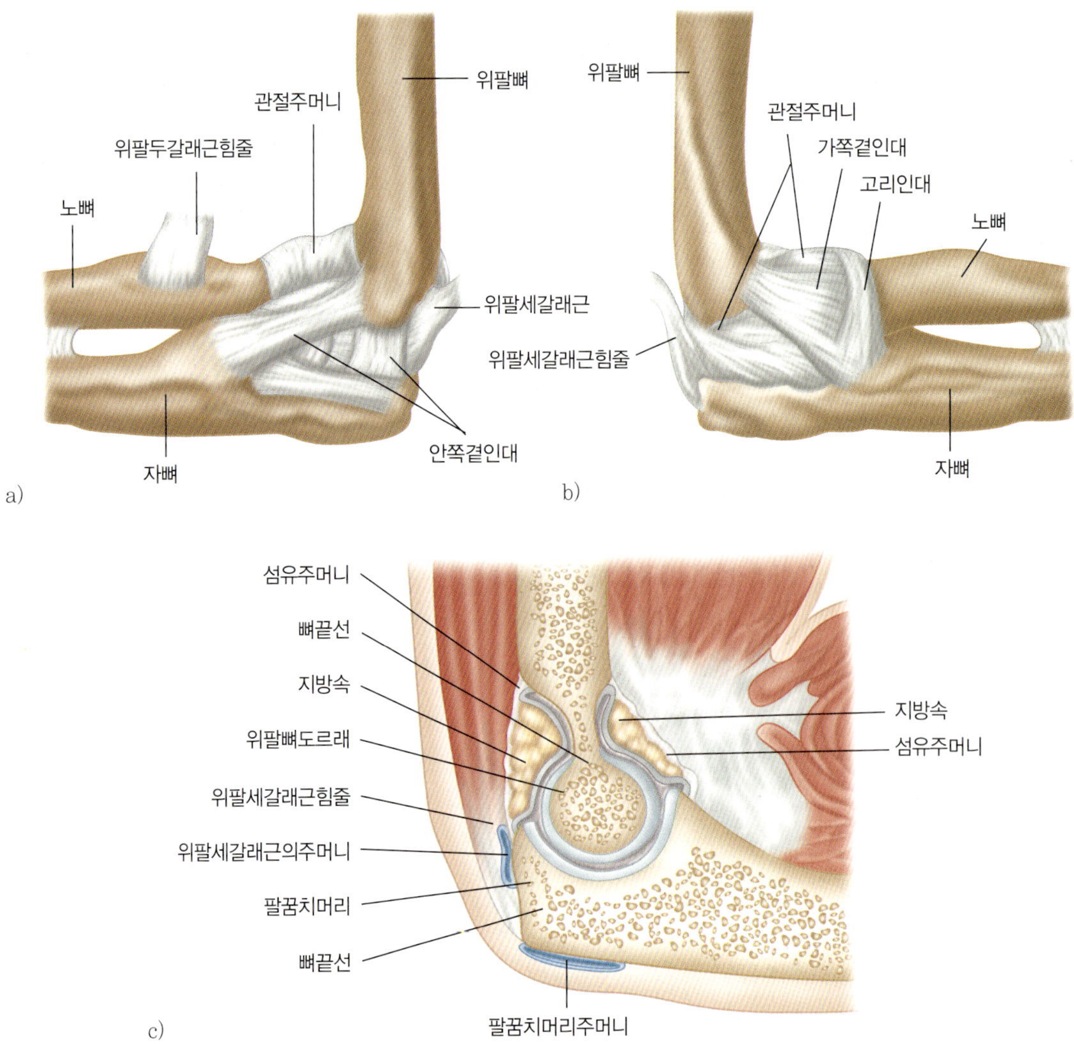

그림 6-1 팔꿈치관절(오른팔) a) 바깥쪽 면, b) 안쪽면, c) 중간 시상면

팔꿈치 관절의 앞쪽 근육은 **위팔두갈래근**(biceps brachii), **위팔요근**(brachiradialis), **위팔근**(brachialis), 그리고 **원엎침근**(pronator teres)이 있다. 뒤쪽근육으로는 **위팔세갈래근**(triceps brachii)과 **팔꿈치근**(anconeus)이 있다. 이런 근육들의 힘줄은 팔꿈치 관절의 고정근으로써 작용하며 안전을 제공한다. 근육의 작용을 결정하는 것은 쉽다; 굽힘근은 앞쪽에(해부학적 자세에서), 폄근은 뒤쪽에 있다. 아래팔에 외적근육의 일부는 굽힘작용을 하나 수축은 매우 약하다. 용어들은 근육을 판독하는데 도움이 될 것이다.

위팔두갈래근(biceps)=두 개의 머리(two head), 위팔세갈래근(triceps)=세 개의 머리(three heads)

위팔두갈래근(biceps brachii)은 두 개의 머리(two heads)와 두 개의 팔(arm)로서 번역된다.
위팔세갈래근(triceps brachii)은 세 개의 머리(three heads)와 세 개의 팔(arm)을 의미한다.

위팔두갈래근과 위팔세갈래근은 다수의 관절(한 개 이상의 관절에서 작용하는)에 걸친 근육으로 각각의 근육은 한 개 이상의 '머리(head)'를 가진다. 이는 두 개 이상의 부착점을 의미한다(보통 근육은 뼈에 한 개의 이는곳과 한 개의 닿는점을 갖는다).

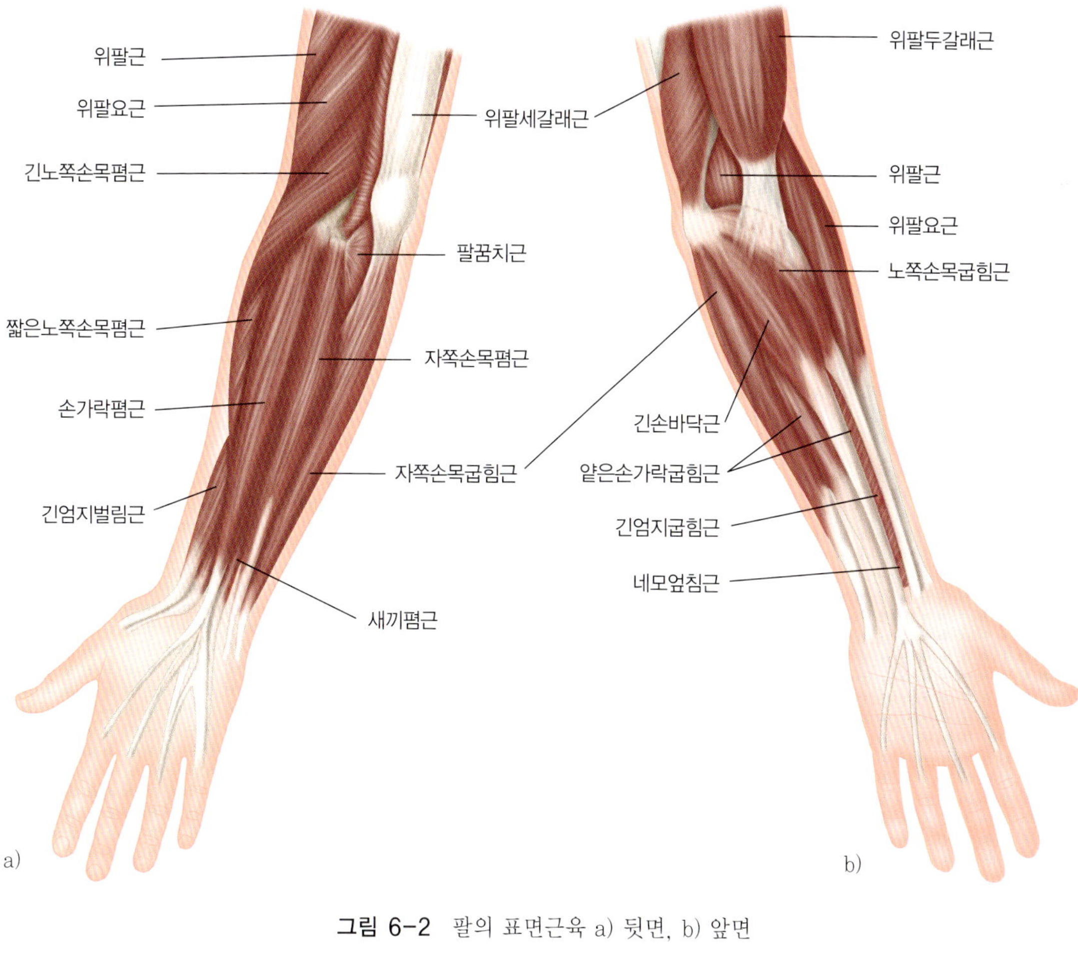

그림 6-2 팔의 표면근육 a) 뒷면, b) 앞면

위팔두갈래근(Biceps Brachii)

보통 이두근(biceps)으로 알려진 이 근육은 세 개의 관절을 지나간다; 어깨, 팔꿈치 그리고 노자관절로 "세 개의 관절근(tri-articulate)"이라 불린다. 긴갈래와 짧은갈래는 어깨뼈의 두 부분인 부리돌기와 관절오목에 가깝게 부착하여 어깨관절을 지난다. 양쪽 갈래는 어깨, 팔꿈치 관절의 굽힘과 아래팔의 뒤침으로 수축하는 주요한 근육힘살을 구성하고 있다. 신체중심의 먼쪽으로 위팔두갈래근은 노뼈와 위팔두갈래근의 건막에 닿고 팔꿈치 관절을 지나 다시 분리된다.

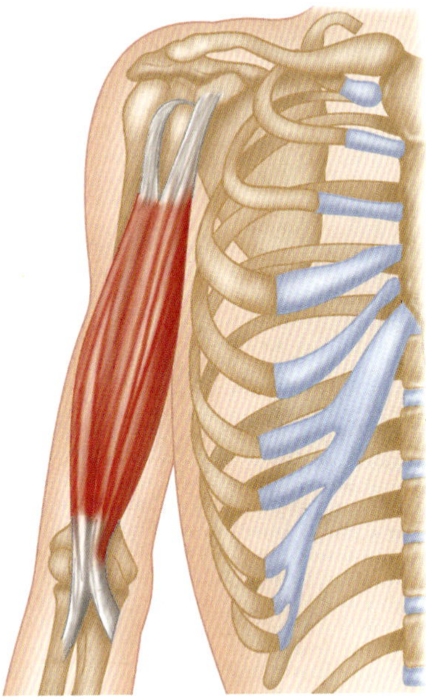

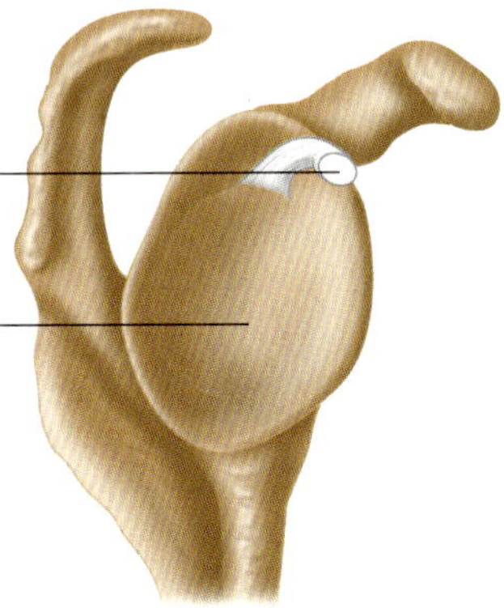

그림 6-3 위팔두갈래근(biceps brachii)

위팔두갈래근 수축은 어깨관절에서 약하게 일어나고 오목에 위팔뼈 머리를 유지하도록 하는 안정성에 좀 더 큰 역할을 하고 있다. 이 근육은 돌림근육은 아니며 어깨관절 안정성이 잘 절충이 되면, 같은 방향으로 영향을 줄 수 있다. 위팔두갈래근의 긴갈래는 위팔뼈의 위팔두갈래근 고랑을 통해 연결되어 있고 작은 경로는 힘줄에 염증이 있을 경우 경련을 일으킬 수 있다.

힘줄염(Tendonitis)은 보통 과도하게 사용하여 생긴 손상으로 단지 쉬고 붓기를 줄이는 것으로 치료되어진다(얼음찜질이 최고이며, 약이나 주사는 아니다). 어깨 관절 앞으로의 움직임은 치료과정에서 억제되어야 할 것이다; 신장운동이 굳어진 손상 조직을 다시 살리도록 도와준다고 보고하고 있다.
일반적으로 팔꿈치 힘줄염(elbow tendonitis)이 그렇다(107-108쪽 참조).

수축은 팔꿈치 관절이 굽혀졌을 때 더 강하게 나타난다(팔꿈치를 구부릴 때). 위팔두갈래근 운동(biceps curl exercise) 또는 턱걸이 운동(shin-up) 시 아래팔이 뒤침(supination)을 하면 좀 더 강하게 작용한다. "근육만들기"를 물어볼 때 아이들은 팔꿈치를 구부리며 위팔두갈래근을 보여준다. 이 근육은 굽힘을 한 것이 아니라 관절이 그렇게 한 것이다; 근육은 단지 수축한 것이다.

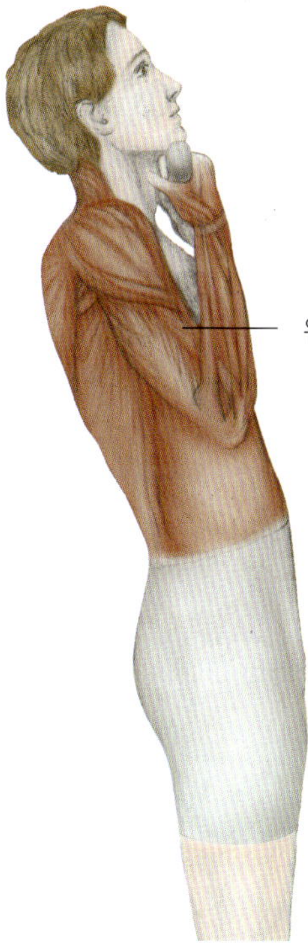

그림 6-4 턱걸이: 위팔두갈래근은 아래팔의 뒤침시 좀 더 강하게 작용한다.

위팔세갈래근(Tricpes Brachii)

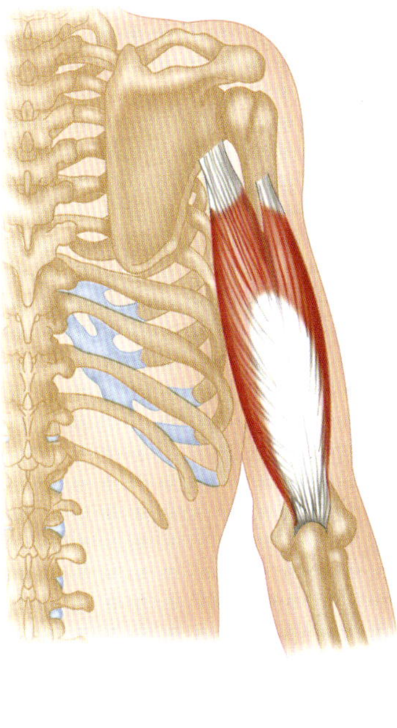

세 개의 갈래, 긴 갈래, 가쪽 갈래 그리고 안쪽 갈래를 가진 근육으로 인체에서 거의 찾아볼 수 없는 근육이다. 긴 갈래는 단지 어깨에서만 작용을 한다. 위팔뼈에서 어깨뼈를 가로지르는 관절로 폄을 하고 위팔을 모음한다. 다른 두 갈래는 위팔에서 이는곳이며, 모두 세 개의 갈래는 근육배를 형성하고 있고 팔꿈치 관절에서 자뼈를 지나간다. 이 근육은 두 개의 관절(biarticulate)을 연결하는 근육이다.

그림 6-5 위팔세갈래근(triceps brachii)

팔꿈치에서 위팔세갈래근은 주요한 폄근이다. 대부분의 사람들은 단지 폄근으로 한 근육인 위팔세갈래근을 생각하나 위팔세갈래근을 도와주는 작은 팔꿈치근이 위팔세갈래근 아래에 있다.

여성들에 있어서 위팔세갈래근은 나이가 들어감에 따라 아래팔에 조직이 약하게 되어가는 경향이 있다. 이는 직접적으로 어떻게 팔을 일상생활에서 사용하는가와 관계가 있다. 전형적인 사회생활로 보아 대부분의 가사일은 여성들에 의해 이루어지는데 들고 아이들을 다루는 일들이 여성들의 반복적인 움직임의 일상생활이다. 이러한 생활들은 신체의 앞쪽의 팔과 연관이 있으므로 앞쪽 근육을 많이 사용하게 된다. 사실상 대부분의 사람들은 직업 또는 성별에 관계없이 인체의 앞쪽 근육을 많이 사용하게 되는 경향이 있다. 위팔세갈래근은 뒤쪽의 근육으로 위팔세갈래근의 근육톤의 가장 좋은 자세는 팔꿈치를 펴고 저항을 사용하여 팔을 인체의 뒤쪽으로 하게 하는 것이다. 이것은 팔꿈치를 편채로 손으로 벽을 미는 것으로 근육의 길이 변화없이 수축하게 되며 근육을 강화시키는 방법이다.

팔꿈치 근력강화운동과 신장 운동
(Elbow Strengthening and Stretching Exercises)

팔꿈치 근육을 위한 근력강화운동과 신장운동에는 여러 가지 운동이 있다. 운동의 방법들은 다음과 같다. 운동, 근육, 근력강화 및 신장운동.

운동(Exercises)	근육(Muscles)	근력강화 및 신장운동 (strength or stretch)
Biceps curls p.110	위팔세갈래근, 위팔근, 위팔요근	근력강화, 단축수축
Chin-ups, pull-ups p.105/111	위팔세갈래근, 위팔근, 위팔요근	근력강화, 단축수축
Push-ups	위팔세갈래근, 팔꿈치근	근력강화, 단축수축
Chataranga dandasana (four-limbed stick pose)	위팔세갈래근, 팔꿈치근	근력강화, 신장수축
Urdhva mukha svanasana(up dog) p.40	위팔세갈래근, 팔꿈치근	근력강화, 단축수축
Adhomukha svanasana(down dog) p.40	위팔세갈래근, 팔꿈치근	근력강화, 등척수축
Purvottanasana(upward plank pose) p.97	위팔세갈래근, 팔꿈치근	근력강화, 등척수축
Dips p.96	위팔세갈래근, 팔꿈치근 (어깨관절에 위팔두갈래근)	근력강화, 단축수축
Elbow stands(dolphin)	위팔세갈래근, 위팔근, 위팔요근	근력강화, 등척수축
Adho mukha vrksasana(handstand) p.119	위팔세갈래근, 팔꿈치근	근력강화, 등척수축
Pilates saw p.55	위팔세갈래근(앞쪽 팔) 위팔두갈래근(뒤쪽 팔)	신장운동
Gomukhasana(cow's face pose)	위팔세갈래근(위쪽 팔) 위팔두갈래근(아래쪽팔)	신장운동
Garudasana(eagle pose) p.111	위팔세갈래근(긴갈래)	신장운동
Dhanurasana(bow pose)	위팔두갈래근, 위팔근, 위팔요근	신장운동
Swimming(front stroke)	위팔두갈래근과 위팔세갈래근 (자유형의 부분에 따라서)	근력강화와 신장운동 (자유형의 부분에 따라서)
Swimming(back stroke)	위팔세갈래근, 팔꿈치근	근력강화, 단축수축(위팔세갈래근의 신장운동)
Rowing	위팔두갈래근, 위팔근, 위팔요근	근력강화, 단축수축
Kayaking	위팔두갈래근, 위팔근, 위팔요근(뒤쪽 팔) 위팔세갈래근, 팔꿈치근(앞쪽 팔)	근력강화, 단축수축 근력강화, 단축수축

팔꿈치 관절에서 위팔세갈래근과 어깨 관절에서 위팔두갈래근의 작용:

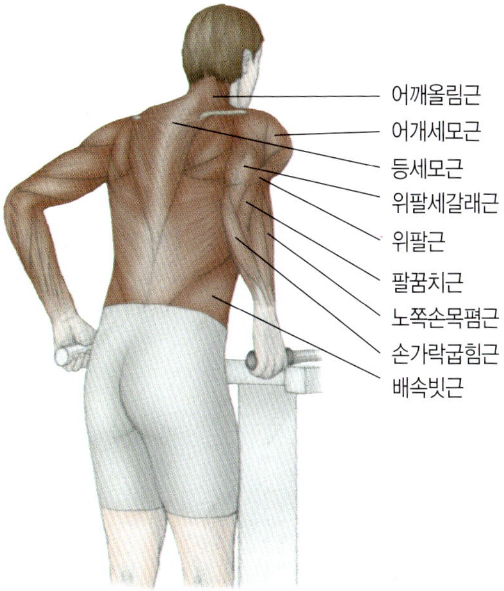

그림 6-6 딥스운동(Dips). 위팔세갈래근과 팔꿈치근 근력강화 운동

기법(Technique)

위팔이 바닥에 평행이 될 때까지 몸을 낮춘다. 무릎은 엉덩이 뒤로 하고 가슴은 앞으로 한다. 팔꿈치를 편 시작 자세로 다시 돌아온다.

팔꿈치 손상(Elbow Injuries)

Tennis elbow(가쪽위관절융기염, Lateral epicondylitis)

팔꿈치의 가쪽과 안쪽은 직접적인 손목과 손 움직임과 관련된 힘줄이 닿는곳이다. 이런 힘줄의 부착점은 테니스를 하거나, 나사를 돌리는 것과 같이 잡거나 돌리는 반복적인 동작에서 염증이 생길 수 있다. 정원사도 또한 그렇다. 보통 가쪽 팔꿈치에 힘줄염증으로 급성인경우 붓는 현상이 나타난다. 이는 힘줄염으로 쉬거나 염증의 감소가 필수적이다. 물리치료가 도움이 될 것이며 예방은 근육단축 또는 약화를 관리하는 것이다.

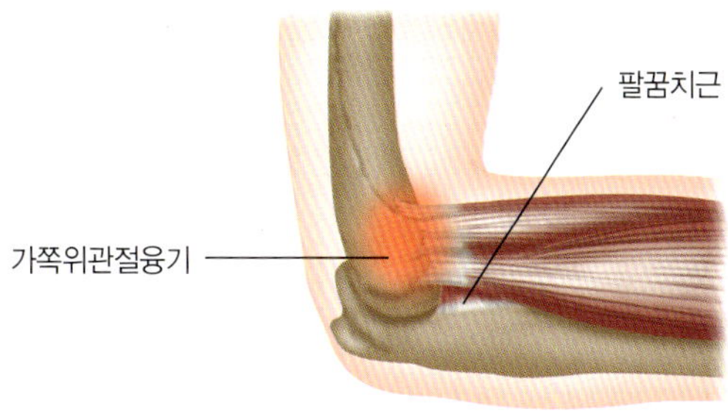

그림 6-7 테니스 엘보(Tennis elbow)

Golfer's Elbow(안쪽위관절융기염, Medial epicondylitis)

Golfer's elbow는 tennis elbow와 유사하며 보통 관절의 안쪽 힘줄부착점에 염증이 생기는 것이다. 보통 잡거나 물건을 드는 동작과 관련한 반복적인 움직임으로 일어난다. 골프 스윙 시와 같이 안쪽 힘이 위로 직접적으로 작용할 때 나타난다. 좋은 방법으로 운동 후 신장운동은 이러한 현상을 예방하는데 도움이 될 것이다.

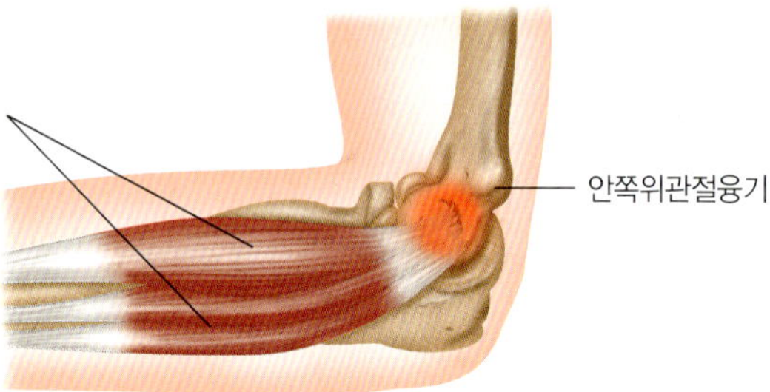

그림 6-8 골퍼 엘보(golfer's elbow)

노자관절(The Radio-ulnar Joint)

뒤침(supination)은 손바닥이 위를 향하게 하는 관절자세를 나타낸 것으로 손바닥 위 "palm-up"이라고 한다. 노뼈(radius)는 자뼈(ulnar)와 평행한 위치가 되면 바깥쪽으로 돌림을 한다. **엎침**(pronation)은 손바닥이 아래로 향하는것으로 손바닥 아래 "palm-dowm"이라고 한다. 노뼈는 자뼈와 사선으로 놓이게 되면 안쪽으로 돌림을 한다.

두 개의 다른 관절점에서 노뼈와 자뼈: 안쪽과 바깥쪽뼈가 굽은 형태로 노뼈가 돌림을 함에 따라 서로 부딪친다. 안쪽끝에서(팔꿈치 가까이) 활액막과 붙어있는 노패임과 고리인대에 의해 '고리모양(ring)'의 형태이고 이 고리는 엎침 동안 노뼈의 돌림을 더 쉽게 해준다. 바깥쪽 끝에 있는 관절판(articular disc)은 자뼈와 노뼈의 강한 부착점이다. 뼈사이막(interosseous membrane)은 두 개의 뼈를 연결해주며 과도한 엎침을 제한해 준다.

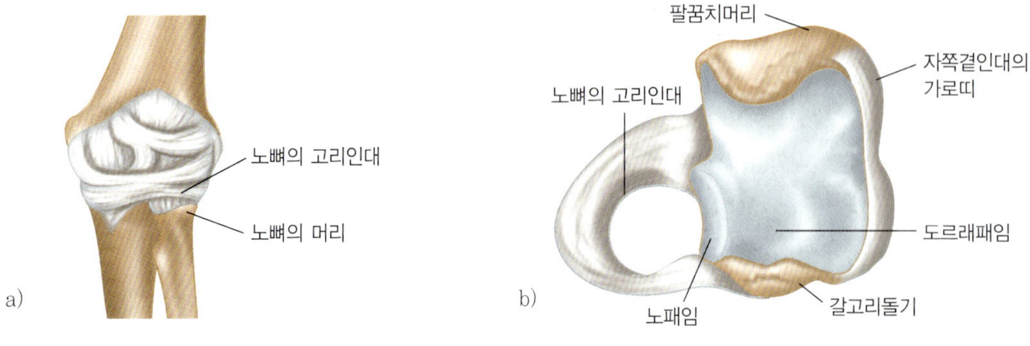

그림 6-9 몸쪽노자관절(proximal radio-ulnar joint) a) 왼쪽팔, 앞면 b) 왼쪽팔, 윗면

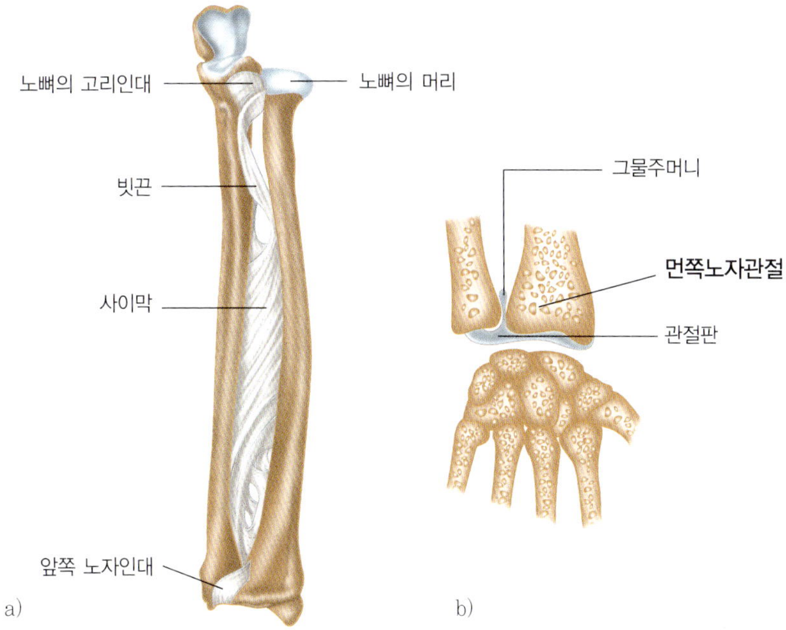

그림 6-10 먼쪽노자관절(distal radio-ulnar joint) a) 왼쪽팔, 앞면 b) 왼쪽팔, 윗면

이 동작들은 일상생활에서 필수적인 동작들이다. 키를 돌리거나 나사를 돌리거나 책을 넘길 때 손바닥으로 물건을 잡을 때이다. 이러한 동작들이 팔꿈치를 편 자세에서 일어나면 어깨관절 돌림과 혼동될 수 있다. 노자관절에서 엎침은 안쪽어깨돌림을 동반할 수 있다. 심한 뒤침은 어깨의 바깥쪽 돌림과 같이 일어날 수 있다. 팔꿈치를 굽히는 것은 관절이 어떻게 스스로 움직이는가를 쉽게 볼 수 있는 동작이다.

노자 관절의 근육들(Muscles of the Radio–ulnar Joint)

두 개의 주요 엎침근은 **원엎침근**(pronator teres)과 **네모엎침근**(pronator qudratus)이다. 원엎침근은 굽힘을 도와주고 팔꿈치의 가까운 쪽에 가로질러 있다. 네모엎침근은 자뼈와 교차한 노뼈를 당겨주고 팔꿈치에서 먼쪽에 위치한다.

두 개의 주요 뒤침근(supinator)은 **위팔세갈래근**(biceps brachii)과 **뒤침근**(supinator)이다. 위팔두갈래근 (biceps brachii)은 엎침된 자세로부터 위쪽 노뼈를 교차되지 않도록 도와준다. 엎침근(supinator)은 두 개의 층을 가지며 엎침동작을 하는 노뼈주위를 감싸고 있다. 야구공을 던지는 것과 같은 동작으로 엎침을 하는 동안 팔꿈치를 폄으로 위팔두갈래근과 분리될 수 있다. 팔꿈치를 굽혔을 때, 위팔두갈래근 운동(biceps curl)과 같이 좀 더 엎침을 하도록 한다.

5번째 근육으로 **위팔요근**(brachioradilais)은 두 작용을 같이 한다. 주요 팔꿈치 굽힘근으로 뒷침된 팔꿈치를 다시 엎침시키며 엎침된 자세로부터 다시 뒷침을 하게 하는 근육이다. 눈에 잘 띄는 아래팔근육으로써 가장 잘 보여지는 근육이다.

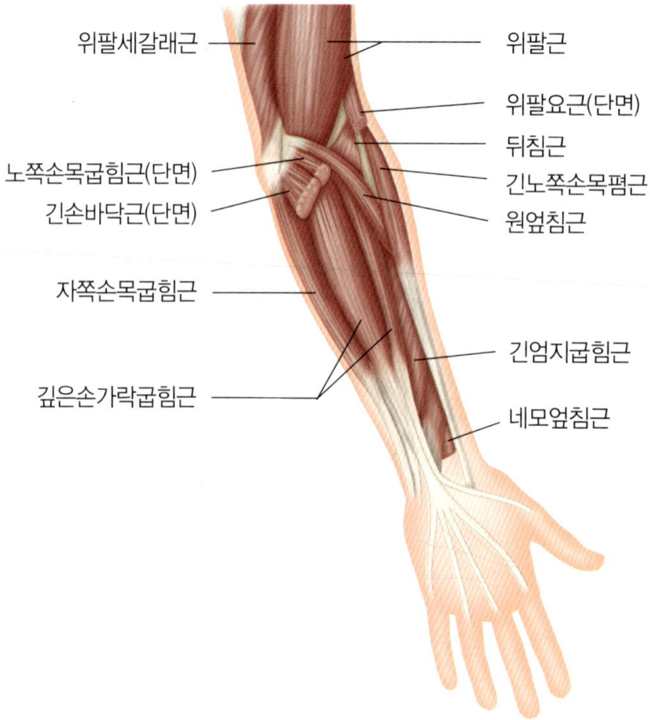

그림 6-11 팔의 깊은 근육(앞면)[deep muscles of the arm(anterior view)]

노자관절 운동(The Radio-Ulnar Joint Exercise)

손의 무게와 아령은 이 관절을 발달시키는데 유용하다. 팔꿈치를 구부리는 동안 팔꿈치는 굽힘을 함에 따라 뒤침되고 펴는 동안 팔꿈치는 엎침된다. 도드래를 하는 동안에도 이러한 동작들이 나타나고 필라테스 100에서 통합된다.

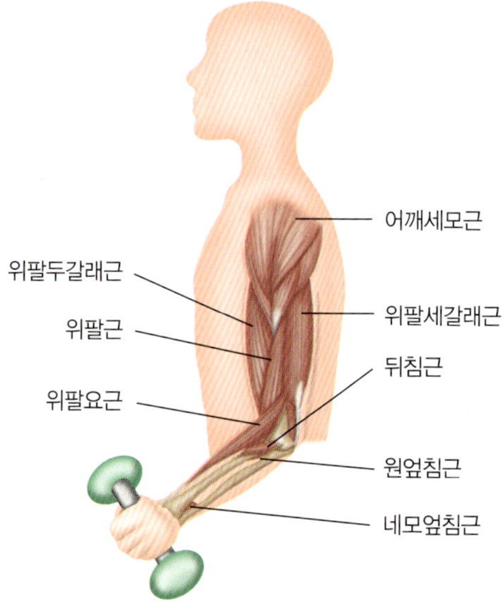

그림 6-12 팔꿈치 관절을 강화시키기 위한 아령을 통한 위팔두갈래근 운동

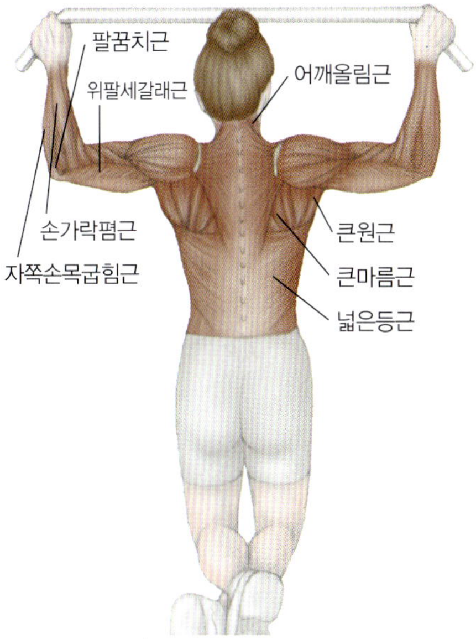

막대기나 덤벨을 잡는 동작은 손가락이 서로 마주보는 엎침동작을 나타낸다. 수직으로 배를 젓는 동작의 운동은 이러한 자세를 위한 운동이다. 엎침된 자세에서 막대를 잡는다면 신체를 올리는 동작으로 Pull-up이라 한다.

아래를 붙잡는 손동작은 뒤침된 자세로 손가락이 서로 바깥을 보는 것이다. 이 동작은 턱걸이 동작에서 일어나며 위팔두갈래근은 윗방향으로는 단축적으로 수축하고 아래방향으로는 신장적으로 수축한다(그림 6.4 참조).

그림 6-13 풀업(pull-ups)

기법(Technique)

최소한 어깨 너비로 벌려 손바닥으로 높은 봉을 잡고 몸을 들어올렸다 내렸다 한다.
반복적인 동작과 횟수는 과부하로 작용하며 근육을 강화시켜 준다.

요가에서 대부분의 자세는 엎침된 자세이다. 팔의 균형은 사실상 손목에 좀 더 영향을 준다. *Warrior II* 자세는 항상 뒤침과 엎침을 하는 자세운동이다.

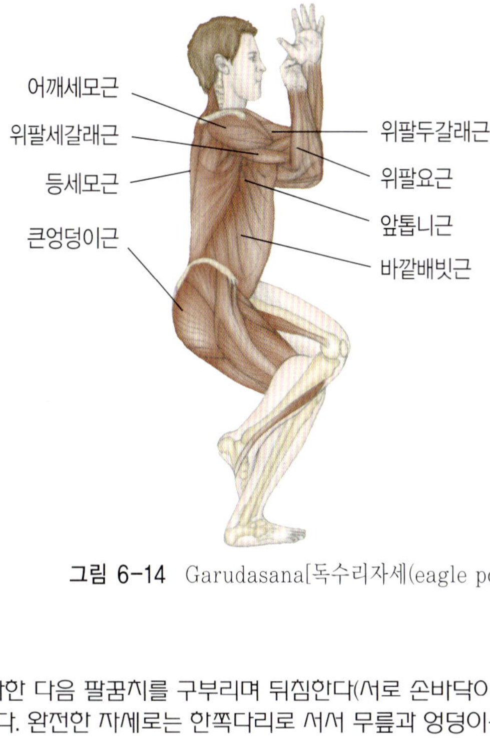

그림 6-14 Garudasana[독수리자세(eagle pose)]

기법(Technique)

오른팔과 왼팔을 교차한 다음 팔꿈치를 구부리며 뒤침한다(서로 손바닥이 마주보도록한다). 신장하면서 유지한다; 다른 쪽도 반복한다. 완전한 자세로는 한쪽다리로 서서 무릎과 엉덩이를 굽혀 반대편 다리를 감싼다. 아래팔은 쉽게 엎침될 것이며 뒤침 동작을 더하는 것은 자세를 더 어렵게 하며 asana운동을 더 완벽하게 한다.

팔꿈치와 노자관절의 신화를 풀다.
(Myths of the Elbow and Radio-ulnar Joints Dispelled)

팔꿈치 관절은 돌림하지 않는다.

팔꿈치 관절은 경첩관절로서 굽힘과 폄동작만을 하고 시상면에서 일어난다. 주로 위팔뼈와 자뼈의 관절점에서 일어난다. 수평면 또는 가로면에서 일어나는 돌림동작은 팔꿈치 아래에 있는 노자관절의 분리로 발생한다. 아래팔의 돌림은 팔꿈치가 아닌 노뼈와 자뼈가 교차하면서 생기는 동작이다. 이는 손을 위 아래로 돌리는 동작인 것이다.

테니스 엘보 또는 골프 엘보 질환은 단지 운동으로부터 오는 것이 아니다.

두 가지 질환(테니스 엘보 & 골퍼 엘보)은 팔꿈치관절이 과도하게 사용되면서 오는 손상이다. 골퍼 엘보는 팔꿈치의 안쪽에 위팔뼈의 안쪽위관절융기에서 시작되는 굽힘근들과 관련이 있다. 테니스 엘보는 유사한 질환으로 위팔뼈의 가쪽위관절융기, 팔꿈치의 바깥쪽에서 시작되는 폄근들에서 발생한다. 이 두 질환 모두 힘줄염으로 과도한 정원관리와 집안청소와 같은 활동에서 발생하게 된다. 지속적인 반복은 이러한 손상을 가져오게 된다.

팔꿈치뼈의 각도는 직선이 아니다.

두 손바닥이 위로 향하면서 팔이 펴 있을 때 특이한 배열로써 '운반각(carrying angle)'이라 한다. 위팔뼈와 아래팔뼈는 완전히 배열이 같지 않다. 분명한 해부학적 자세에서 엄지손가락의 방향이 직선상으로부터 탈선한 것이다. 이 각도는 엉덩이를 치치 않고 좌 · 우로 흔드는 것이다. 쓰는 손과 쓰지 않는 손 사이에 다양하게 보인다. "기능에 따른 형상(form follows function)". 자연적인 힘은 신체자세에 영향을 줄 수 있다.

팔꿈치와 노자관절의 관련된 주요 근육들
(Main muscles involved in Movements of the Elbow and Radio–Ulnar Joint)

팔꿈치 관절

굽힘
위팔근, 위팔두갈래근; 위팔요근; 원엎침근, 긴 & 짧은 노쪽 손목폄근; 노쪽 & 자쪽 손목굽힘근; 얕은손가락굽힘근; 긴손바닥근(마지막 6개의 근육은 작용이 작은 굽힘근들이다)

폄
위팔세갈래근; 팔꿈치근, 자쪽손목폄근; 손가락폄근과 새끼폄근

노자관절

뒷침
뒤침근; 위팔두갈래근; 위팔요근; 긴엄지폄근; 폄손가락근과 긴엄지벌림근은 약하게 작용하는 근육

엎침
네모엎침근; 원엎침근; 위팔요근; 노쪽손목굽힘근; 짧은노쪽손목폄근은 약하게 작용하는 엎침근

제 7 장 손목관절과 손
(The Wrist and Hand)

손목과 손은 17개의 뼈, 많은 인대, 그리고 손가락의 섬세한 움직임을 제공하는 근육과 힘줄로 구성되어있다. 손목과 손바닥은 가까운 배열로 8개의 손목뼈로 손배뼈(scaphoid), 반달뼈(lunate), 세모뼈(triquetrum) 그리고 콩알뼈(pisiform), 노자관절을 구성하고 있는 노뼈와 자뼈의 관절로 구성된다. 손목의 주요 작용은 여기에서 일어난다. 관절융기오목관절[condyloid joint(타원관절, ellipsoid joint)]은 손목의 굽힘, 폄, 벌림 그리고 모임작용을 한다. 이러한 4가지 작용의 병합은 회전작용이다.

먼쪽줄(distal row)에 있는 몸쪽 손가락뼈들의 관절을 이루고 있는 큰마름뼈(trapezium), 알머리뼈(capitate), 작은마름뼈(trapezoid), 갈고리뼈(hamate) 다섯 개의 손목중간뼈(metacarpals)와 만난다. 각각의 손가락은 세 개의 손가락뼈를 가지고 있는 반면 엄지손가락은 두 개의 뼈를 가진다. 손목중간관절(metacarpo-phalangeal joint)은 관절융기오목관절(condyloid joint)이다.
손가락뼈사이관절(interphalangeal joints)은 경첩관절(hinge joint)로 손가락의 굽힘과 폄작용을 한다.

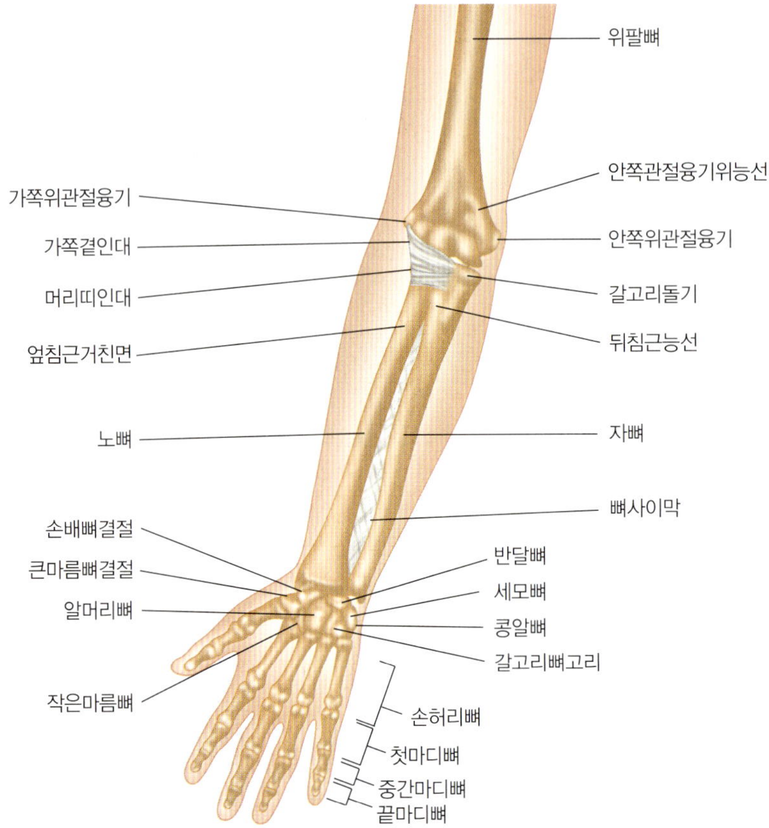

그림 7-1 오른쪽 아래팔과 손의 뼈(전면)

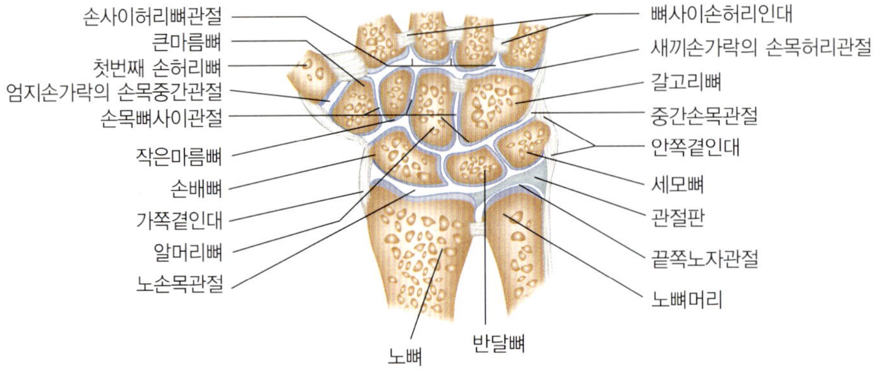

그림 7-2 손목관절(radio-carpal), 손목뼈사이관절(intercarpal), 손목중간관절(carpometacarpal) 그리고 손사이허리뼈관절(intermetacarpal joints[관상면coronal view)]

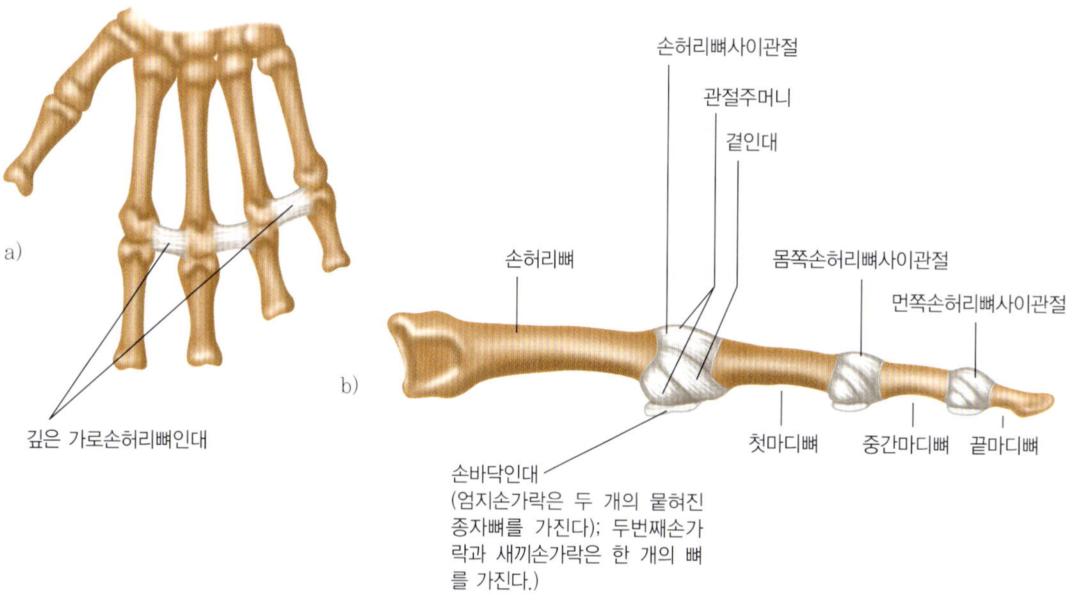

그림 7-3 손허리손가락관절(metacarpophalangeal joint)과 손가락뼈사이관절(interphalangeal joint) a) 앞면 b)중간면

인간의 손은 경이스러운 도구이다. 많은 작은 관절로 이루어져 있고 엄지손가락의 안장관절은 가장 의미가 있다. 대립작용이 일어나는 곳으로 각각의 손가락이 각각 엄지손가락과 닿는 작용이다.

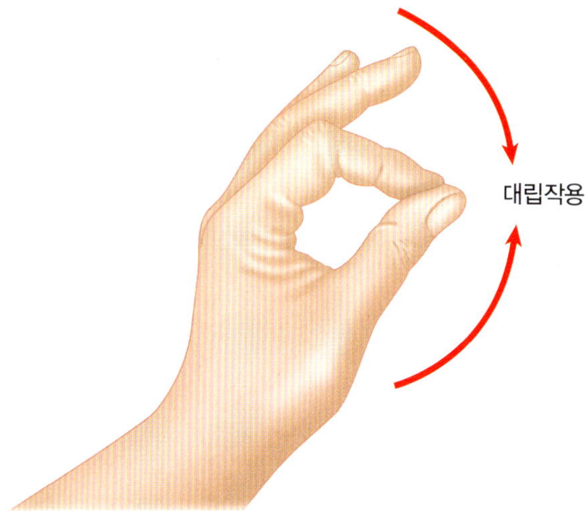

그림 7-4 대립작용(opposition)이 일어나는 곳으로 각각의 손가락이 각각 엄지손가락과 닿는 작용이다.

이 작용 없이는 사람들은 이 시대에 기술적인 발달을 가져오지 못했을 것이다. 인간 손의 특이성은 불을 만들고, 도구를 만들고, 세상을 만들도록 하였다. 대립의 작용은 다른 영장류로부터 인간을 만들었다. 이러한 작용을 하는 근육은 손바닥에 있다.

손목과 손의 인대(Ligaments of the Wrist and Hand)

많은 뼈를 지지하고 있는 손목과 손의 인대들은 무수히 많다. 주요한 인대들은 다음과 같다:

1. 굽힘근 지지띠(flexor retinaculum)는 손의 바닥면에서 손가락을 수평으로 가로지르는 넓은 인대이다. 손가락을 고정하고 있는 손배뼈(scaphoid)와 큰마름뼈(trapezium)를 갈고리뼈(hamate)와 콩알뼈(pisiform)에 연결하고 있다. 이 인대는 수근관(carpal tunnel)이라고 불리는 좁은 공간을 형성하고 있고 손의 많은 굽힘근의 힘줄들이 지나간다.
2. 폄근지지띠(extensor retinaculum)는 자뼈(ulna), 세모뼈(triquetrum), 콩알뼈(pisiform)를 지나 노뼈(radius에 있는 뒤쪽(posterior) 또는 등쪽 인대(dorsal ligament)이다.
3. 손가락뼈사이 인대(interosseous carpal ligaments)는 손배뼈(scaphoid)와 세모뼈(triquetrum)를 반달뼈(lunate)와 연결시켜주며 손목관절강(wrist joint cavity)의 고정을 돕는다.
4. 손가락뼈사이인대(interosseous metacarpal ligament)와 손가락뼈가로사이인대(interosseous transverse metacarpal ligament)는 손가락뼈사이인대(intermetacarpal ligament)로서 손바닥의 구조를 지지한다.
5. 손가락 옆쪽에 있는 안쪽곁인대(medial collateral ligament)와 가쪽곁인대(lateral collateral ligament)는 안쪽면에 5번째 손가락에 자뼈(ulna)를 부착하고 있고 바깥쪽에 엄지손가락을 노뼈(radius)에 부착하여 손을 지지해준다.
6. 손바닥인대(palmar ligament)는 손바닥에서 손허리뼈사이관절(mtacarpophalangeal joint)을 강화시켜주는 섬유연골조직의 짙은띠(dense band of fibrous-cartilaginous)이다.

손바닥널힘줄(palmar aponeurosis)이라 불리는 중요한 연결조직으로 굽힘근지지띠(flexor retinaculum)에서 네 손가락으로 뻗어있고 손바닥의 피부에 부착되어있다. 이는 힘줄이 구분되어져 있도록 도와주는 것이다.

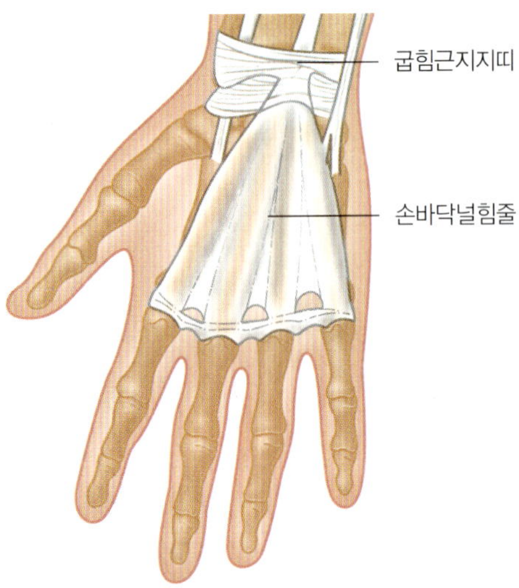

그림 7-5 손목/손인대, 굽힘근 지지띠, 그리고 결합조직, 손바닥건막의 예

손목의 근육(Muscles of the Wrist)

손목의 주동근은 복잡하게 보이지만 명확하고 쉽게 만들었다:

- 근육이 손목을 굽혀주면 굽힘근이라는 이름을 근육에 사용한다.
- 벌려주면 '노쪽의(radialis)' 를 포함하고 있는데 노뼈(엄지손가락) 쪽을 의미한다.
- 근육이 손목을 펴주면 폄근이라는 이름을 근육에 사용한다.
- 모으면(해부학적 자세로부터 인체 쪽으로 안쪽 움직임을 나타낸다) '자뼈의(ulnaris)' 또는 '새끼손가락 쪽(toward the pinky side)' 으로 사용된다.
- 엄지손가락에서 작용하는 근육들은 '엄지손가락의(pollicis)' 로 나타내어진다.

따라서 다름과 같은 근육들은 그들이 만들어내는 관절작용에 따라서 이름이 붙여졌다:

노쪽손목굽힘근(flexor carpi radilais)(굽힘과 벌림); **자쪽손목굽힘근**(flexor carpi ulanris)(굽힘과 모음); **긴노쪽손목폄근**(extensor carpi radialis longus)(폄과 벌림); **짧은노쪽손목폄근**(extensor carpi ulnaris brevis) (폄과 모음). 손목굽힘근은 앞쪽에 위치하며 폄근은 뒤쪽에 위치한다(그림 6.2 & 6.11).

손목과 손의 손상/질환(Injuries/conditions of the Wrist and Hand)

손의 섬세한 운동 기술은 잡고, 쥐고, 쓰고, 만지도록 하는 것으로 짧게 말하면 연락을 주고 받는 것이다. 근육은 상체에 운동과 감각 기능을 공급하는 척추신경군(목뼈신경 5–8 번째와 등뼈신경)인 **팔신경얼기**(brachial plexus)에 의해 공급되어진다. 자신경(ulnar), 노신경(radial) 그리고 정중신경(median nerve)은 팔신경얼기(brachial plexus)로부터 나오며 손목과 손의 근육을 지배하고 있다. 이는 두 가지 질환 때문에 매우 중요하다; **손목굴증후군**(carpal tunnel syndrome)과 **손가락의 무감각**(numbness in fingers)이다.

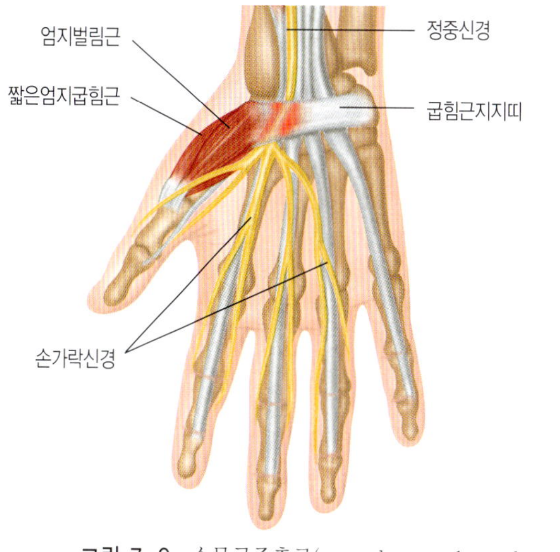

그림 7-6 손목굴증후군(carpal tunnel syndrome)

정중신경은 손목관절의 손목뼈를 통과한다. 이 부위는 신경과 굽힘근힘줄을 공유한다. 이 손목굴의 압박은 힘줄에 염증이 있을 때 증가되고 정중신경의 정상기능을 방해한다. **손목굴증후군**이라 알려진 이 질환은 타이핑하고 청소와 같은 일상생활에서 손목관절의 과도한 사용으로 인한 만성질환 통증이다.

수술은 손상으로 인한 통증을 경감해준다. 불행하게도 수술을 많이 하고 있다. 이런 새로운 운동기술은 혈관수술을 하는 전문가들에 의해 발달되었고 통증을 완화시켜준다. 물리치료사는 완전한 관절 운동대신에 미끄러지려하는 손가락뼈가 있는 부위에 많은 움직임을 주지않고 신장운동과 근력강화를 하여 도와준다.

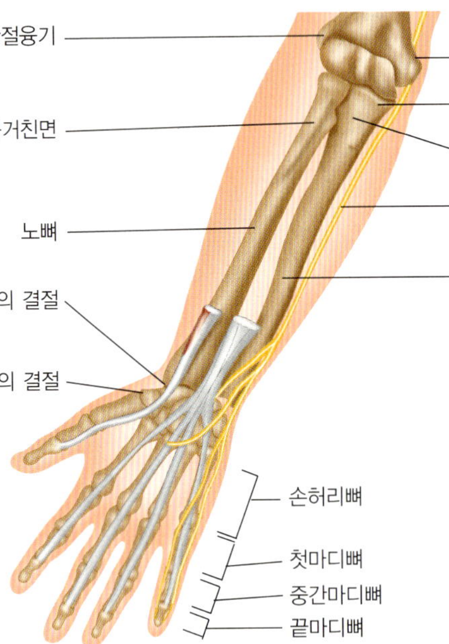

그림 7-7 자신경손목굴 증후군(전면)(ulnar tunnel syndrome(anterior view))

유사한 질환으로 **자뼈손목굴 증후군**(ulnar tunnel syndrome)은 손에 감각손실(loss of sensation)과 근육약화(muscle weakness)로 인한 통증을 가져온다. 자신경(ulnar nerve)은 위팔뼈의 안쪽을 지나가며 손의 끝쪽 밑에 있고 손바닥과 새끼손가락과 네번째 손가락을 지배하고 있다.

기법(Technique)

예방이 중요하다. 손목이 젖혀지면서 손목의 굽힘근들은 신장을 하게 되며 손허리뼈 주위는 간격이 생긴다(open up). 무릎을 구부려 서거나 앉아서 정면을 보고 손바닥을 바닥에 놓는다. 또한 손바닥을 벽에 대고 서도 된다. 이러한 신장운동은 염증이 생기기 전에 이루어져야 한다.

몇 시간 동안 피아노를 치거나 컴퓨터 작업을 하는 것은 손목과 손에 스트레스를 줄 수 있다. 이 스트레스를 도와줄 수 있는 몇 가지 다른 양상이 있다. 드럼을 하는 동안 손은 다른 방법으로 손을 운동시키는 좋은 운동이 된다. 요가는 손의 균형을 도와줄 수 있는 몇 가지 운동이 있다. *아래로 보는 개자세*와 **물구나무서기**(*handstand*)는 효과적인 손목 강화운동으로 바르게 해야만 한다. 손목이 젖혀지면 손가락들도 펴진다; 손등에 웨이트가 없더라고 단축과 통증을 가져올 수 있다. 손바닥에 압박을 덜기 위해 특히 엄지손가락과 집게손가락에 더해진다.

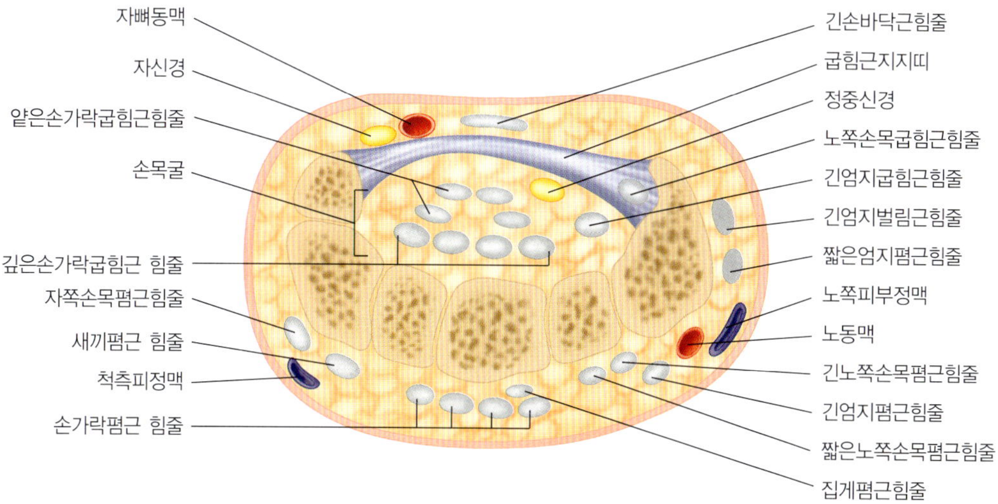

그림 7-8 손목의 단면(cross-section of wrist)

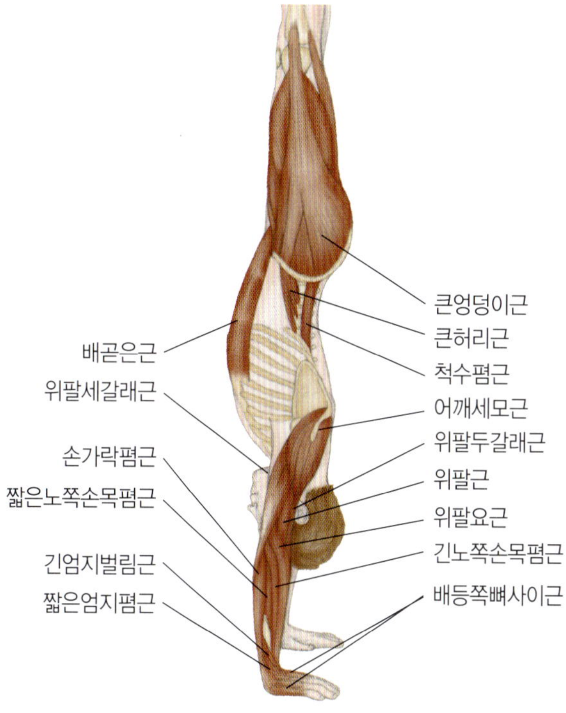

그림 7-9 Adho mukha vrksasana(물구나무서기, handstand)

손가락의 무감각은 척추의 목뼈와 등뼈부위로부터 나오는 팔신경얼기(brachial plexus)가 신경을 누르고 있는 것과 관계가 있다. 신경은 외상, 단축 또는 경련성의 근육, 뼈의 비정렬 또는 판이 눌린 것(뼈 자체에 문제가 아니라 척추뼈사이에 연골) 등에 의해 영향을 받는다. 올바른 자세와 운동은 눌린 신경을 덜하게 해주며 3장에서 알아보았다. 예방은 자세이다.

손목과 손의 신장운동(Wrist and Hand Stretching Exercises)

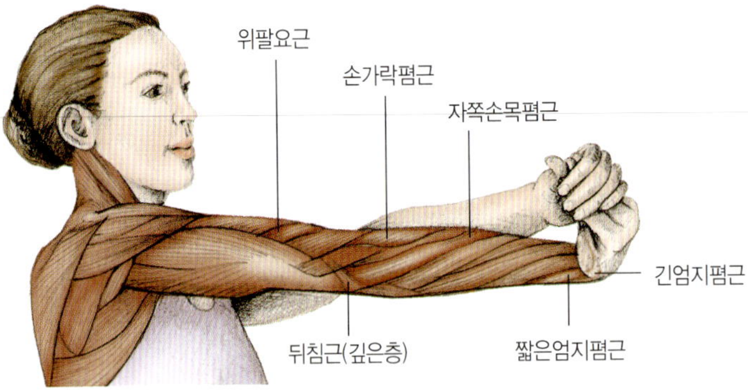

그림 7-10 손목을 돌려서 신장하기(turning wrist stretch)

기법(Technique)

한쪽 팔을 앞으로 바닥과 평행하게 쭉 뻗는다. 손목을 아래와 바깥쪽으로 돌리고 다른 한 손은 위로 돌려 다른 한 손 위에 올려놓는다.

팔신경얼기를 위한 신장운동
(Stretches for Brachial Plexus)

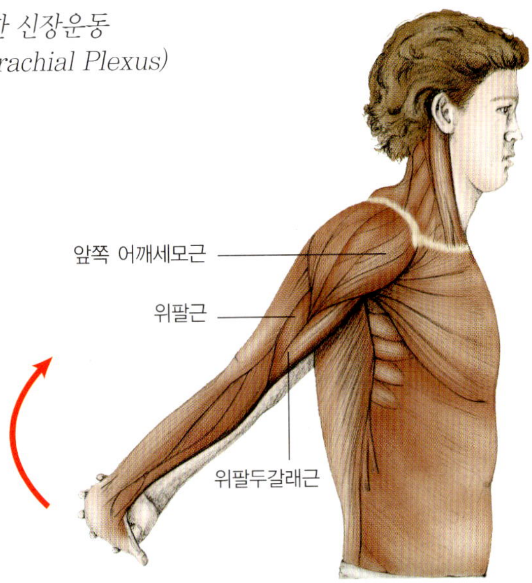

그림 7-11 등뒤로 손을 하고 가슴을 신장하기(behind the back chest stretch)

기법(Technique)

손은 깍지를 끼고 등 뒤로 하고 등 뒤로 쭉 팔을 뻗는다. 뒤로 원을 그린다(회전, circumduction).

기법(Technique)

머리에서 떨어져 신장하는 동안 관절가동범위만큼 팔을 움직인다.

손목과 손의 신화를 풀다
(Myths of the Wrist and Hand Dispelled)

손목과 손가락은 돌려지지 않는다.

보기에는 돌려지는 것 같으나 돌림작용(rotate)이 일어나는 것이 아니라, 회전하는 것(circi-umduction)이다. 이는 관상관절에서 일어나며 굽힘, 폄, 벌림과 모음작용의 병합이다. 손에서 아래팔에 회전하는 것 같은 움직임의 양상은 손목관절과 손에서 일어나는 것이 아니라 노자관절(radio-ulnar joint)에서 뒤침(supination)과 엎침(pronation)으로 인한 것이다.

손목과 손은 복잡하고 손상되기 쉽다.

손목과 손은 해부학적 설계에 있어서 주목할만하다. 이 설계는 다른 어떤 것보다 인간에게 있어서 으뜸인 설계이다. 손상에 민감한 부분이다. 누군가 넘어졌을 때 신체를 받치기 위해서 손이 다치는 경우가 있다. 이는 자연적으로 신경근육의 반응 그리고 삐거나 변형이 있거나 골절을 이끌 수 있다. 운동으로 손목과 손근육을 강화해야 하고 모든 훈련에 포함되어야 한다.

수근골부위는 안정적일리 없다.

8 개의 손목뼈는 미끄러질 수 있는 것으로 손바닥을 사용함에 따라 조금 '준다'라 는 의미를 가진다. 컴퓨터를 다루는 사람들뿐만 아니라 좀 더 발전한 운동선수들은 많은 운동에서 그 부위에 손상이 증가되는 경험을 한다. 많은 연구에서 어떻게 손상을 예방하는가가 필요하다고 말하고 있다. 정중신경을 지나가는 관은 매우 좁아 조직을 자극할 수 있고 손목을 굽혔을 때 대부분 과도하게 사용된다. 손은 독특하므로 잘 관리해야만 한다.

손목, 손, 손가락과 엄지손가락의 움직임에 관련한 주요 근육들
(Main Muscles Involved in movements of the Wrist, Hand, Fingers and Thumb)

노쪽손목관절과 중간손목뼈 관절(Radio-carpal and Midcarpal joints)

굽힘
노쪽손목굽힘근; 자쪽손목굽힘근; 긴손바닥근; 얕은손가락굽힘근; 깊은손가락굽힘근; 긴엄지굽힘근; 긴엄지벌림근; 짧은엄지폄근

폄
짧은노쪽손목폄근; 긴노쪽손목폄근; 자쪽손목폄근; 손가락폄근; 집게폄근; 긴엄지폄근; 새끼폄근

벌림
짧은노쪽손목폄근; 긴노쪽손목폄근; 노쪽손목굽힘근; 긴엄지벌림근; 긴엄지폄근; 짧은엄지폄근

모임
자쪽손목굽힘근; 자쪽손목폄근

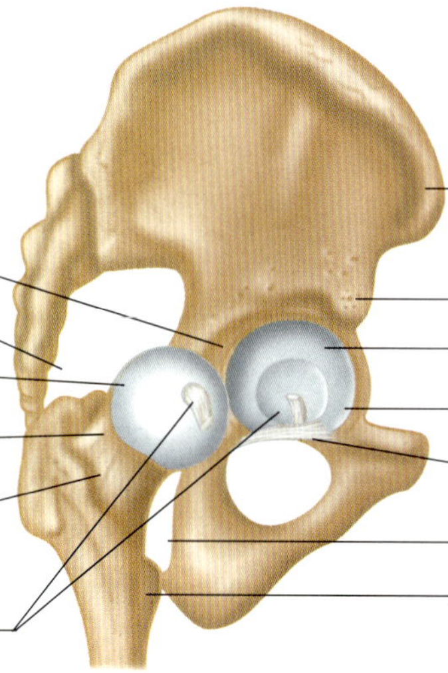

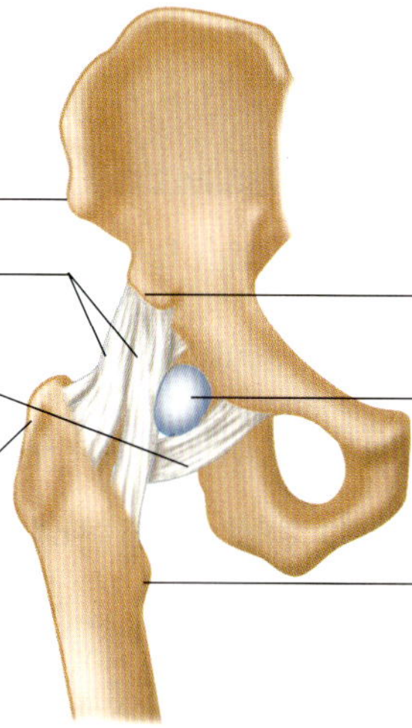

그림 8-1 엉덩이 관절(hip joint), 오른쪽 다리(right leg) a) 바깥면(lateral view) b) 앞쪽면(anterior view)

앞쪽 엉덩이(굽힘근) 근육(Anterior hip(flexor) Muscles)

굽힘의 주동근(Primary movers of flexion): **넙다리곧은근**(rectus femoris), **넙다리빗근**(sartorius), 엉덩허리근(iliopsoas)

넙다리곧은근(rectus femoris)은 허벅지의 가장 표면에 있는 근육이다. 넙다리네갈래근(quadriceps)의 하나로서 무릎을 편다. 두 개의 관절에서 작용하기 때문에 **양측관절**(biarticulate)이라 한다. 엉덩이 관절에서 하나의 작용을 하는 근육으로 큰 근육이다. 근육이 짧아지거나 단축되면 골반이 앞으로 기울게 된다. 약해진 배근육 또한 자세에 영향을 끼치게 된다. 엉덩이와 무릎관절에서 작용하기 때문에 힘있게 작용하는 근육이다.

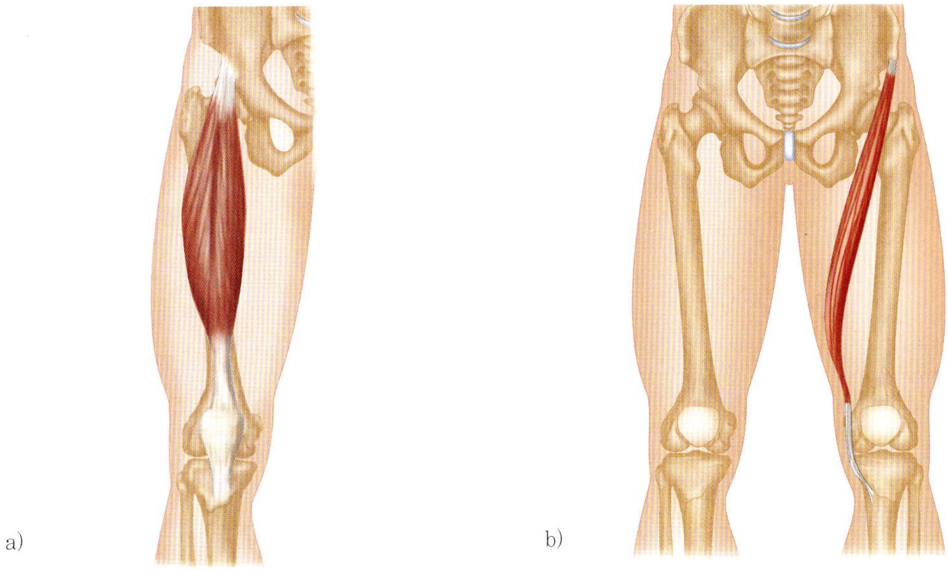

그림 8-2 a) 넙다리곧은근 b) 넙다리빗근

넙다리빗근(Sartorius)은 인체에서 가장 긴 근육으로 골반의 가쪽 또는 바깥면에서 엉덩이 관절을 지나가며 안쪽으로 무릎을 비스듬하게 내려준다. 엉덩이 관절이 굽힘을 했을 때 바깥쪽 돌림근이 된다. 골반이 앞으로 기울었을 때 넙다리곧은근과 유사하게 수축한다. 배근육은 이러한 동작과 상호작용을 한다. 넙다리빗근은 특히 엉덩이 관절을 가쪽 돌림하고 무릎을 펴주므로 축구에서 공을 찰 때와 발레 동작인 바트망(battements) 시, 특히 작용하는 근육이다.

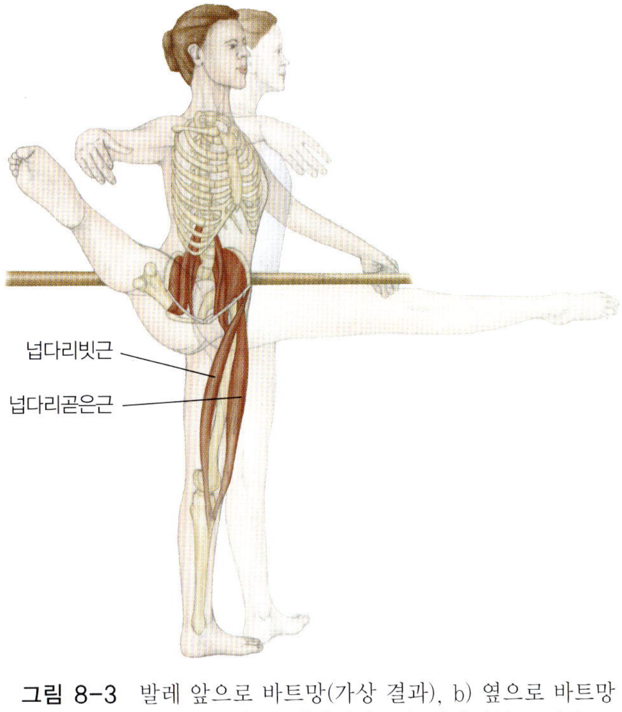

그림 8-3 발레 앞으로 바트망(가상 결과), b) 옆으로 바트망
(넙다리곧은근은 엉덩이 굽힘과 무릎 폄근육이고, 넙다리빗근은 엉덩이를 굽혀주고 바깥쪽으로 돌려준다).

엉덩허리근육(iliopsoas)은 엉덩 굽힘근 중 가장 깊은 근육이다. 이 근육들은 엉덩근(iliacus), 큰허리근(psoas major) 그리고 작은허리근(psoas minor)이 있다. 자세한 정보는 4장에서 이미 알아보았다.

처음 두 굽힘근은 단축이 되어 전방골반경사가 일어나면 허리부위에 너무 앞쪽으로 경사가 만들어진다. 이는 보통 젊은 댄서들에게 볼 수 있다. 무리하지 않도록 적당한 신장운동이 도움이 되며 좀 더 중심부위에 중점을 두어야 한다(배근육, 골반 그리고 아래쪽 척추).

엉덩허리근(iliopsoas)은 다리를 펴고 앉아있을 때 강한 수축을 한다(필라테스 롤업). 그러나 배근육은 무리가 갈 수 있는 아래등부위를 고려해 근력을 강화할 필요가 있다. 무릎을 구부린 자세에서 앉아있는 자세는 엉덩허리근이 배근육이 척추를 굽혔을 때 덜 작용하게 된다.

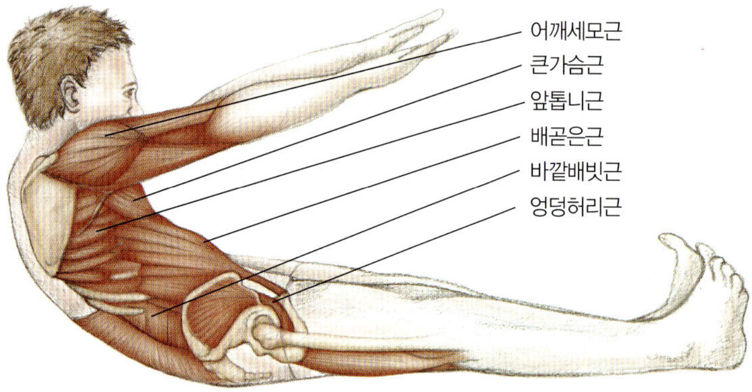

그림 8-4 필라테스 롤업(Pilates roll-up)

기법(Technique)

바로 누운 자세에서 다리를 펴고 발은 발등굽힘을 한다. 팔은 숨을 들이쉬면서 위로 올린다. 머리는 바닥에서 띄면서 천천히 등을 들어올린다. 배근육을 구부리면서 발가락을 향해 올린다. 발뒤꿈치는 바닥에 붙이고 불가능하면 무릎을 구부리거나 운동의 강도를 유지하면서 바닥에 손을 댄다.

Roll-downs 자세는 더이상 필요없는 가장 효과적인 운동자세이다. 어려워서가 아니다. 중력이 도와주므로 사실상 쉽다. 바로 앉은 자세에서 바닥에 등을 대고 눕는 동작은 배근육과 허리근이 허리부위에 신장적으로 작용하는 것이다. Roll-up과 Roll-down 자세는 이차적인 엉덩이 굽힘근으로 두덩근(pectineus), 넙다리근막긴장근(tensor fascia latae)이 있다.

엉덩이 굽힘근 근력강화운동(Hip Flexor Strengthening Exercise)

걷고, 뛰고 점핑하고 도약하고 깡충뛰고 차는 움직임은 엉덩이 굽힘근이 작용하는 것으로 **작용근**(agonists), 길항근(antagonists), 고정근(stabilizers)으로 작용한다. 이것은 움직임의 시기에 따라 다르다. **작용근**은 관절동작의 주요 근육이다. **길항근**은 주동근의 반대편에 위치한 근육으로 상호작용을 한다. **고정근**(stabilizers, *fixators*)은 다른 근육이 움직임을 하기위해 힘을 발휘하는 동안 기본 근육으로 작용한다.

모든 근골격계 근육은 주동근과 고정근이다-움직임과 어떻게 근육이 반응하느냐에 따른 인체자세에 달려있다. 골격근은 위에서 본 모든 근육이다. 근육이 어떻게 작용하는가에 따라 움직임과 인체자세에 영향을 준다.

심혈관계 재활운동기구는 시상면에서 엉덩이 관절에 큰 훈련을 가져오고 굽힘과 폄의 관절동작을 의미한다. 트레드밀(러닝머신)은 매우 좋다; 걷거나 달리는 운동은 알맞은 신발을 신고 지면이 안정적이면 더욱 좋다.

1. 바로 누운자세에서 엉덩이 폄동작(Level Ⅰ)

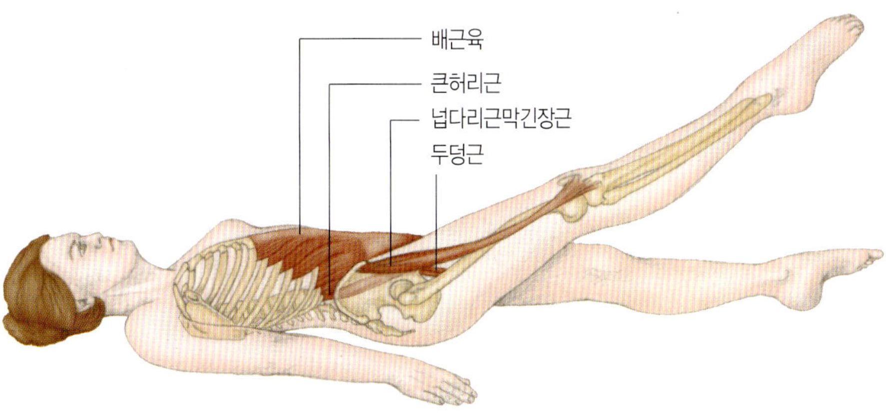

그림 8-5 바로누운자세에서 엉덩이 폄동작(level Ⅰ)

기법(Technique)

바로 누워 다리를 45° 올린다. 무릎을 구부리면 더 쉬워지며 펴면 더 어려운 동작이 된다. 배근육이 함께 작용되며 적어도 10초 동안 자세를 유지해야 한다. 좀 더 저항을 필요로하면 발목에 무게를 올린다. 다른쪽 다리도 반복한다. 동시에 양쪽 다리를 올리지마라! 허리 쪽이 너무 많이 무리를 받는 것을 보여주는 확실한 증거이다. 큰허리근은 아래등에서 시작해 넙다리뼈에까지 연결돼있기 때문에 과도한 작용이 일어날 수 있다.

발레에서 '플로워 바(floor barre)' 동작 수업은 바로 누워 한다리를 90° 또는 그 이상으로 올리는 동작을 말한다. 중력이 저항하는 동안 천천히 내린다. 8-10번 정도 반복한다. 엉덩이 돌림이 작용한다. 이는 발레 연습용 바(그림 8.3)에서 서서 행해지는 동작으로 중력으로 인해 좀 더 어렵게 느껴질 것이다.

요가자세에서 서 있는 동작은 허벅지가 엉덩이의 앞쪽에 있기 때문에 보통 등척성 수축을 하며 엉덩이 굽힘근이 작용할 것이다. 전사자세(virabhadrasanas)는 특히 좋은 자세이며 앞쪽 무릎을 발가락쪽으로 굽히고 허벅지는 평행하게 유지한다. 앞쪽 다리 굽힘근이 강화되어질 것이다.

2. 서 있는 요가 자세(Standing Yoga postures)(Level Ⅰ－Ⅲ)

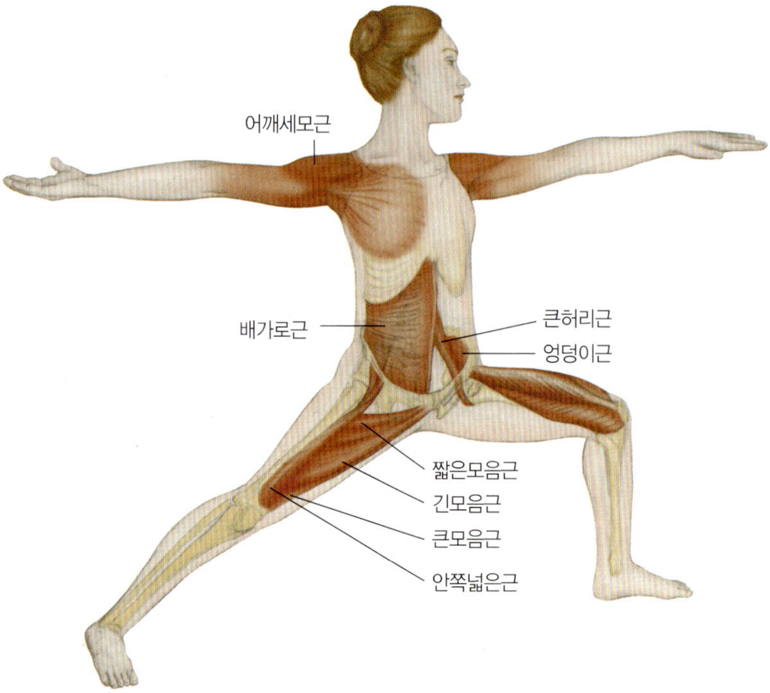

그림 8-6 Virabhadrasana Ⅱ(전사자세, warrior pose)

기법(Technique)

산 자세(tadasana, mountain pose)에서 왼쪽 발을 3-4인치 앞으로 한다. 앞에 발을 유지한 채 등을 발가락 쪽으로 향하게 한다(30-60° 정도). 무릎을 앞으로 굽히고 뒤 다리는 편 자세를 유지한다. 엉덩이는 양쪽 다리와 양팔을 벌린 자세에서 중심쪽으로 놓는다. 적어도 30초 동안 유지한다. Warrior Ⅱ, Ⅲ 또는 triangular pose는 굽힘근에 좋은 자세이다.

쪼그리고 앉은 자세에서 주의할 점(A note about Squats)

쪼그리고 앉은 자세는 가장 인기가 있는 운동이다. 많은 학생들은 이 자세가 엉덩이 굽힘근을 작용시킨다고 확신하고 있다. 단지 이 자세에서 작용하는 엉덩이 굽힘근은 넙다리곧은근으로 이는 넙다리네갈래근이 무릎을 펴기 때문이다. 이 자세의 가장 중요한 부분은 앉은 자세로부터 중력과 체중을 이용해 몸을 들어올리는 것을 명심하라. 무릎은 펴지고(넙다리네갈래근) 엉덩이는 단축적 수축으로 펴진다(큰엉덩이근과 뒤넙다리근육). 이 자세에서 내려올 때는 같은 근육이 신장적으로 수축을 하고 바닥에 넘어지는 것을 막기 위해 신체를 유지해준다. 따라서 엉덩이 굽힘근은 쪼그리고 앉은 자세운동의 주요 근육은 아니다.

필라테스에서 주의할 점(A note about pilates)

필라테스에서 매트 운동은 많은 엉덩이 굽힘과 관련이 있다. 많은 운동들이 앉은 자세에서 또는 누운 자세에서 행해진다. 배근육이 엉덩이 굽힘근을 당기고 넙다리뼈의 무게와 상호작용하는것은 문제가 아니다.

필라테스에서 엉덩이 굽힘 자세를 없애는 것은 다음과 같은 엎드린 자세에서 행해진다:

1. Swan prep
2. Swan dive
3. Single/double leg kicks
4. Swim

필라테스 시작은 엉덩이의 앞쪽을 'open up'하여 엉덩이 굽힘근을 위해 좀 더 신장하도록 하고있다. 어떤 학생은 고정근으로서 배근육의 올바른 사용개념을 잡고 있어 엉덩이 굽힘작용이 문제가 아니다라고 생각한다.

앉은 자세는 엉덩이 굽힘이 작용하는 자세이다. 너무 많이 앉아 있으면 단축으로 인해 엉덩이 굽힘근의 신장운동을 해야만 할 것이다.

엉덩이 굽힘근 신장 운동(Hip flexor Stretching Exercises)

배근육을 신장시키는 어떤 운동은 엉덩이 굽힘근을 같이 신장한다.

1. 다리자세(Seta Bandha)(교각자세, Bridge) (Level Ⅰ)

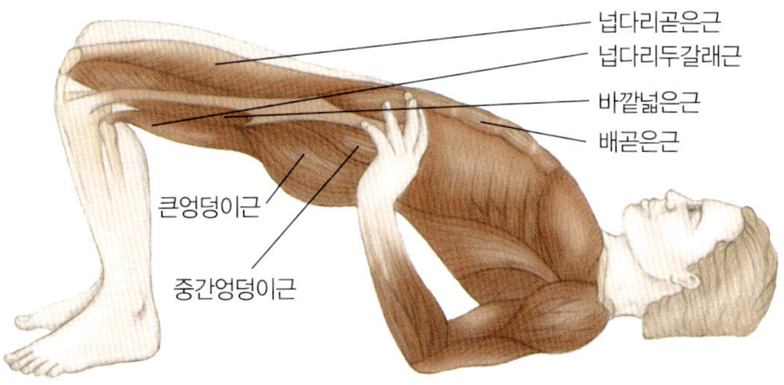

그림 8-7 다리자세(Setu bandha)(교각자세)(level Ⅰ)(넙다리빗근과 엉덩허리근은 보이지 않음.)

기법(Technique)

등을 대고 누워 무릎을 굽힌다. 손은 꼬리뼈 밑에 양쪽에 놓는다. 발은 바닥에 놓고 6-8인치 정도 벌린다. 엉덩이를 바닥에서 들어올리고 위를 향해 밀며 들어 올린다. 어깨와 발에 체중을 싣는다. 1분 정도 유지하고 깊게 호흡한다. 숨을 내쉴 때, 등을 내려준다.

2. 뒤로 다리 들기(Posterior leg Lifts) (Level Ⅰ)

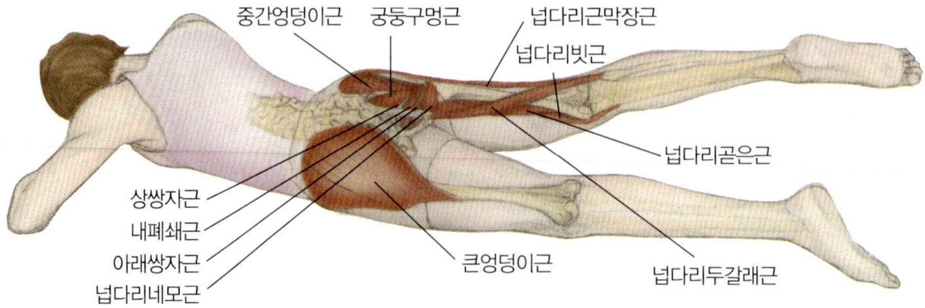

그림 8-8 뒤로 다리 들기(posterior leg lifts)(level Ⅰ)

기법(Technique)

엎드린 자세에서 이마에 손을 댄다. 오른다리는 바닥에서 약간 들어 올리고 오른쪽 엉덩이는 바닥에 붙이고 있는다. 엉덩이 관절에서 다리를 편다. 발은 위를 향해 올리고 무릎을 구부리면 신장이 된다. 무릎에 문제가 없다면 발목을 유지한다.

3. 런지자세(Lunges)(Level Ⅱ)

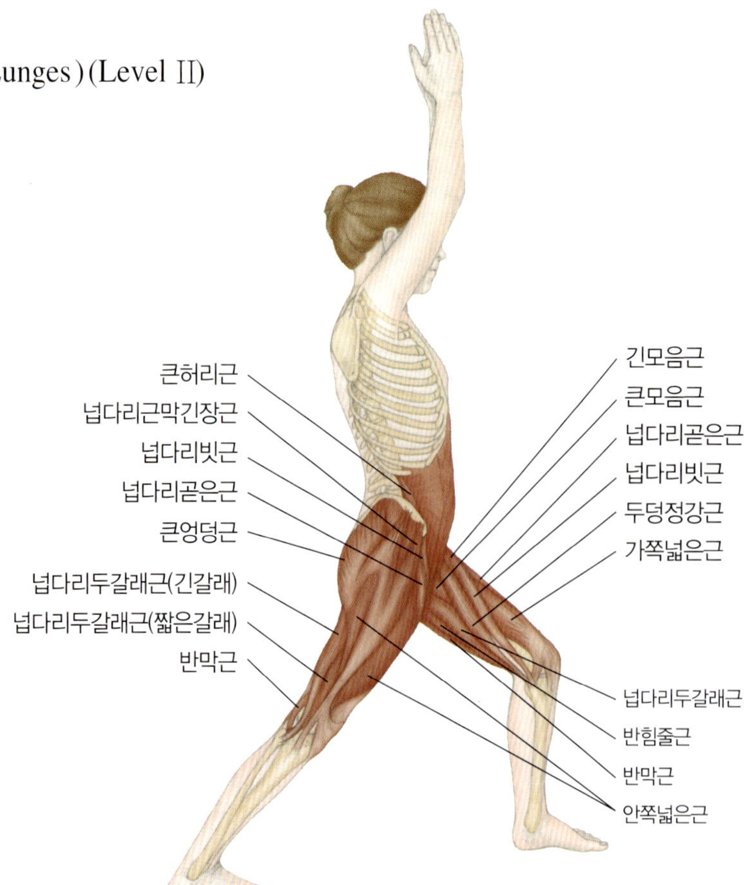

그림 8-9 요가 I(전사자세, warrior pose). 런지자세에서 같은 방법으로 자세를 취한다. 달리기선수들의 신장운동은 아래와 같은 기술이다.

기법(Technique)

왼쪽 발을 앞으로, 오른쪽 발은 뒤로 하고 선다. 무릎을 앞으로 구부린다. 가능한 바닥과 평행할 때까지 오른쪽 다리는 쭉펴고 뒤로 한다. 발은 위를 향하게 하고 발가락보다 무릎을 앞으로 내밀지 말아야 한다. 척추는 펴고 손은 허벅지 앞에 놓고 올린다. **엉덩이 굽힘근은 앞쪽 다리를 강화시켜주고 뒤쪽 다리근육을 신장해준다.** 30초 동안 유지하며 다른쪽도 반복한다. 요가(**전사자세** Ⅰ, Ⅱ, Ⅲ)에서 Warrior 자세와 유사하다.

4. Ustrasana(낙타자세, Camel pose)(Level Ⅱ – Ⅲ)

기법(Technique)

가슴과 어깨를 펴고 등을 구부린다. 이 자세는 엉덩이 굽힘근과 배근육을 신장한다. 서로 평행선에서 발과 무릎을 놓고 상체는 완전히 펴고 손은 엉덩이 또는 꼬리뼈 주위에 놓는다. 등은 아치를 만들고 등뼈 주위를 구부리고, 머리는 펴고 복장뼈를 들어올린다. 어깨뼈는 함께 움직여야 하고 배근육을 들어 올리는 동안 척추는 아래로 향하게 한다.

5. 필라테스 스완 다이브(The Pilates Swan Dive)(Level Ⅲ)

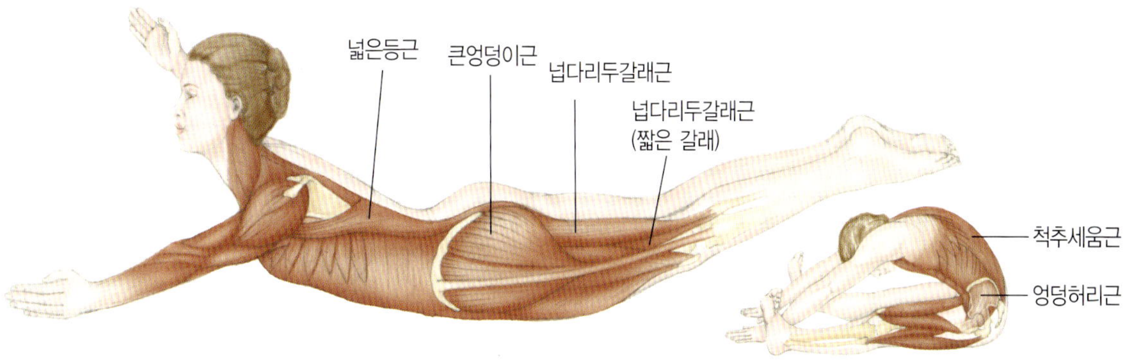

그림 8-10 필라테스 스완 다이브(level Ⅲ), 그 다음 뒤로 앞으로 신장한다.

기법(Technique)

발뒤꿈치는 함께 놓고 엎드려 눕는다. 이 운동을 위해서는 매우 강한 등근육이 되야만 한다.
나중에 등과 엉덩이 근육을 신장한다.

가쪽 엉덩이(벌림근) 근육[Lateral Hip(Abductor) Muscles]

벌림작용의 주동근: 넙다리근막긴장근(tensor fascia latae), 중간엉덩이근(gluteus medius), 작은엉덩이근(gluteus minimus)

넙다리근막긴장근은 엉덩이 능선(iliac crest)에서 엉덩정강이띠(ilio-tibial band, ITB)까지 엉덩이관절을 지나며 허벅지 바깥쪽에 위치한 근육이다. 이 띠(band) 또는 지대(tract)는 두 근육 큰엉덩이근과 넙다리근막긴장근의 결합이다. 정강이뼈(tibia)에 무릎 바깥쪽을 지나 펴주며 서 있거나 걸을 때 엉덩이와 무릎을 고정시키는데 중요한 역할을 한다.

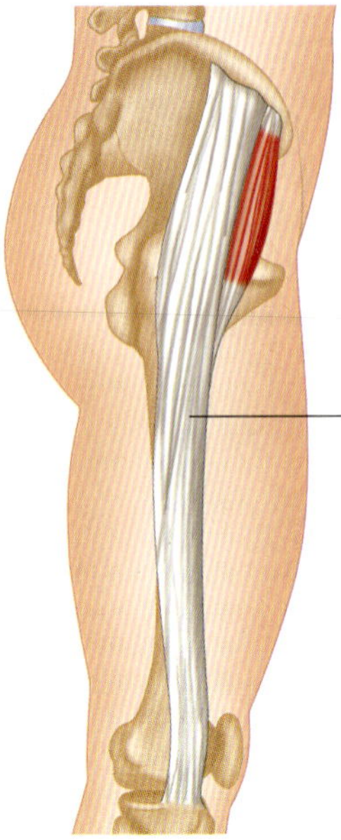

넙다리근막긴장근의 주요 작용은 엉덩이 관절의 벌림작용이다. 허벅지가 굽혀있거나 안쪽으로 돌려져 있을 때 다소 작용하기도 한다.
엉덩이가 바깥돌림할 때는 거의 작용하지 않는다. 넙다리근막긴장근이 위치한 'saddle bag' 에 대해 불평을 하는 사람들은 그것을 조절해준다.

그림 8-11 넙다리근막긴장근(tensor fascia latae)

중간엉덩이근은 큰엉덩이근 아래 위치하며 골반의 엉덩이 능선을 향해 부착되어있고 위쪽에 작은 부분을 차지하고 있다. 뒤쪽에 높은 '엉덩이(high hips)' 를 가진 사람들은 중간엉덩이근이 잘 발달한 것이다. 맨 위부분에서 쉽게 보여진다. 엉덩넙다리관절을 가로지르는 중간엉덩이근은 넙다리뼈의 큰 돌기 먼쪽에 부착되어 있으며 엉덩이 관절에서 작용한다.

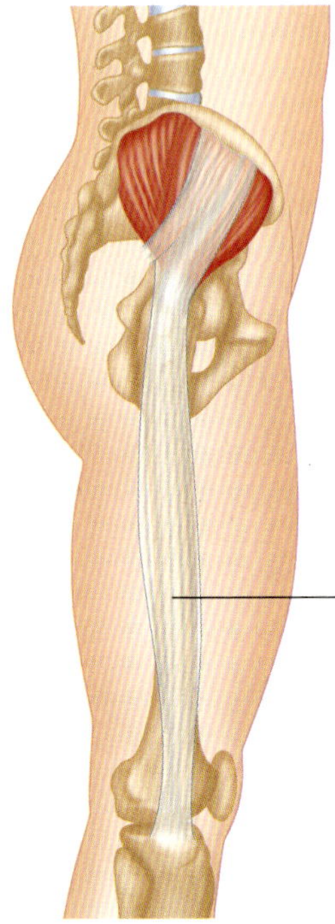

보통 엉덩이근육은 완전한 **협동근**(complete synergists)으로 함께 작용한다. 다른 두 엉덩이근과 관련해 큰엉덩이근은 항상 그렇지는 않다. 앞쪽 중간엉덩이근은 큰엉덩이근이 할 수 없는 두 가지 주요한 엉덩이 작용을 한다; 벌림(abduction)과 안쪽 돌림(medial rotation)(단지 큰엉덩이근의 앞쪽 위쪽섬유들이 벌리고 최소작용을 한다). 엉덩이 벌림작용은 시상면에서 다리가 바깥쪽으로 움직이는 것으로 허벅지가 인체에서 멀어지는 작용이다.

그림 8-12 중간엉덩이근과 엉덩정강이 띠(ITB)(gluteus medius and iliotibial band)

안쪽 또는 내쪽 돌림은 넙다리뼈의 머리가 인체를 향해 도는 것이다. 발이 '안장다리'라면 엉덩이는 항상 안쪽으로 돌려져 있다. 중간엉덩이근의 앞쪽 또는 전면 섬유들은 안쪽으로 돌려준다. 뒤쪽 근섬유들은 다리를 벌림에 따라 바깥쪽으로 돌려주고 큰엉덩이근의 앞쪽, 위쪽 근섬유들과 좀 더 협력하게 된다. 근육은 복잡하다.

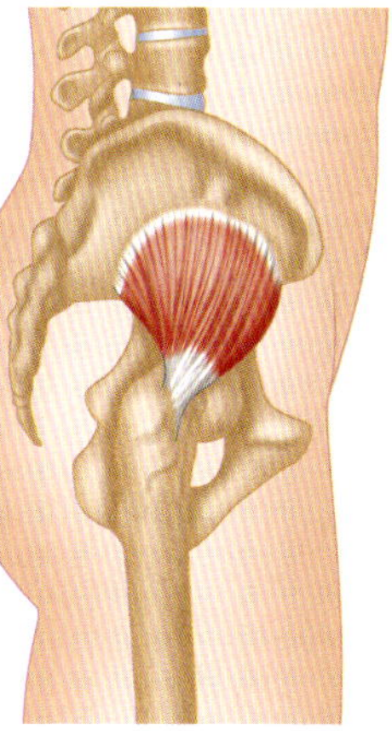

가장 깊이 있는 **작은 엉덩이근**은 가장 작다. 넙다리근막긴장근뿐만 아니라, 중간엉덩이근의 앞쪽 부분에 협력작용한다. 이는 엉덩이가 벌려져 있거나 안쪽으로 돌려져 있는 것을 의미한다. 굽힘을 도와주나 약하게 작용한다. 모든 벌림 운동은 작은엉덩이근을 위한 운동이다.

그림 8-13 작은엉덩이근(Gluteus minimus)

골반이 앞으로 기울게 되고 넙다리뼈가 굽힘을 하면 작은엉덩이근은 작용한다.
작은엉덩이근은 골반 이동성의 모든 단계에서 작용한다.

엉덩이 벌림근 근력강화 운동(Hip Abductor Strengthening Exercises)

1. 앉아서 벌림(Sitting Abduction) (Level Ⅰ)

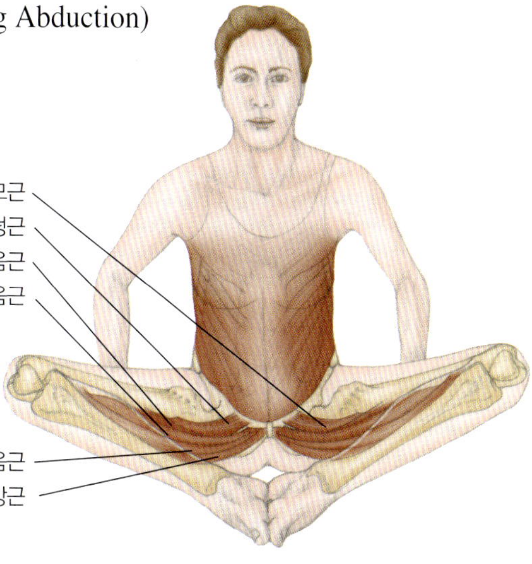

그림 8-14 앉아서 벌림(sitting abduction)

기법(Technique)

등을 바로 펴고 앉은자세에서 손은 허벅지 위에 올려놓는다. 손은 허벅지를 바깥쪽으로 누른다. 10초를 유지하며 반복한다. 벌림근은 허벅지의 뒷부분에 있는 근육으로 손의 저항을 향해 작용하며 모음근은 신장한다.

2. 필라테스 사이드 서클 위드 로테이션(Pilates Side Circle With Rotation)(Level Ⅰ)

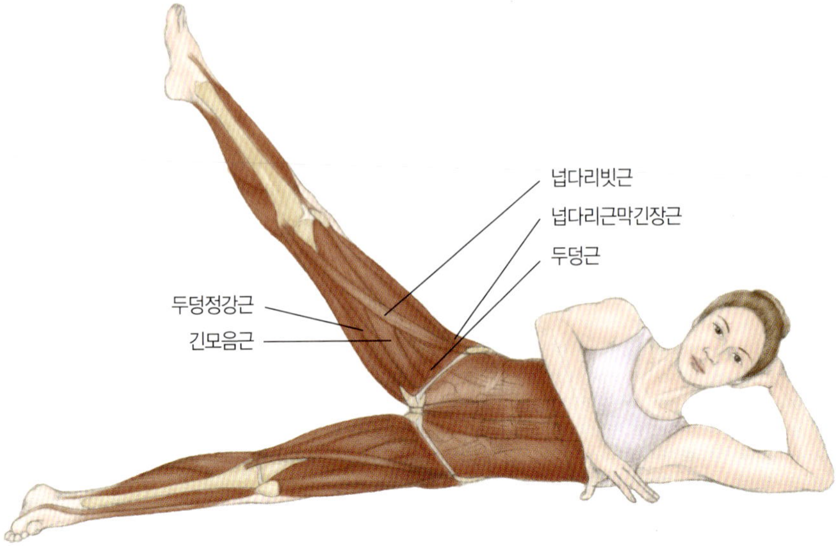

그림 8-15 필라테스 사이드 서클 위드 로테이션

기법(Technique)

한쪽으로 누워서 팔이나 손을 머리에 놓고 다른 손은 가슴 앞에 바닥에 놓는다. 머리와 목은 손으로 지탱하는 자세로 척추와 같은선으로 놓는다. 다리를 위로 올리고 무릎은 펴고 앞으로 든다. 45° 보다 높게 들지 말라.
이 자세에서 다리를 바깥쪽으로 돌리고 다시 안쪽으로 돌린다. 5–8번 정도 반복한다. 그 다음 다리를 바꾼다.
이 자세(필라테스 **사이드 서클**)는 벌림근과 바깥돌림근을 위한 좋은 운동자세이다.

3. 무게가 주어진 다리 들어올리기(Weighted Leg Lifts)(Level Ⅰ–Ⅱ)

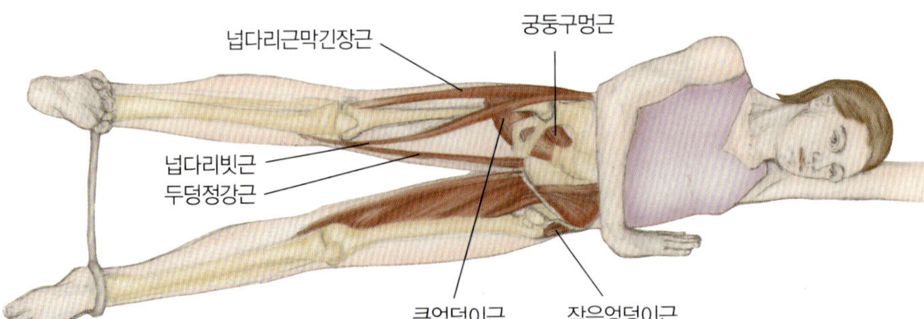

그림 8-16 무게가 주어진 다리 들어올리기(levels Ⅰ–Ⅱ)

기법(Technique)

발목에 무게를 2–5파운드를 더하여 옆으로 누워 다리 들기(side leg lift)(#2) 자세를 한다.
다리를 위로 들어올리고 근육이 피로해질 때까지 반복한다. 다리는 평행이 되어야만 하고 밖으로 안으로 돌린다.

다른 방법으로 선 자세에서 할 수 있으며 발레 바 또는 지지를 위해 의자를 잡고 옆으로 다리를 벌리며 들어올린다. 무릎은 앞으로 하고 다리는 평행을 유지한다. 선은 발목에 잠금장치로 사용할 수도 있고 저항을 향하여 옆으로 벌리며 들어올린다.

4. 옆으로 다리 압력주기 (Side leg Press)(Level Ⅰ)

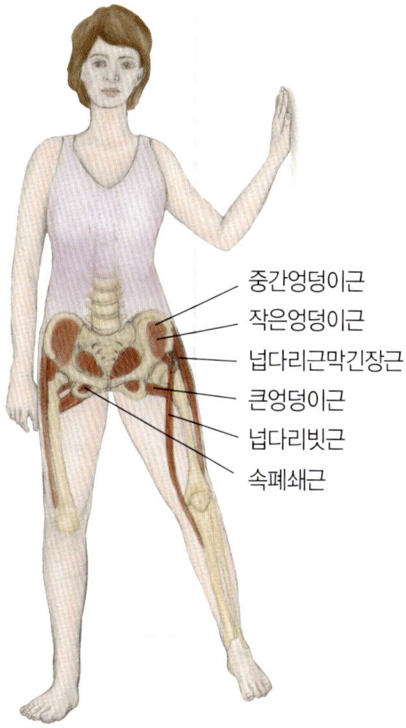

그림 8-17 옆으로 다리 압력주기(level Ⅰ)

기법(Technique)

왼손은 벽에 대고 왼쪽편 벽에서 2피트 정도 띠고 선다. 발이 벽에 닿을 때까지 다리를 왼쪽 벽 쪽으로 벌린다. 벽을 발로 누르며 무릎을 편 상태에서 10초 정도 센다. 다른 쪽도 반복한다. 이 자세는 양쪽 다리의 벌림근을 강화시키는 운동이다. 지지하고 있는 다리는 둘 다 등척성 수축을 하며 작용하고 있다.

5. 다리 벌림 (Leg Abduction) (Level Ⅲ)

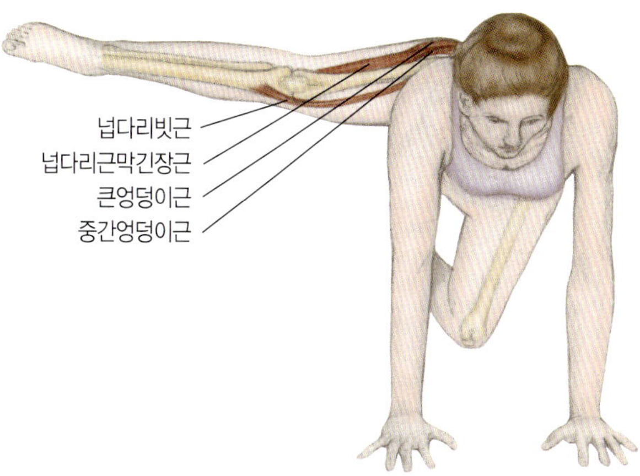

그림 8-18 다리 벌림(Level Ⅲ)

기법(Technique)

어깨를 바닥에 일직선으로 손 또는 팔꿈치를 대고 무릎을 꿇고 엎드린다. 무릎을 구부리고 한다리를 바닥과 평행하게 될 때까지 옆으로 들어올린다. 동작을 좀 더 어렵게 하기 위해서 허벅지의 높이와 같도록 다리를 들어올린다. 10초 동안 유지한다. 몸의 무게중심을 양팔에 놓고 다리는 절대 앞으로 움직이지 않는다.
– 엉덩이와 무릎은 일직선이여야 한다.

다리가 벌려졌을 때 운동범위는 제한을 받는다. 이는 뼈가 뼈를 치기 때문이다. 넙다리뼈의 머리는 골반의 절구의 모서리와 부딪히며 다리를 높게 할수록 더하다. 운동범위를 증가시키기 위하여 소켓에 넙다리뼈를 넣어 다리를 바깥으로 돌렸을 때 제한이 오게 된다. 이는 발레가 왜 엉덩이의 바깥돌림을 기본으로 하는가이다. 다리를 더 높게 들어올릴 수 있기 때문이다. 그렇게 했을 때 강한 엉덩이 굽힘근은 엉덩이가 좀 더 굽힘을 하고 돌림을 하는데 다리를 도와주게 되는 것이다. 벌림근을 독립적으로 하기 위해서는 다리가 돌려지지 않고 중립을 유지해야만 한다.

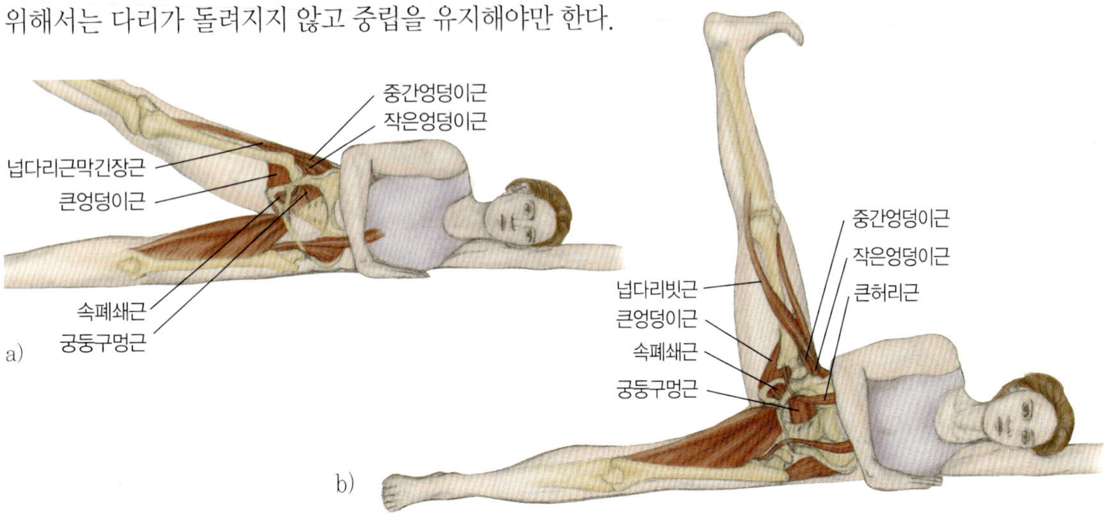

그림 8-19 a) 벌림(abduction), b) 바깥 돌림(outward rotation)

벌림근은 다리를 고정시키며 서 있을 때 작용한다. 이 현상은 스쿼트 자세에서도 일어나며 중력의 저항, 체중 둘 다를 더한다. 한발로 서거나 걷거나 할 때 골반을 고정시켜준다. 벌림근은 요가 자세에서 나무자세(vrksasana)(tree pose)와 같은 서 있는 동작에서 많이 작용한다.

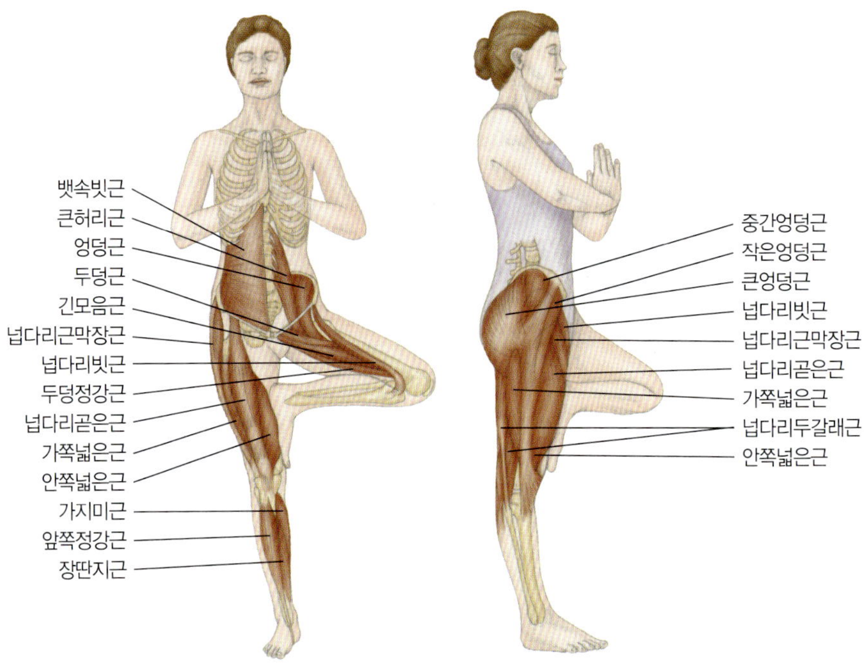

그림 8-20 나무자세(Vrksasana).

엉덩이 벌림근 신장 운동(Hip abductor stretching Exercises)

이런 세 가지 근육의 주요작용은 벌림(abduction)으로 이 근육을 신장하기 위해서는 반대작용인 신체의 중간을 향해 다리를 모음(adduction)하는 것이다. 벌림근이 위치한 허벅지의 바깥쪽을 신장하기 위한 운동은 벌림근 신장을 수행해야 할 것이다.

1. 누운자세에서 허벅지 들기 (Supine thigh cross) (Level Ⅰ)

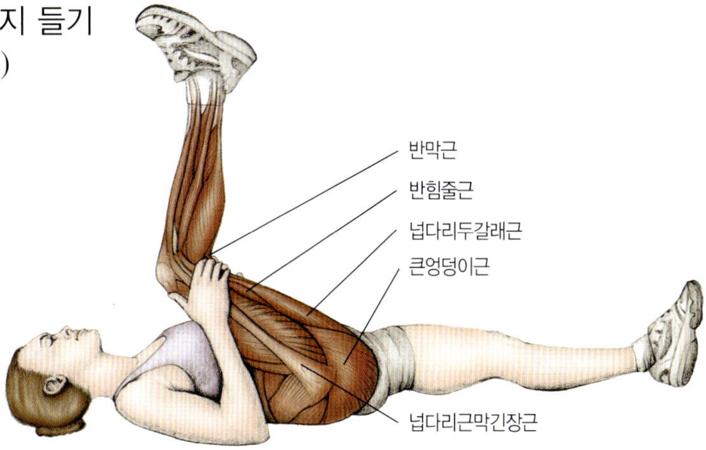

그림 8-21 누운자세에서 허벅지를 들기(supine thigh cross)(level Ⅰ)

기법(Technique)

오른쪽 무릎을 가슴에 대고 바로 누워 왼쪽 다리를 구부리거나 바닥에 편 자세를 한다. 오른손으로 왼쪽 어깨를 향해 오른쪽 무릎을 잡아당긴다. 양쪽 엉덩이는 바닥에 유지한다. 허벅지는 가슴에 가져온다.

2. 대각선으로 다리 들기 (Diagonal Leg Cross) (Level Ⅱ)

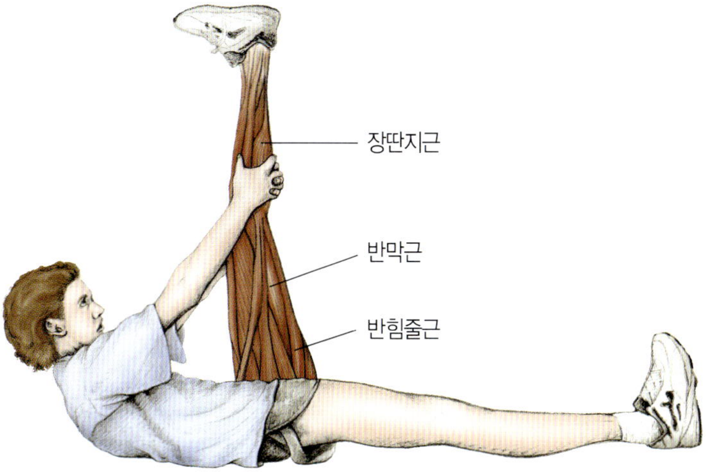

그림 8-22 대각선으로 다리 들기(diagonal leg cross)(level Ⅱ)

기법(Technique)

운동 #1 자세를 생각하고 다리를 쭉 편다. 왼쪽다리를 어깨와 마주하게 하고 대각선으로 신장하는 동안 머리는 밑으로 내리고 편하게 한다.

3. 다리 뻗어 들기(Straight Leg Cross) (Level Ⅱ－Ⅲ)

기법(Technique)

운동 #2 자세를 생각하고 반대편 손을 향해 바닥에 다리를 놓는다. 팔은 옆으로 한다.

위에 세 가지 운동은 다른쪽으로 바꾸기 전에 연속적으로 행해져야 한다.

다른 엉덩이 관절 근육뿐만 아니라 3개의 엉덩이근을 함께 신장하는 운동은 이름이 있는 것은 아니다. 때때로 궁둥구멍근 신장으로 언급되어진다(152쪽 참조).

4. 궁둥구멍근 또는 다리를 꼬와 신장하기 (Piriformis of Crossed leg Stretch) (Level Ⅱ)

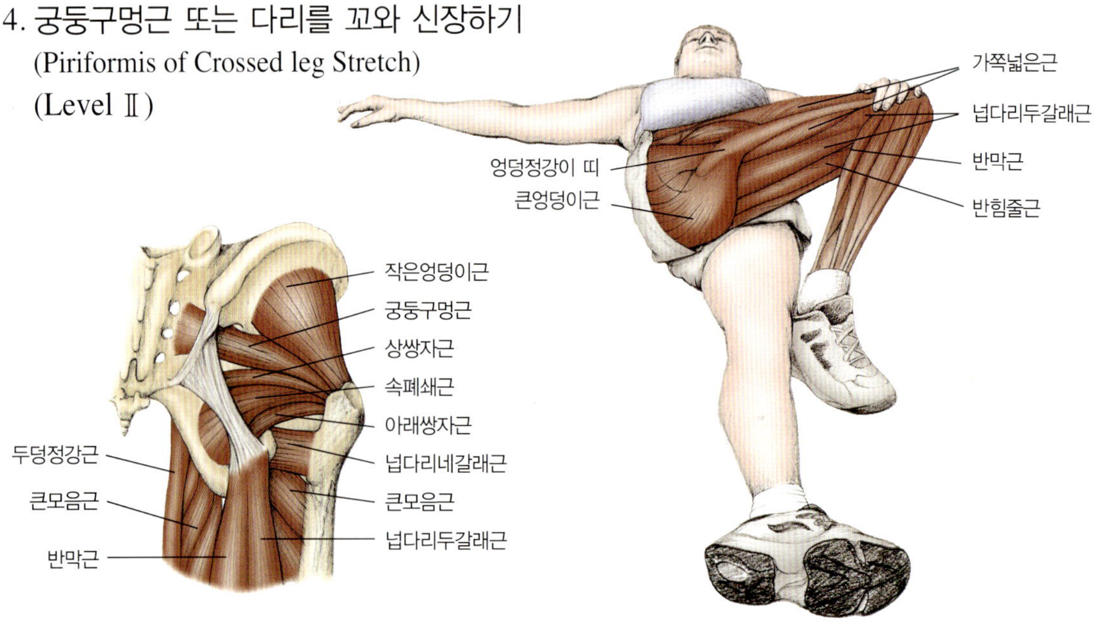

그림 8-23 다리 꼬와 신장하기(level Ⅱ). 삽입그림, 오른쪽다리, 뒷면

기법(Technique)

등을 대고 누워 한 다리를 다른쪽 다리 무릎에 교차하고 발바닥은 바닥에 놓고 팔은 벌린다. 다리를 천천히 다른쪽 다리로 돌린다. 바닥에 교차한 발이 가깝도록 천천히 동작을 한다. 그리고 유지하며 호흡한다. 다리를 바꿔 반복한다. 다리를 옆으로 돌릴 때 신장을 더하기 위해 바닥에 발을 옆으로 구부린다.

5. Karate Kicks(Level Ⅲ)

수준 Ⅲ 운동이라고 해서 놀라지 마라; 대부분의 사람들은 다른쪽 다리로 공을 찰 때 한쪽 다리의 균형에 문제를 갖게 된다.

위의 근력강화운동과 신장운동은 완전한 방법은 아니다. 그러나 지속적으로 행함으로 인체의 불균형을 도와주게 될 것이다.

뒤쪽 엉덩이 (폄근) 근육[Posterior Hip(Extensor) Muscles]

폄작용을 하는 주동근; 큰엉덩이근(gluteus maximus), 넙다리두갈래근(biceps femoris), 반막근(semimembranosus), 반힘줄근(semitendinosus)

큰엉덩이근은 '엉덩이' 하고 관련된 근육이다. 'Gluteus' 는 그리스어의 *'gloutos'* 에서 유래되었으며 '엉덩이'를 의미한다. 이 근육은 인체에서 가장 큰 근육은 아니다.

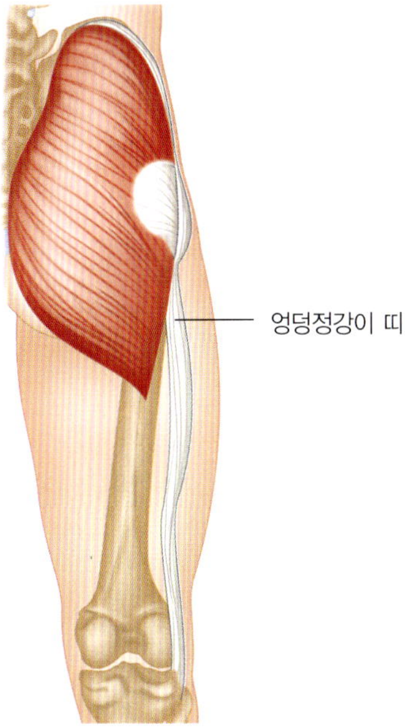

그림 8-24 큰엉덩이근(gluteus maximus)

큰엉덩이근의 작용(Working gluteus maximus)

큰엉덩이근은 다른 두 개의 근육보다 표면에 있는 큰 근육으로 잘 보인다. 허벅지 뒤쪽 또는 골반 뒤쪽에서 작용하는 강력한 엉덩이 폄근이다. 폄작용은 '굽힘에서 돌아옴'으로 허벅지가 인체의 앞에서 다시 중립으로 돌아오는 것이다. 앉은 자세에서 서는 동작은 엉덩이 폄동작이 일어나면 단축적인 수축으로 큰엉덩이근이 가장 강하게 작용한다. 선 자세에서 앉은 자세로 돌아오는 것은 신장 수축하는 것이다.

걷기, 달리기, 수영하기, 자전거타기, 스키, 그리고 스케이트와 같은 심혈관계운 동은 모두 큰엉덩이근이 작용한다. 이러한 운동은 유산소운동으로 자연적으로 신체의 지방을 태워버린다. 운동 공식은 일주일에 3-4번, 최소한 20분 동안 한다. 심장박동수가 충분히 도달하도록 운동하며 운동시간 동안 지속적인 수준을 유지해준다. 근력강화와 톤변화가 일어나게 될 것이다.

큰엉덩근과 관련한 활동과 작용:

1. **계단을 올라가는 것** – 올라갈 때 밑으로 밀면서 엉덩이를 편다.

2. **걷기/달리기** – 앞발이 몸을 앞쪽으로 밀면서 당길 때 엉덩이 폄동작이 일어난다.

3. **점핑** – 몸을 반 정도 앉거나 스쿼트 자세를 하면 다리가 펴진다. 밑에 뒤쪽 근섬유를 'goosers' 라고 한다.

4. **수영** – 자유형–앞으로 나가기 위해 다리를 펴게 되는데 가장 좋은 운동–큰엉덩이근은 두 배로 작용하며 다리는 바깥으로 돌려진다(큰엉덩이근의 두 번째 작용)

5. **자전거타기** – 다리가 펴짐에 따라 엉덩이 관절도 펴진다.

6. **스쿼트** – 앉아서 설 때 작용되는데 큰엉덩이근은 체중이 어느 정도 사용되는가에 따라 더 작용하기도 한다. 좀 무거운 체중을 가진 경우 더 많이 작용한다. 역도선수들은 거대한 무게를 들어올리기 때문에 엉덩이근이 더 크게 되는 경우도 있다. 얼마나 커지게 되는지 궁금하다. 아래 등과 무릎은 많은 체중과 나쁜 자세로 인해 같이 절충작용한다.

7. **그랑 플리에(Grande pliés) 무용 기술 수업** – 큰엉덩이근은 스쿼트 자세 또는 턴아웃(turn–out) 자세에서 엉덩이 폄동작과 바깥돌림작용을 한다.

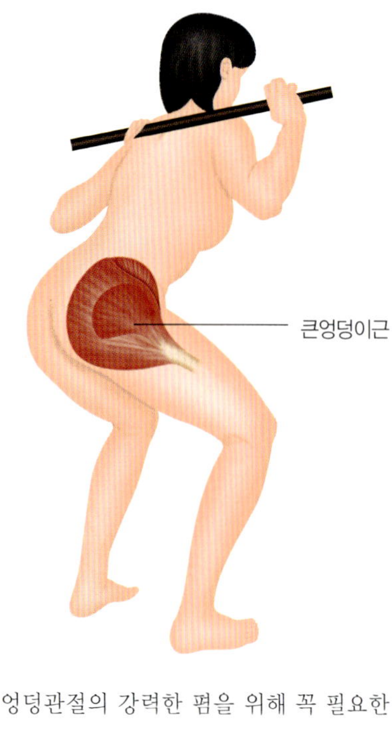

그림 8–25 스쿼트 자세, 엉덩관절의 강력한 폄을 위해 꼭 필요한 큰엉덩이근을 설명한다.

큰엉덩이근 근력강화운동(Gluteus Maximus Strengthening Exercises)

1. 다리자세(Setu Bandha)(교각자세, Bridge pose) (Level Ⅰ)
   또한 엉덩굽힘근 신장으로 설명된다(129쪽 참조).

2. 뒤쪽 다리 들기
   (Posterior Leg lifts)
   (Level Ⅱ)

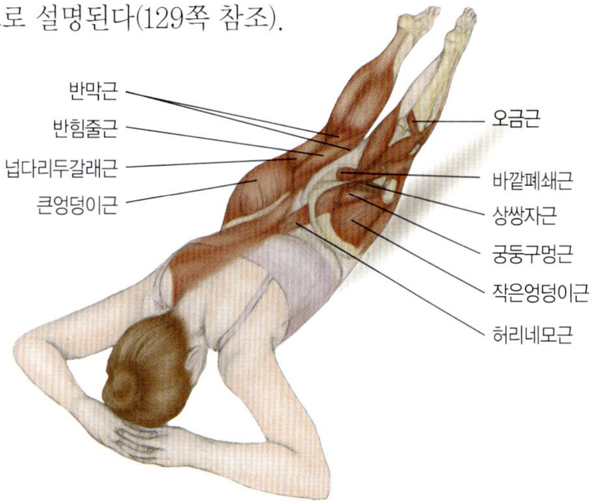

그림 8-26 뒤쪽 다리 들기(level Ⅱ)

기법(Technique)

바로 누워 동시에 양다리를 들어올린다. 엉덩이 너비 만큼 다리를 벌리고 허리를 지지하기 위하여 배근육을 들어올린다. 갈비뼈를 통해 호흡한다. 이 자세를 유지하며 들었다 내렸다 한다. Level Ⅰ 운동을 위해서는 한다리만 들어올린다.

큰엉덩이근을 위한 운동기구(Machines for Gluteus Maximus)

1. 체중이 따른 레그 프레스(Leg presses)
   (Levels Ⅰ－Ⅲ)

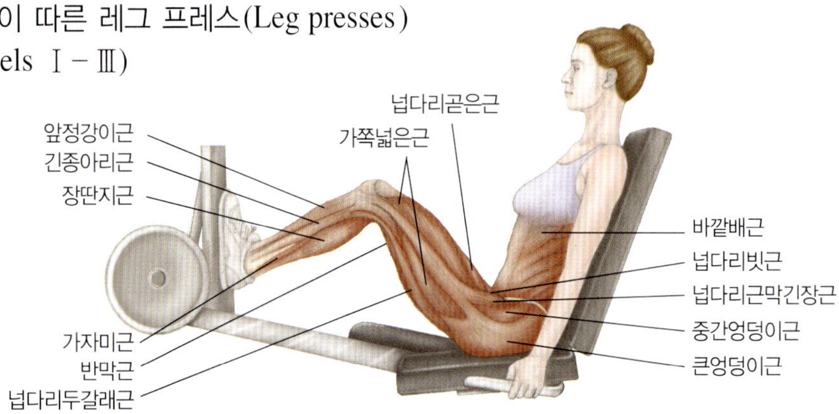

그림 8-27 레그 프레스(Leg Presses)(level Ⅰ－Ⅲ)

기법(Technique)

다리를 평행으로 하여 큰엉덩이근에 더한 이익을 위해 바깥으로 돌린다.

2. Rowing Machines(Level Ⅰ－Ⅲ), 훈련을 좀 더 하면 운동의 효과도 더해진다.
3. Cable kick Backs(Level Ⅰ－Ⅲ). 수준은 사용된 무게와 운동범위에 따라 달라진다.

엉덩넙다리인대 [Iliofemoral ligament("Y")]

엉덩관절의 앞쪽에 있는 엉덩넙다리인대는 엉덩관절의 폄동작과 바깥돌림을 제한한다. 이 인대가 가지고 있는 범위를 초과하지 않는다. 과한 신장이 생긴다면, 원래의 길이로 다시 돌아오지 않기 때문에 관절에 불안정을 가져올 수 있다. 이미 발생되었다면 추가적인 근력강화운동이 관절 균형을 위해 필요하다.

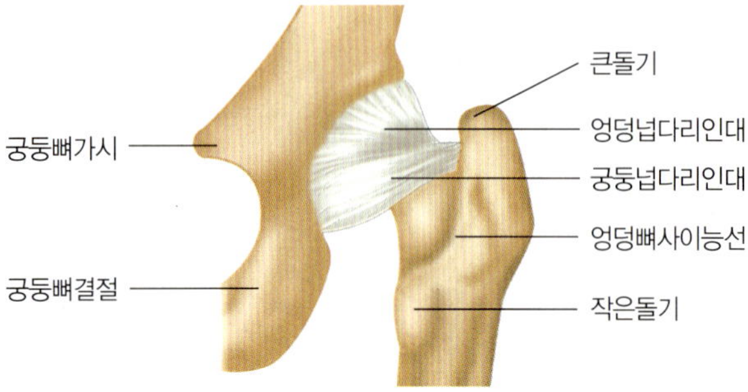

그림 8-28 엉덩넙다리 인대(Iliofemoral ligament)

운동선수의 훈련시 어떤 움직임의 과한 훈련은 주의되어져야 한다. 발레댄서는 매일 몸을 풀기위해서 필라테스 동작을 한 다음 점핑을 한다. 피겨스케이트 선수들도 훈련시간에 적어도 50번 정도를 한다. 역도선수들도 스쿼트 자세에서 많은 무게를 들어올리기를 수없이 한다. 야구선수들도 몇 시간 동안 달리고 점핑한다. 훈련에 따른 엉덩이 관절은 '너무 크게' 될 수도 있고 또는 인체의 다른 부위에 불균형을 초래한다. 과한 운동 뒤에 육중한 근육 대신에 신장하는 것이 도움이 될 것이다.

큰엉덩이근 신장 운동(Gluteus Maximus Stretching Exercises)

1. 아기 자세(Child's Pose)(Level Ⅰ) 그림 5.13 참조.
2. 바로 누워 허리 비틀기(Supine spinal Twist) (Level Ⅰ-Ⅲ)

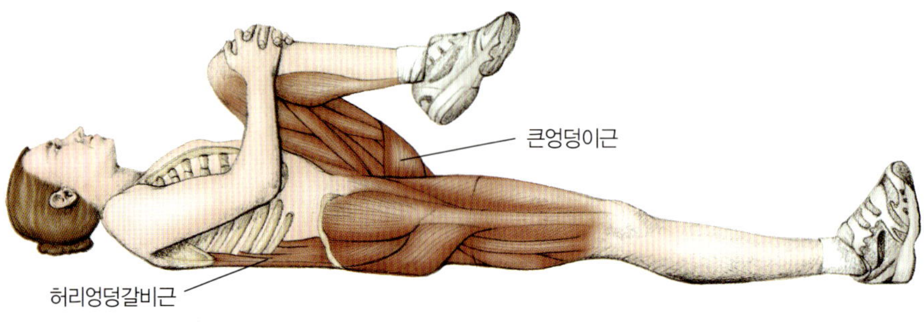

그림 8-29 바로 누워 허리 비틀기(level Ⅰ-Ⅲ)

기법(Technique)

다리를 펴고 바로 눕는다. 왼쪽 무릎을 가슴으로 당겨 오른쪽 어깨를 향해 무릎을 신장한다. 팔은 옆으로 벌리고 척추뼈를 돌림으로 오른쪽을 행하며 왼쪽 다리는 이완한다. 깊게 호흡을 하고 신장한 다음 이완한다.
다른 쪽도 반복한다. 왼쪽다리를 펴는것은 Level Ⅲ에 해당된다.

3. Uttanasana(서서 전굴 자세, Standing forward Bend) (Levels Ⅱ－Ⅲ)

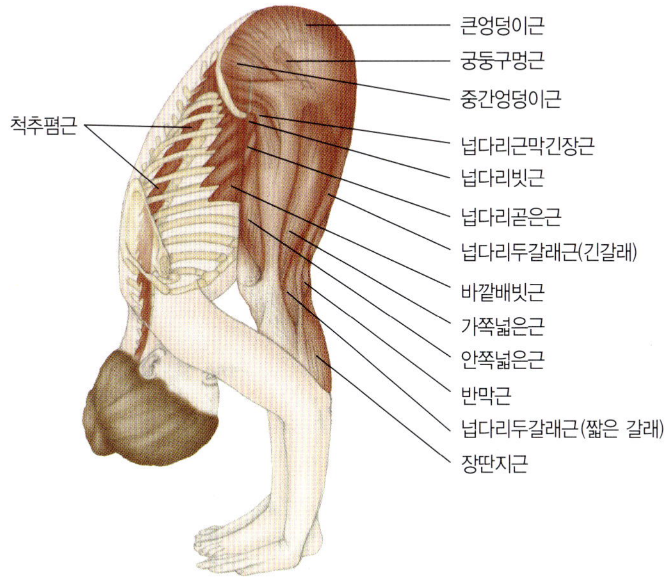

그림 8-30 서서 전굴자세(Uttanasana)

기법(Technique)

발을 엉덩이 넓이 만큼 벌리고 선다. 바닥을 향해 머리와 몸통을 구부린다. 발등을 향해 체중을 앞으로 하게 하고 무릎은 부드럽게 편다. 팔과 머리는 몸통와 바로 하고 깊게 호흡한다. 천천히 배근육을 이용하여 등을 들어올린다. 무릎을 짝 펴지는 말아야 한다. 수동적으로 신체를 늘이는 동안 배와 허벅지는 기관들을 자극하기 위하여 연결한다. 불가능하다면 무릎을 좀 더 구부린다.

4. Paschimottanasana(앉아서 상체 굽히기, seated forward bend) (Level Ⅲ)

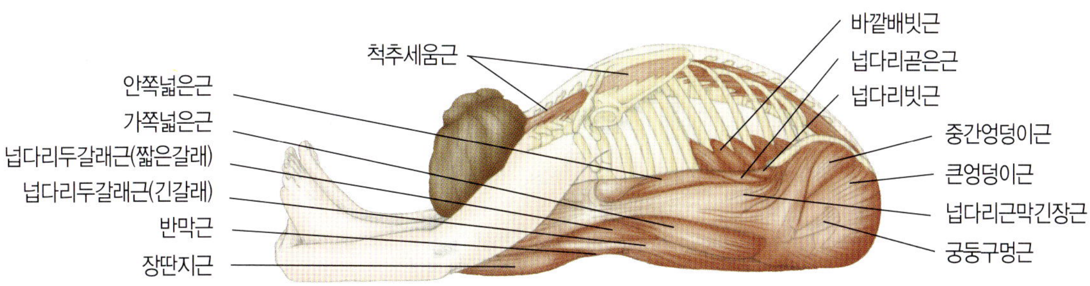

그림 8-31 앉아서 상체 굽히기(Paschimottanasana)

기법(Technique)

앞으로 다리를 펴고 앉는다. 손은 발가락을 향해 뻗는다. 무릎을 굽히면 뒤넙다리근육보다 큰엉덩이근에 좀 더 영향을 미친다. 척추는 편다. 앞으로 굽혀 앉은자세는 등의 폄근을 위해 좋은 신장자세이며, 무릎을 펴면 뒤넙다리근육을 위한 신장운동이 된다.

뒤넙다리근육(hamstring)은 엉덩이 폄근육으로 가장 강하게 작용하며 허벅지 뒤쪽에 3개의 근육으로 형성되어 있다.

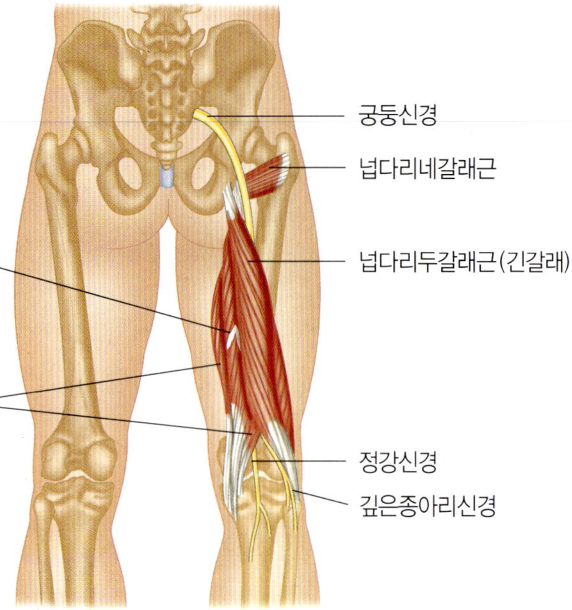

그림 8-32 뒤넙다리근육(hamstring); 넙다리두갈래근(biceps femoris), 반막근(semimembranosus) 그리고 반힘줄근(semitendinosus)

넙다리두갈래근은 세 개의 뒤넙다리근육 중 가장 크고 바깥쪽에 위치한 근육이다. 두갈래를 가지고 있으며 긴갈래와 짧은갈래이다. 긴갈래는 엉덩이 관절을 지나가 작용을 하며 엉덩이 관절을 바깥 돌림하도록 도와주며 수축한다.

다른 두 뒤넙다리근육은 **반막근**(semimembranosus)과 **반힘줄근**(semitendinosus)이고, 완전하게 협력하는 근육이며 정확히 동시에 작용하는 근육으로 서로 같이 움직인다. 엉덩이 관절에서 작용은 폄작용을 하며 넙다리두갈래근이 반대의 돌림작용을 할때 안쪽으로 돌림작용을 한다. 비록 모든 세 뒤넙다리근육이 골반(pelvis), 궁둥뼈결절(ischial tuberosity) 이 같은점에 부착되어 있다고는 하나 무릎에서는 따로 작용한다. 넙다리두갈래근은 무릎의 바깥쪽(종아리뼈 fibula) 아래에 부착되어 있으며 나머지 두 근육은 무릎아래 안쪽(정강이뼈, tibia)에 부착돼 있다.

모든 뒤넙다리근육은 양측관절 또는 **다관절**로서 두 관절, 엉덩이와 무릎관절에서 작용한다.
무릎에서는 굽힘작용을하며 무릎을 구부리는 것이 주요 작용이다.

엉덩이 폄근 근력강화운동(Hip Extensor Strengthening Exercises)

큰엉덩이근육 부분에서 다뤘던 엉덩이 폄근 강화운동과 신장운동은 뒤넙다리근육에서도 행할 수 있다. 선 자세와 그랑 플리에(Grande plie) 자세는 큰엉덩이근육을 좀 더 작용시킬 수 있으며 뒤넙다리근육은 걸을 때 좀 더 작용되어진다. 뒤넙다리근육은 큰엉덩근으로부터 분리되어지는데 다음과 같다;

1. 무게를 더한, 누워 다리 말아올리기(Lying Leg Curls) (Levels Ⅰ－Ⅲ)

기법(Technique)

배를 대고 누워 한쪽 무릎을 구부리고 저항을 주기 위하여 발목에 무게를 더한다. 이 운동은 레그컬 머신(leg curl machine)에서도 할 수 있으며 선 자세, 앉은 자세 또는 엎드린 자세에서도 가능하다. 바닥에서 할 때는 먼저 무릎을 구부리고 허벅지를 바닥에서 들어올려 큰엉덩이근을 작용시킨다.

2. 필라테스 싱글 레그 킥(Single Leg Kicks) (Levels Ⅰ－Ⅱ)

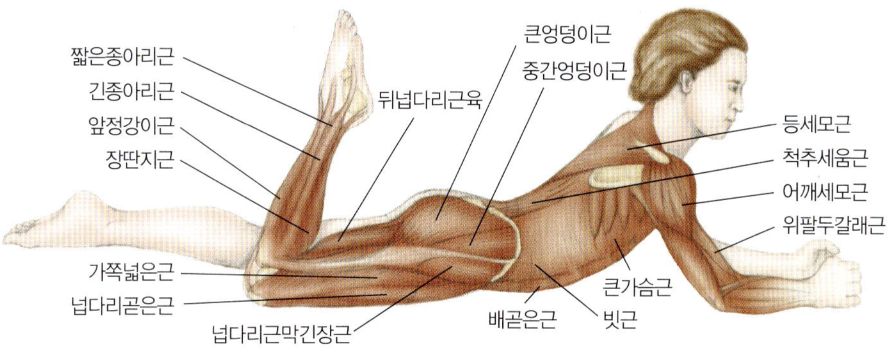

그림 8-33 필라테스 싱글 레그 킥(level Ⅰ－Ⅱ)

기법(Technique)

배를 대고 누워 바닥에 아래팔로 가슴을 들어올린다. 어깨아래로 팔꿈치를 굽히고 손은 주먹을 쥔다. 엉덩이가 아니라 바닥에서 배를 들어올려 허리를 지지한다. 발은 굽힌 상태에서 한쪽 다리를 구부린다. 그 다음 바꿔서 한다. 몇 번 반복한다.

3. 웨이트바를 이용한, 굿모닝 자세(Level Ⅰ－Ⅲ) (그림 3.18)

기법(Technique)

발은 엉덩이 너비만큼 벌리고 서서 몸통을 앞으로 숙이고 척추는 똑바로 유지한다. 다시 선 자세로 돌아온다. 편 무릎은 뒤넙다리근육을 분리시킬 것이다. 굽힘 무릎은 큰엉덩이근(gluteus maximus)이 작용할 것이다. 이 운동은 척추폄근을 위한 운동이다. 모든 세 뒤넙다리근육(hamstring)이 궁둥뼈결절(ischial tubersity)에 부착되어 있기 때문에 골반을 아래로 당겨준다. 이런 작용은 무릎을 편 채로 **굿모닝 자세**에서 일어난다.

운동센터 또는 집에서 서로 다른 근육으로부터 엉덩이 폄근을 분리하기 위해서는 뒤넙다리근육을 위해서는 트레드밀을 사용하고 큰엉덩이근을 위해서는 계단오르기나 일립티컬(elliptica)운동기구를 사용한다.

폄근을 위한 운동에 바깥돌림작용을 더하면 큰엉덩이근과 넙다리두갈래근이 작용할 것이다. 엉덩이의 안쪽 돌림 동안 반막근과 반힘줄근이 분리될 것이다. 엉덩이 돌림작용은 이 장의 끝에서 다시 다루도록 한다.

엉덩이 펌근 신장운동(Hip extensor stretching exercises)

인체 앞쪽에서 무릎을 편 다리를 신장하기 위해서는 뒤넙다리근육을 완전히 늘려야 한다. 무릎이 완전히 신장되지 않고 굽혀졌을 때 뒤넙다리근육은 무릎에 견인력작용선(pull of line)으로부터 이완되고 큰엉덩이근육은 좀 더 신장될 것이다.

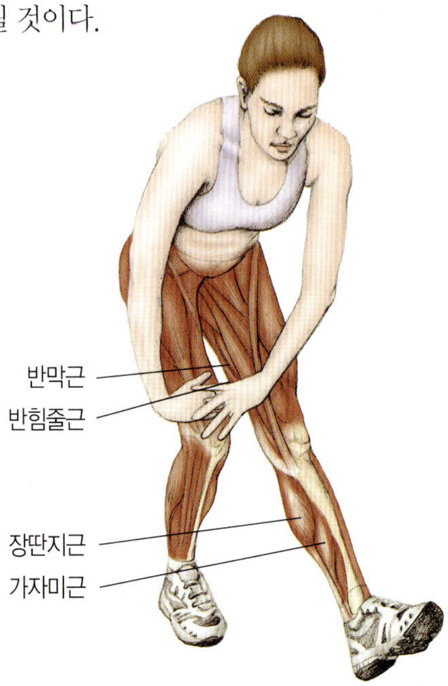

그림 8-34 선 자세에서 발가락을 올려 뒤넙다리근육을 신장하기(standing toe-raised hamstring stretch)

기법(Technique)

한쪽 무릎은 구부리고 한쪽 무릎은 앞으로 펴고 선다. 몸을 향해 발가락을 놓고 앞으로 숙인다. 등은 바로 유지하며 손은 구부린 무릎 위에 놓는다.

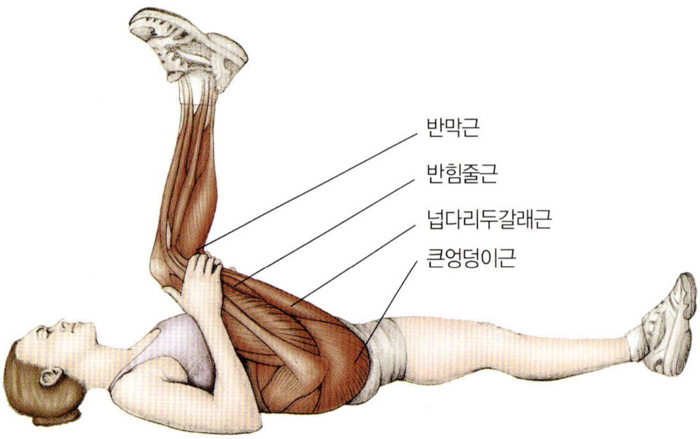

그림 8-35 무릎을 구부리고 누워서 신장하기(Lying bent knee hamstring stretch)

기법(Technique)

바로 누워서 한쪽 다리를 구부린다. 다른 쪽 무릎은 가슴을 향해 당기고 천천히 그리고 부드럽게 다리를 편다.

앞의 운동에서 뒤넙다리근육은 완전히 신장되었을 때 무릎이 펴졌기 때문이다. 다른 엉덩이 폄근, 큰엉덩이근을 분리하여 신장하는 것은 아래와 같다(142/143쪽 참조).

안쪽 엉덩이 (모음근) 근육 [Medial hip (adductor) muscle]

모음근의 주동근; **두덩근**(pectineus), **큰모음근**(adductor magnus), **짧은모음근**(adductor brevis), **긴모음근**(adductor longus), **두덩정강근**(gracilis)

이 근육들은 허벅지의 안쪽에 위치한다. 모음근들은 '다섯 개의 손가락'과 유사하며 허벅지 안쪽의 위에 '엄지손가락'과 밑에 '새끼손가락'과 같다. 넙다리뼈는 골반의 가쪽면으로부터 밑에 있기 때문에 무릎에 안쪽과 각도를 이루고 있다. 이것은 위쪽 허벅지 내에 '공간(space)'을 형성하고 있는데 모음근으로 가득 차 있다.

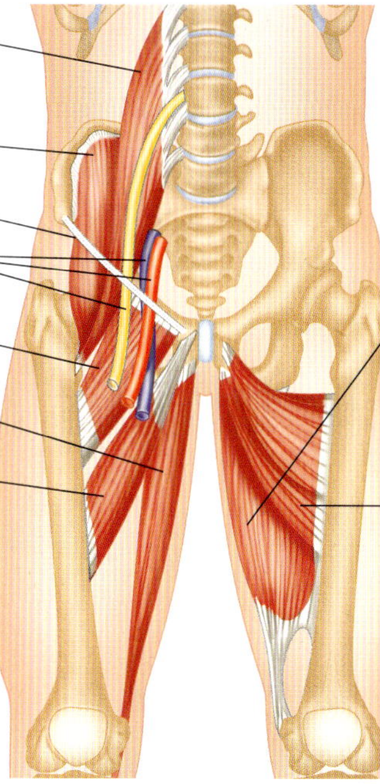

그림 8-36 안쪽 엉덩이 근육 [medial hip (adductor) muscles]

두덩근은 가장 위에 있는 모음근으로 '사타구니' 근처에 있다. 이미 엉덩이 굽힘근의 보조근육으로 증명되어 왔다. 주된 작용은 모음으로 인체의 중앙을 향해 허벅지를 가져오는 것이다.

특별히 모음으로서 세 가지 근육은 **큰모음근, 긴모음근** 그리고 **짧은모음근**이다. 이 근육들은 허벅지의 안쪽에 있으며 골반의 앞쪽 두덩뼈(pubis)에서 시작하여 넙다리뼈(femur)의 안쪽에 부착되어 있다. 큰모음근은 세 개의 근육 중 가장 큰 근육으로 이름에 내포한 것과 같이 안쪽 허벅지의 거의 대부분을 차지하고 있다. 앞쪽 뒤쪽 부분-두 개의 먼쪽 부착점 사이에 공간은 모음근 틈(adductor hiatus)이라고 한다.

길고 호리호리한 **두덩정강근**(gracilis)은 두덩결합으로부터 무릎아래 정강이뼈에 부착되어있다. 허벅지 표면 안쪽에 있으나 상대적으로 약하다. 모음근에서 유일한 양측 관절근으로서 엉덩이뿐만 아니라 무릎에서도 작용한다. 대부분의 모음근은 엉덩이를 돌림한다. 두덩근과 두덩정강근은 안쪽으로 돌림을 하고 짧은 모음근과 큰 모음근은 바깥쪽으로 돌림한다. 모든 모음근의 기능은 체중이 실릴 경우 다리의 고정근으로서 작용한다. 인체 아래에 있는 다리를 지키는 기능을 한다. 골반을 고정해주기도 한다.

엉덩이 모음근 근력강화 운동
(Hip Adductor Strengthening Exercises)

1. Bottom leg lifts (Level Ⅰ－Ⅲ)

이 운동은 가장 유명한 **모음근 운동**으로 필라테스와 바닥운동에서 많이 행해진다.

기법(Technique)

팔을 내려놓고 옆으로 머리를 대고 눕는다. 한 손은 가슴 앞에 바닥에 놓고 발목을 잡는다. 한 다리를 앞으로 구부리면 다른 다리가 편하게 움직인다. 밑에 다리를 5–8번 들어올린다. 발목에 무게를 더하거나 돌리거나 다리를 회전하면 더 힘든 훈련이 된다. 항상 다른쪽으로도 반복한다.

2. Sitting Adduction (Level Ⅰ)

기법(Technique)

다리를 엉덩이만큼 벌리고 의자에 바로 앉는다. 다리 안쪽에 손을 놓고 허벅지를 민다. 손을 사용하면 허벅지를 밀면서 어깨와 팔근육의 운동이 되기도 한다.

3. Pool Exercises (Level Ⅰ)

풀에서의 운동은 인체에 많은 무리없이 물 저항의 이득을 가지고 있다.

기법(Technique)

a) 풀의 옆쪽을 잡고 서서 한다리를 앞으로 교차하여 몸을 뒤로한다. 다리는 바깥으로 돌리고 몇 번 반복한다. 그 다음 다시 안쪽으로 돌린다. 다른 다리도 반복한다.

b) 동시에 양쪽 다리를 운동시키기 위하여 풀에서 다이빙 판을 잡는다. 다리를 벌리고 올라앉고 다리를 오므린다. 8–10번 정도 반복한다. 모음과 벌림작용에 좋다.

4. Cable Adduction (Level Ⅱ)

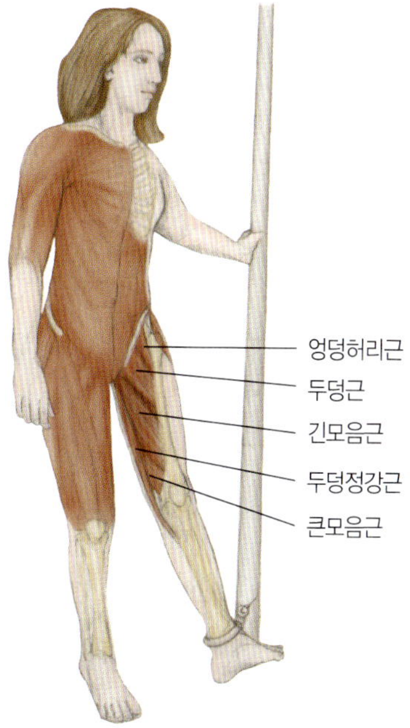

그림 8-37 케이블 모음동작(cable adduction)(Level Ⅱ)

기법(Technique)

끈을 발 주위에 놓는다. 스프링은 인체의 중앙선을 지나 다리를 교차함으로서 긴장을 제공한다.

발 또는 발목에 부착된 케이블에 저항을 더하고 싶다면 기계를 잡고 중앙선을 향해 다리를 당기고 반대편 다리를 가로지른다.

5. Machine Adduction (Levels Ⅱ－Ⅲ)

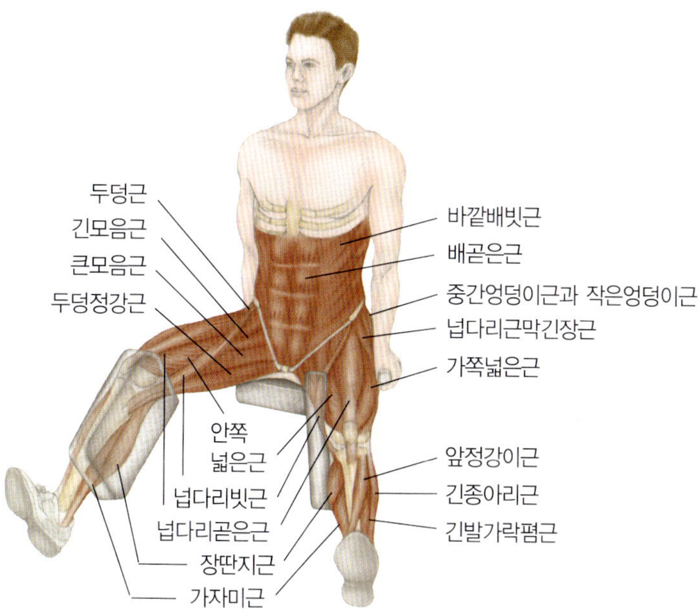

그림 8-38 엉덩이 모음 운동기구(Hip adduction machine)

기법(Technique)

다리를 벌리고 앉는다. 저항은 다리를 밀기 때문에 허벅지 안쪽에 적용한다. 유지하며 반복한다.

엉덩이 모음근 신장 운동(Hip Adductor Stretching Exercises)

다리를 벌린 자세에서 발을 모아 모음근을 신장한다.

1. Baddha Konasana (나비자세, Butterfly pose) (Level Ⅰ)

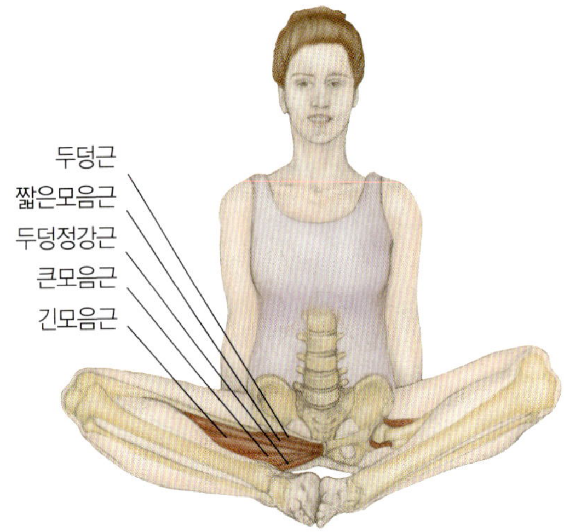

그림 8-39 Baddha Konasana(나비자세, butterfly pose)(Level Ⅰ)

기법(Technique)

앉아서 허벅지를 옆으로 벌리고 서로 발등을 댄다. 손은 엉덩이 뒤에 바닥에 놓고 척추를 꼿꼿이 세운다. 신장을 더하기 위해 손은 무릎의 안쪽에 올려놓고 살며시 누른다. 발을 향해 머리와 함께 척추를 구부리면 신장을 증가시킬 수 있다.

2. Sitting Wide leg Stretch(Level Ⅱ－Ⅲ)

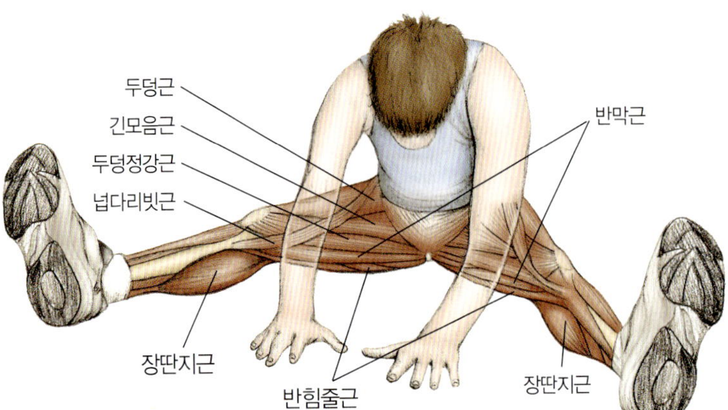

그림 8-40 앉은 자세에서 넓게 벌려 다리 신장하기(Level Ⅱ－Ⅲ)

기법(Technique)

다리를 똑바로 펴고 벌리고 앉는다. 등은 바로 하고 앞으로 숙인다. 레벨 Ⅲ를 위해 다리를 좀 더 벌린다.

3. Upside−down Butterfly (Level Ⅰ− Ⅱ)

기법(Technique)

무릎을 가슴에 대고 바로 눕는다. 허벅지는 옆으로 벌리고 발등끼리 마주보게 한다. 팔은 다리를 지나 발목을 잡는다. 신장을 더하기 위해 가슴을 향해 잡아당기고 팔꿈치로 무릎을 서로 엇갈려 누른다. 더한 신장을 위해 바깥쪽으로 한쪽 다리를 펴서 벌린다.

4. Standing leg−up Stretch (Level Ⅰ− Ⅱ)

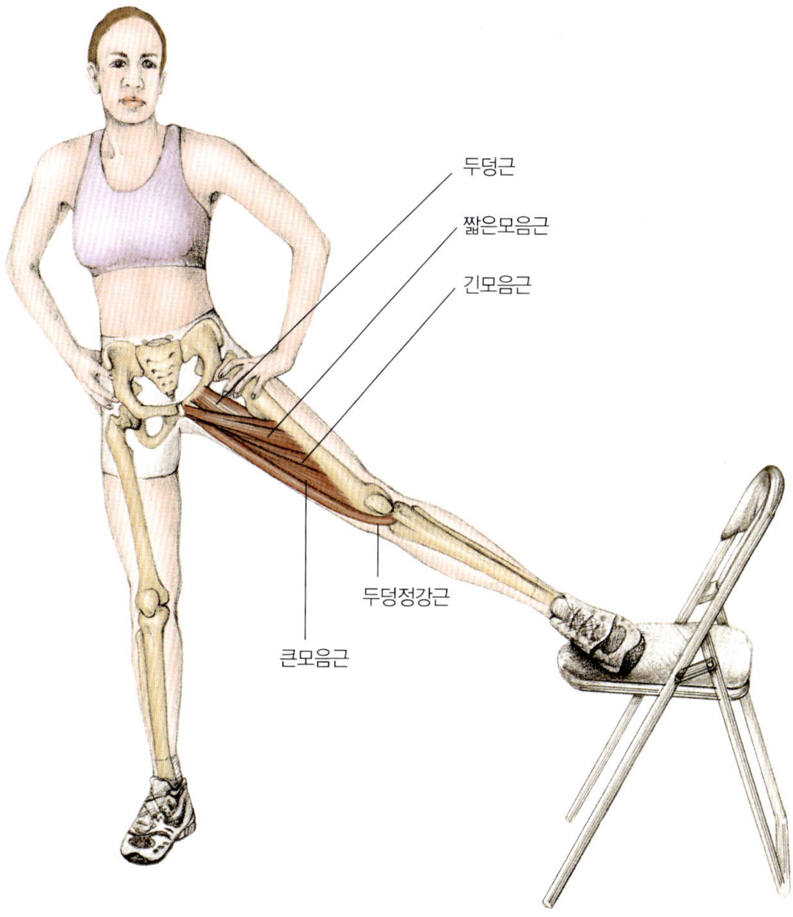

그림 8−41 선 자세에서 다리 올려 신장(Standing leg−up Stretch)(Level Ⅰ)

기법(Technique)

바로 서서 한쪽 다리는 벌리고 발은 물체 위에 올려놓는다. 발가락은 정면을 보게하며 천천히 물체로부터 다른 다리로 움직인다. 레벨 Ⅱ를 위해 더 높은 물체를 사용하고 필요하다면 균형을 위해 다른 것을 붙잡는다.

6개의 깊은 돌림근(Six Deep rotators)

궁둥구멍근(piriformis), **상쌍자근**(gemellus superior), **하쌍자근**(gemellus inferior), **속폐쇄근**(obturator internus)과 **바깥폐쇄근**(obturator externus), **넙다리네모근**(quadratus femoris)

엉덩이근육 밑에 위치한 여섯 개의 돌림근은 엉덩이의 근육중 가장 작은 근육으로 바깥돌림이 주된 작용이다. 발레에서 많이 사용하는 다리의 바깥돌림작용은 엉덩이 아래 작고 깊은 뒤근육들과 함께 대부분 작용한다. 더 큰 엉덩이 근육이 도와줄 것이다.

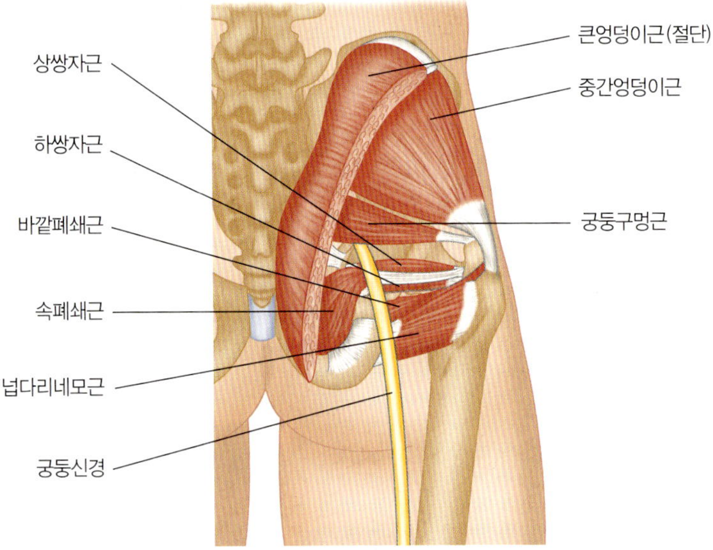

그림 8-42 6개의 깊은 돌림근: 궁둥구멍근, 상쌍자근, 하쌍자근, 속폐쇄근, 바깥폐쇄근, 넙다리네모근

궁둥구멍근은 위에 있고 큰궁둥신경패임(greater sciatic notch)을 통해 꼬리뼈(sacrum)에 부착되어 있고, 6개의 근육 중 넙다리뼈의 큰돌기(greater trochanter)에 닿아 있는 유일한 근육이다. 꼬리뼈가 고정돼있을 때 바깥쪽으로 돌림한다. 또한 골반이 '이동(shifts)' 되어질 때도 작용한다. 근육의 길은 근육이 단축되었거나 경련성(spasmodic)이 있을 때 나타나는 것으로 궁둥신경(sciatic nerve)을 방해할 수 있는데 이를 의사들은 **궁둥신경통**(sciatica)이라 한다. 이 질환은 허벅지에 신경길을 따라 통증이 유발되어 척추의 허리부분에도 문제를 제공할 수 있다. 단축된 엉덩이 근육을 이완하는 좋은 방법은 디스크 문제를 생각해봐야 한다.

상쌍자근(gemellus superior)과 **하쌍자근**(gemellus inferior)은 작고 얇은 근육으로 엉덩이뼈 부위로부터 넙다리뼈의 큰돌기까지 엉덩이 관절을 지난다. 관절을 향해 대부분 수평으로 놓여있다.

두 쌍자근 사이에 놓여있는 **속폐쇄근**은 밑에 엉덩이뼈 부분을 따라가면 폐쇄구멍(obturator foramen)이라 불리는 골반의 부분에 이어져 있다. 근섬유들은 작은궁둥패임(lesser sciatic notch)을 지나서 넙다리뼈에 있다. 바깥돌림할 때 엉덩이 관절의 강한 고정근으로 작용한다.

바깥폐쇄근은 자세로 인한 엉덩이의 이상적인 돌림근이다. 폐쇄구멍의 아래끝으로부터 지나가고 넙다리뼈 목 뒤에 있고 안쪽에 넙다리뼈의 큰돌기에 부착되어 있다. 견인력 작용선은 넙다리뼈의 머리를 골반의 소켓 안에서 바깥쪽으로 돌려주고 바깥돌림작용을 하도록 하게 한다.

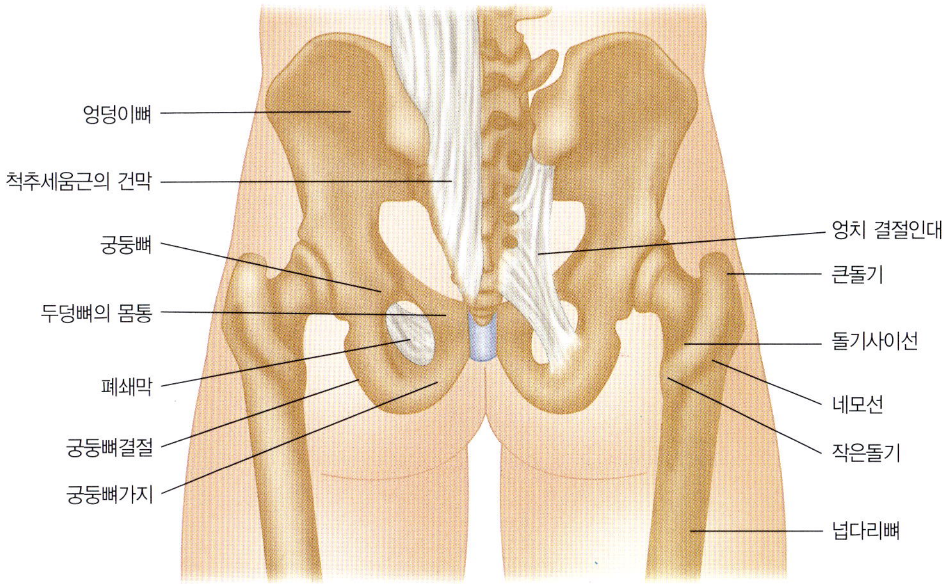

그림 8-43 골반이음뼈의 뼈(후면)[bones of the pelvic girdle(posterior view)]

가장 아래쪽 깊은 돌림근은 **넙다리네모근**(qudratus femoris)이다. 네모는 “사각형의(square)”의 의미로 궁둥뼈결절의 윗부분에서 넙다리뼈까지 거의 수평으로 놓여있는 짧은 근육이다. 무릎의 폄근인 넙다리네갈래근(quadriceps femoris)과 혼동하지 말라.

여섯 개의 깊은 돌림근들은 골반을 앞으로 당겨주고 허리근과 함께 골반과 척추의 균형을 도와준다. 엉덩이 관절에서 부수적인 작용을 하는 근육들이다. 맨 위에 있는 세 개의 근육은 폄과 벌림작용을 하는 근육이며 아래 세 근육은 폄과 모음작용을 하는 근육이다.

넙다리빗근(sartorius), 큰엉덩이근(gluteus maximus), 넙다리두갈래근(biceps femoris) 그리고 세 개의 모음근(three adductor)은 바깥 돌림작용을 하는 6개의 깊은 돌림근들을 도와준다. 한 가지 작용을 할 수 있는 많은 근육들은 근력강화와 신장운동이 매우 중요하다.

바깥돌림근 근력강화 운동(Outward rotator Strengthening exercises)

1. 앉은자세/누운자세에서 다리 돌림(Sitting/Lying Leg Rotation) (Level Ⅰ)

기법(Technique)

의자에 바로 앉은 자세에서 손은 양쪽에 놓고 두 다리를 앞으로 펴고 뒤꿈치는 모은다. 다리를 밖으로 돌리고 그 다음 안으로 돌린다. 매우 쉽고 좋은 방법으로 근육들이 작용하는가를 느끼며 한다. 몸통을 의자로부터 '들어 올리고' 엉덩이를 비튼다. 이 자세는 골반근육들을 작용시킨다. 또한 앉은 자세에서 할 수 있으며 천정을 향해 다리를하고 누운 자세에서도 가능하다.

2. 서서 다리 돌림 (Standing Leg Rotation) (Level Ⅰ)

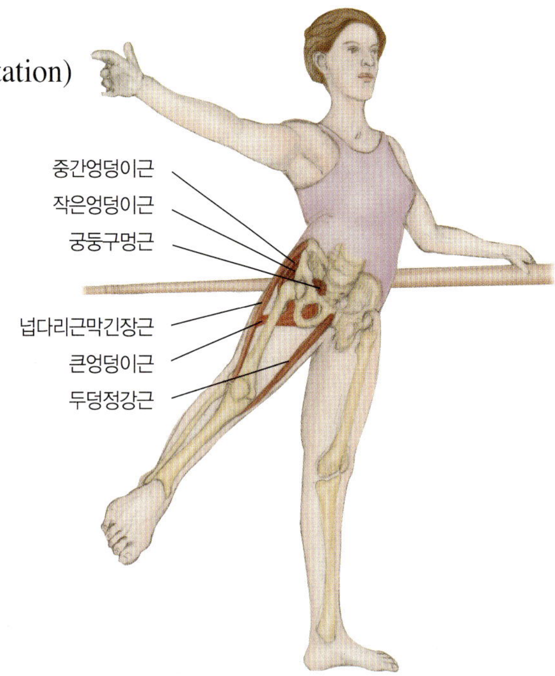

그림 8-44 서서 다리 돌림(Level Ⅰ)(안쪽 돌림을 하고 있다.)

기법(Technique)

한 손으로 벽을 잡고 바닥에서 몇 인치 떨어지도록 엉덩이는 아래쪽으로 유지하며 다리를 옆으로 들어올린다. 바깥으로 안으로 돌림한다. 더 높게 하도록 하며 45° 이상을 올리지 않도록 한다.

3. 롱드잠(Rond de Jambe)(Levels Ⅰ－Ⅲ)

기법(Technique)

발레운동은 서서 많이 행해진다. 이 자세는 한다리를 앞으로, 옆으로 그 다음 바깥돌림을 유지하며 계속적으로 회전하는 움직임으로 다리를 펴고 행해진다. 발가락을 땅에 대면 level Ⅰ이고, 떨어뜨리면 level Ⅱ, 허리보다 높게 들면 level Ⅲ이다. 발레가 쉽지는 않다!

바깥 돌림근 신장 운동(Outward Rotator Stretching Exercises)

바깥 돌림근을 신장하기 위해서는 안쪽돌림을 해야 한다. 다리를 교차했을 때 밑에 다리는 다소 안쪽돌림을 한다. 아래쪽 다리를 구부리면서 *다리 꼬와 신장* 동작을 해라(138쪽). 이 자세는 여섯 개의 깊은 돌림근 중 궁둥구멍근을 위한 가장 좋은 신장운동자세이다. 기억해야 할 것은 이 근육은 궁둥신경통과 관련된 근육으로 궁둥신경이 방해받았을 때 나타난다. 단축된 궁둥구멍근은 신경에 영향을 주며 엉덩이와 허벅지에 통증과 불편함을 초래한다. 이 근육을 이완하거나 늘려주는 작용은 간단하다; 의료비를 아낄 수 있는 방법을 생각해보자. *앉은 자세에서 발을 가슴쪽으로 당겨 둔부 신장* 운동을 하라!

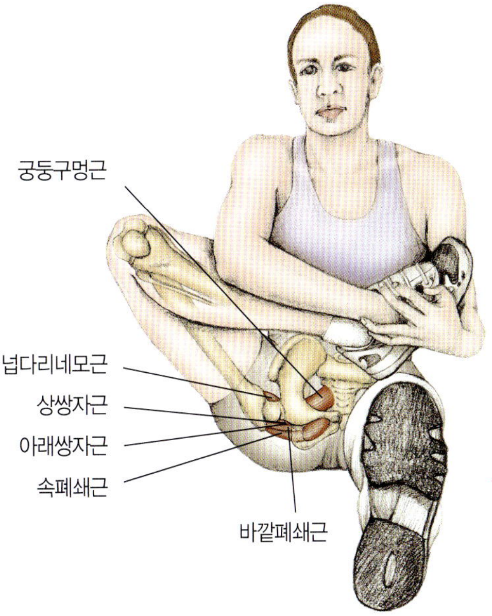

그림 8-45 앉은 자세에서 발을 가슴쪽으로 당겨 둔부 신장

기법(Technique)

한 다리를 펴고 앉아 다른 발목을 가슴 쪽으로 바로 잡아당겨 유지한다. 신장의 강도를 조절하기 위해 손과 팔을 사용한다. 발을 가슴쪽으로 가깝게 하면 할수록 신장의 강도는 더해진다.

엉덩이 관절의 안쪽 돌림근(Inward Rotators of the Hip)

이 근육은 이미 알아본 근육들이다. **중간엉덩이근**(gluteus medius), **작은엉덩이근**(gluteus minimus), **넙다리근막긴장근**(tensor fascia latae), **반힘줄근**(semitendinosus), **반막근**(semimembranosus), **두덩정강근**(gracilis), **두덩근**(pectineus)이다.

바깥 돌림근의 대부분의 운동은 안쪽 돌림근과 반대로 하면 된다. 허벅지를 바깥으로 돌리기 대신 안쪽으로 돌리는 것이다.

엉덩이 관절 불균형 (Hip Imbalances)

1) 한다리로 많이 서 있게 되면 한쪽 엉덩이 관절이 다른 쪽보다 단축될 수 있다.

2) 달리기와 사이클과 같은 하지의 근력이 요구되는 신체 활동은 단축된 근육을 위해 좀 더 신장운동을 해야 한다.

3) 유연성과 다리를 높게 드는 운동은 이완된 근육을 보강해 줄 수 있는 근력강화운동을 하지 않으면 불안정한 관절로 이끌 수 있다.

단지 양측 관절이 매우 느슨한 사람은 없다. 엉덩이 영역은 광범위할 수 있으나 신체의 중심부분과 다리를 연결하는 부분이다.

엉덩넙다리(엉덩이) 관절의 신화를 풀다
[Myths of the iliofemoral (Hip) Joint Dispelled]

대부분 엉덩이관절의 근육은 하나의 작용보다 그 이상을 한다.

실질적인 절구관절로 엉덩이관절은 예외가 아니다. 엉덩넙다리관절 주위의 큰 근육인 넙다리곧은근은 엉덩이관절에서는 굽힘작용 하나만을 하는 근육이다. 물론 넙다리네갈래근은 무릎에서 폄작용을 하는 근육이다. 14개의 다른 근육들은 각각 다른 작용을 한다. 여섯 개의 깊은 돌림근은 바깥으로 돌림을 하는 작은 근육들로 부수적인 작용을 한다. 넙다리곧은근과 넙다리네갈래근을 혼동하지 말라. 넙다리곧은근은 크고 앞쪽에 있으며 양측 관절근육이고 넙다리네갈래근은 여섯 개의 작은 근육 중 하나이고 뒤쪽에 깊은 돌림근에서 찾아볼 수 있으며 다른 다섯 개의 돌림근은 아래쪽에 있다. 이 두 근육 모두 엉덩이 관절에서 다르게 작용하고 있다.

엉덩이관절의 불균형은 바로 잡아야 한다.

엉덩이관절의 균형을 위해 도움이 되는 몇 가지 훈련방법이 있다. 대부분의 고관절 치환술은 뼈와 뼈사이가 마모되는 경우가 있기 때문이다. 뼈사이의 연골로 인해 충격흡수를 하여 압박을 피해주며 인체의 체중을 잘 분산시켜 준다. 너무 많은 체중은 관절의 무리를 가져올 수 있다. 관절 수술을 경험한 환자들은 뼈구조를 위해 체중을 잘 유지해야만 한다.

주말 운동

주말운동을 경계하라; 주중에 잘 관리를 하여 인체의 충격으로부터 잘 관리해야 하며 특히 관절을 관리해야 한다. 또한 오랫동안 과도한 사용으로 인해 주의해야 한다. 반복적으로 손상되어지는 요인들을 잘 관리하면 평생 운동은 좋은 운동이 될 수 있다.

엉덩넙다리관절의 움직임과 관련된 주요 근육들
(Main Muscles Involved in Movements of the iliofemoral Joint)

굽힘
엉덩허리근; 넙다리곧은근; 넙다리근막긴장근; 넙다리빗근; 짧은모음근; 긴모음근; 두덩근

폄
큰엉덩이근; 반막근; 반힘줄근; 넙다리두갈래근(긴갈래); 큰모음근(엉덩근섬유)

벌림
중간엉덩이근; 작은엉덩이근; 넙다리근막긴장근; 속폐쇄근(굽힘); 궁둥구멍근(굽힘)

모음
큰모음근; 짧은모음근; 긴모음근; 두덩근; 두덩정강근; 큰엉덩이근(아래쪽근섬유); 넙다리네모근

가쪽 돌림
큰엉덩이근; 속폐쇄근; 쌍자근; 바깥폐쇄근; 넙다리네갈래근; 궁둥구멍근; 넙다리빗근; 큰모음근; 짧은모음근; 긴모음근; 넙다리두갈래근

안쪽돌림
넙다리근막긴장근; 중간엉덩이근(앞쪽 근섬유); 작은엉덩이근(앞쪽 근섬유); 반막근; 반힘줄근; 두덩정강근

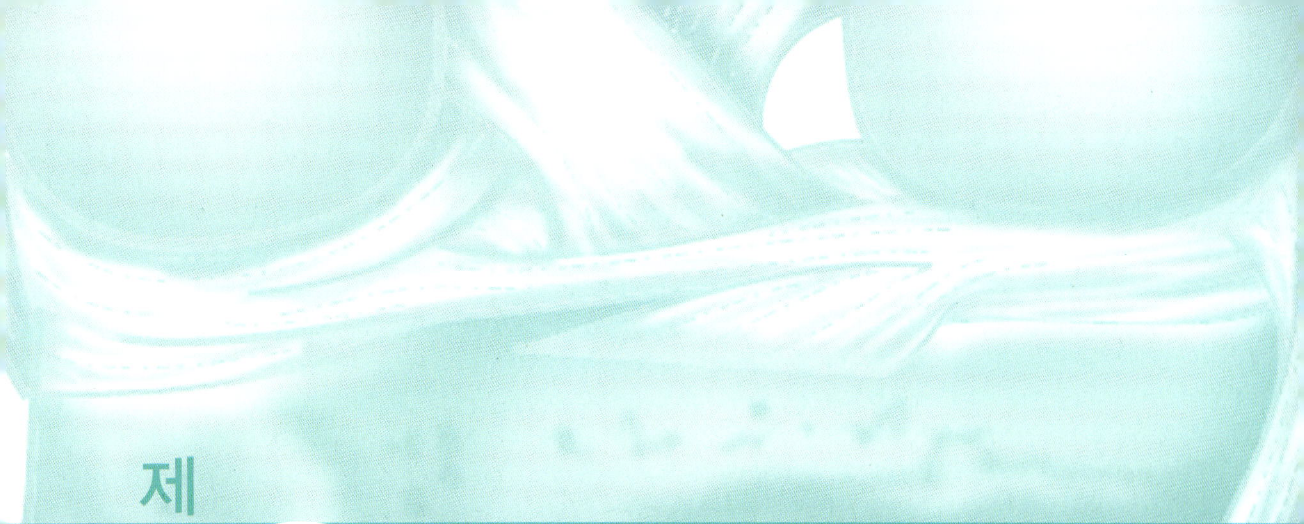

제 9 장 무릎 관절 (The Knee Joint)

무릎은 관절의 완벽한 본보기이다; 관절로 이루어진 두 개의 뼈가 관절을 움직이기 위해 부착되어있는 근육힘줄인 인대와 충격을 흡수해 주는 연골 그리고 완충작용을 해주는 막 안에 윤활액에 의해 함께 있다. 인체에서 가장 큰 관절로 가쪽으로는 거의 움직임이 없는 지렛대로서 작용하는 두 개의 뼈를 가지고 있다.

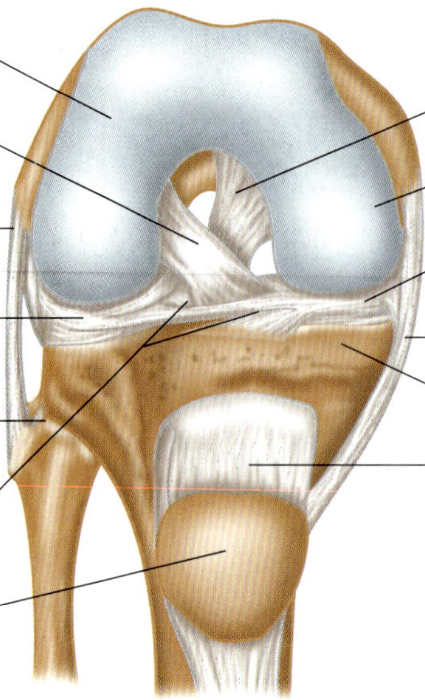

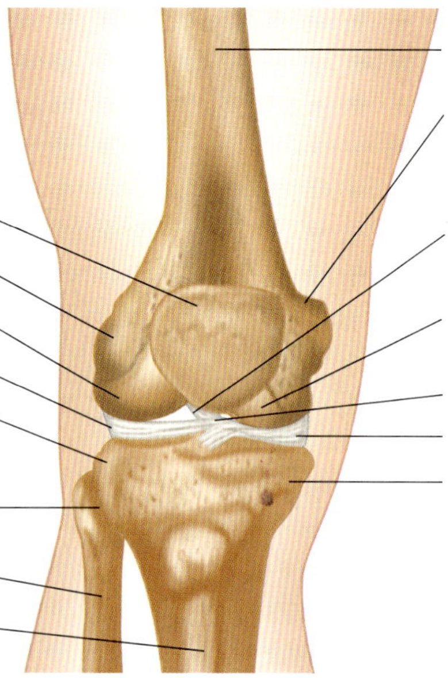

그림 9-1 무릎관절, 전면(knee joint, anterior view)

두 개의 곁인대(collateral ligament)는 무릎의 양쪽에 있고 안쪽곁인대[tibial(medial) collateral ligament]와 가쪽곁인대[fibula(lateral) collateral ligament]가 있다. 앞과 뒤십자인대(anterior and posterior cruciateligament)는 무릎관절 안에 서로 교차하고 있다. 연골(cartilage)은 넙다리뼈(femur)와 종아리뼈(tibia), 두 개의 뼈 사이에 있다. 무릎뼈(patella)는 더 깊은 부분으로서 그림에서 보이지 않고 있다.

무릎관절은 관절의 완충작용으로서 작용하여 마찰을 줄여주는 몇 개의 점액낭주머니(bursae)로 끈적이는 윤활액(viscid fluid)으로 찬 주머니를 포함하고 있다. 무릎의 관절연골에 의해 형성된 깊이 있는 점액낭주머니는 무릎위 점액낭(suprapatellar bursa)으로 인체에서 가장 큰 점액낭주머니이다. 넙다리뼈(femur)와 넙다리네갈래근(quadriceps femoris) 사이에 위치한다. 무릎에 있는 세 개의 다른 주요 점액낭주머니는 무릎앞피부밑 점액낭(subcutaneous prepatellar bursa)로 피부와 무릎뼈의 앞표면에 위치하며 얕은 무릎아래 점액낭(superficial infrapatellar bursa)는 피부와 무릎뼈 힘줄에 있고 깊은 무릎아래 점액낭(deep infrapatellar bursa)는 정강뼈거친면(tibial tuberosity)과 무릎뼈힘줄(patella tendon) 사이에 있다. 마지막으로, 아족 점액낭(pes anserinus bursa)는 결합된 아족힘줄로서 넙다리빗근(sartorius), 두덩정강근(gracilis) 그리고 반막근(semitendinosus)에 붙는 곳으로 무릎의 아래쪽 안에 위치하고 있다.

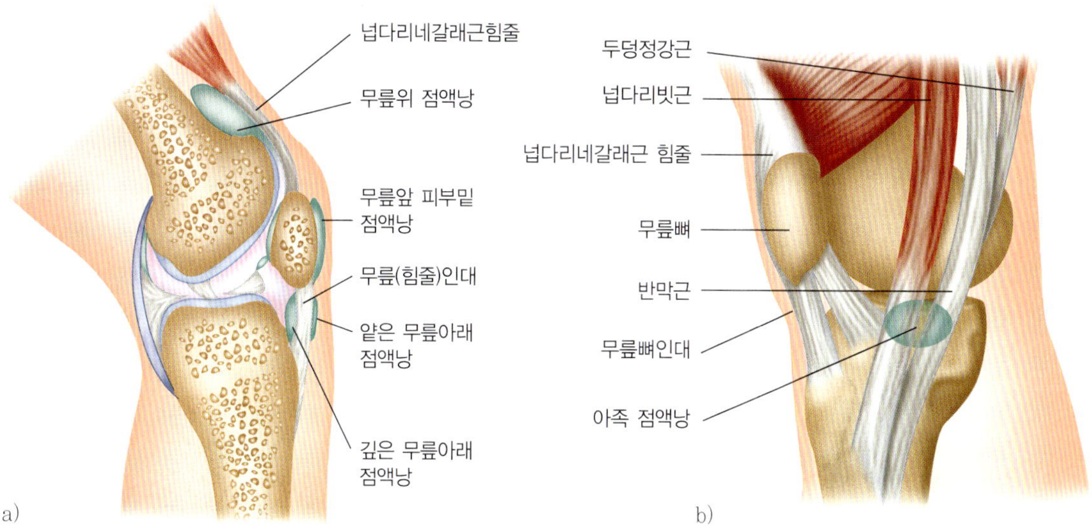

그림 9-2 무릎관절(knee joint) a) 중간-시상면(mid-sagittal view), b)안쪽면(medial view)

힘줄과 인대의 보관대로서 종아리뼈, 넙다리네갈래근힘줄로부터 나온 인대와 무릎뼈를 더한다. 두 돌림작용은 관절을 움직이며 좀 더 복잡하다. 무릎은 매우 특별한 설계방법으로 되어있다. 앞쪽에 무릎을 보호하고 있는 무릎뼈와 무릎뼈를 고정하고 있는 십자인대와 곁인대가 없다고 생각해보자. 어떤 사람들은 모든 보호의 도움 없이 실질적으로 걷는다고 생각하고 무릎을 혹사시키고 있다. 인대와 연골은 신장되어지고 찢어지고 상처를 받을 수 있다. 근육은 약하다. 뼈는 정상정렬이 아니다. 장기적인 기능장애는 통증을 참을 수 없게 되었을 때 나타나게 된다.

경이로운 현대의학 산물인 무릎인공관절!은 기적적인 수술방법이지만 되도록이면 피하는 것이 좋다. 정확한 치료와 근력강화 그리고 자세훈련으로 통증은 완화될 수 있으며 수술 없이 균형을 이루게 될 수 있다.

초기에 질병을 치료하면 인공관절수술은 피할 수 있다.

무릎 폄근: 넙다리네갈래근(Knee Extensors; Quadriceps Femoris)

잘 알려진 'quads 네 개의' 뜻은 하나의 주요한 움직임을 하기 위해 같이 작용하는 네 개의 근육군이다. *네 개의 넙다리근육은* 넙다리곧은근(rectus femoris), 가쪽넓은근(vastus lateralis), 안쪽넓은근(vastus medialis), 중간넓은근(vastus intermedius)이다.

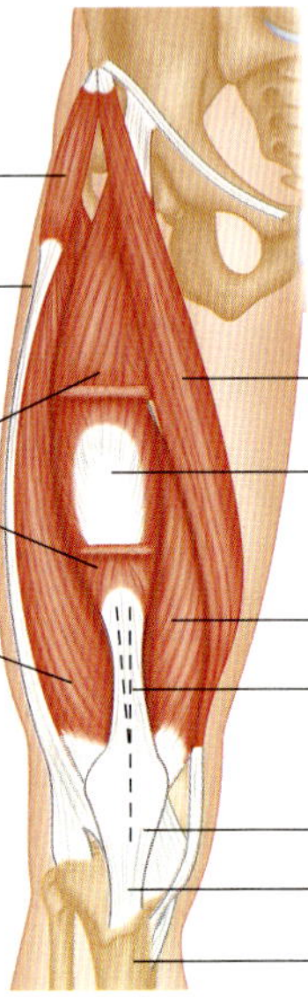

그림 9-3 넙다리근육(quadriceps muscles) (Q각도는 기술되어지고 다음 페이지에 서술된다.)

넙다리네갈래근은 많은 움직임에서 활동적인 근육이다; 걷고, 달리고, 점핑하고 차는 것; 어떤 움직임에서도 무릎이 펴진다. 인체에서 가장 힘 있고 큰 근육군이다. 넙다리네갈래근은 길항근인 뒤넙다리근육보다 더 강하다. 무릎관절 작용의 균형을 위해 넙다리네갈래근이 약 20% 정도 더 강하면 바람직한 것이다.

넙다리네갈래근은 무릎의 폄근으로 아래다리의 돌림작용에 작용한다. 무릎이 굽혀져 있을 때 중간넓은근은 안쪽으로 돌려주고 가쪽넓은근은 바깥쪽으로 돌림작용을 한다. 무릎이 펴져 있을 때 돌림작용은 일어나지 않는다.

넙다리네갈래근의 가장 표면에 있는 근육은 넙다리곧은근(rectus femoris)으로 두개의 관절에서 작용하는 유일한 근육이다. 엉덩이 굽힘근으로 8장에서 언급되어졌으며 보통 넙다리네갈래근으로 다른 나머지 근육과 함께 허벅지의 앞에서 시작한다. 이 힘줄은 무릎 인대로서 정강이뼈(tibia)에서 무릎뼈(patella)를 지나간다.

점핑할 때 무릎을 쫙 펴고 넙다리네갈래근이 단축적으로 수축할 때 착지 시 브레이크로서 작용하며 넘어지는 것으로부터 인체를 보호하기 위해 무릎을 굽힐 때는 신장적으로 수축한다.

Q 각도는 무릎뼈에서 넙다리네갈래근의 당김선이다. 그림 9.3에서 본 것과 같이 수직이 아니다. 무릎뼈에서 위앞엉덩뼈가시(ASIS)까지 그려진 선은 넓다리뼈에서 무릎뼈를 통해 정강뼈 거친면(tibial tuberosity)까지의 선과 교차한다. 이는 각도를 결정하고 10-17°가 정상각도 범위이다. 보통 여자들이 더 크다. 더 큰 각도는 중심에서 벗어난 각도를 증가시키기 때문에 문제를 일으킬 수 있다.

넓다리뼈의 몸통은 수직이 아니라 엉덩이 관절의 중심이 무릎의 중심과 나란히 있는 것이다. 이를 넓다리뼈의 역학적인 축(mechanical axis)이라 하고, 다리를 통해 더 나은 무게전달에서 결정적인 역할을 한다.

넙다리네갈래근의 근력강화 운동(Quadriceps Strengthening Exercises)

머신: *Leg press, knee extension, rowing* 호흡순환도구(cardiovascular equipment) 저항을 향해 무릎을 펴면 단축성 수축을 증진시켜준다.
등척성 수축(isometric contraction): 움직이지 않는 힘에 대한 쫙 뻗은 다리
웨이트(weight): 발레 플리에 스쿼트
발레(Ballet): 그랑 플리에 와 프론트 바뜨망
필라테스(Pilates): Reformer 기구를 이용한 개구리자세

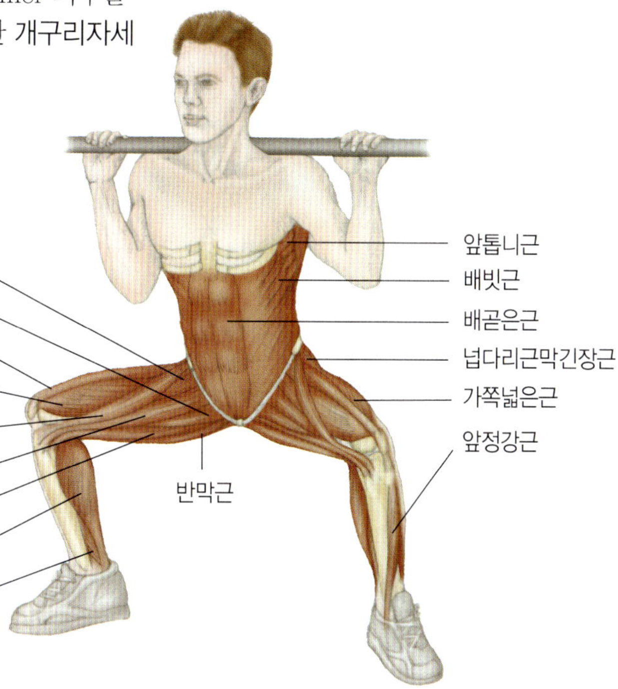

그림 9-4 발레 플리에 스쿼트자세(Barbell plie squat)

기법(Technique)

올바르게 수행하기 위해, 움직임을 조절하여 천천히 함으로 가속도(momentum)는 피해야 한다. 가슴은 벌리고 어깨가 둥글게 되는 것을 피해야 한다. 중간발에서 발뒤꿈치에 무게를 실어 발가락의 수직선을 지나도록 무릎을 유지한다. 무릎과 발목이 안쪽으로 돌아가지 않도록한다. 스쿼트자세(squat)는 평행자세를 유지하도록 해야만 하고(발이 앞쪽으로 향하도록) 반복한다. 넙다리네갈래근은 최고로 강화되어질 것이다. 무릎의 올바른 위치와 정확한 웨이트는 손상을 막는데 중요한 요소이다.

넙다리곧은근(Rectus femoris):
이 근육은 중력을 향해 무릎을 펴고 엉덩이를 굽혔을 때 작용하는 근육이다. 앞쪽에 다리를 놓고 앉은 자세에서 몸통은 약간 앞으로 굽히고, 10초 동안 바닥에서 다리를 떼고 한다리를 앞으로 약간 옮겨놓는다. 넙다리곧은근이 확실하게 느껴질 것이다. 피로는 짧게 발생되어질 것이다.

중간넓은근 (Vastus medialis):
의자에 앉아서 바닥에 발을 대고 그 사이에 블럭을 놓고 발을 고정시킨다. 허벅지는 똑바로 유지하며 블럭을 향해 다리를 돌리고 10초 동안 수축한다. 피로가 느껴질 때까지 반복한다.

가쪽넓은근과 중간넓은근 (Vastus lateralis and vastus medialis):
블럭을 치우고 허벅지를 고정시킨 채 다리를 안쪽 바깥쪽으로 돌린다. 더한 저항을 위해 발목에 무게를 올리고 모든 넙다리네갈래근을 위해 무릎을 펴도록한다. 많은 요가자세에서 전사자세, 삼각자세(*trikonasanas*), 서서 전굴자세(*uttanasanas*, 무릎을 펴고), 아래로 보는 개자세(*downward facing dog*)과 같은 훈련은 넙다리네갈래근의 근력강화방법이다.

넙다리네갈래근의 신장 운동(Quadriceps Stretching Exercises)

1) *브릿지 자세(Bridge Pose)* (배근육을 신장하는 자세)
2) *런지자세(Lunges)* – 무릎폄근을 위한 신장은 뒤쪽다리에서 일어난다. 무릎을 바닥쪽으로 굽히고 골반을 앞으로 밀면 신장은 증가될 것이다.
3) 넙다리곧은근은 요가에서 *활자세(bow pose)*로 엉덩이를 굽히고, 무릎을 폈을 때 신장될 것이다.
4) 넓은근육들은 무릎을 굽혔을 때 언제나 신장하게 된다.

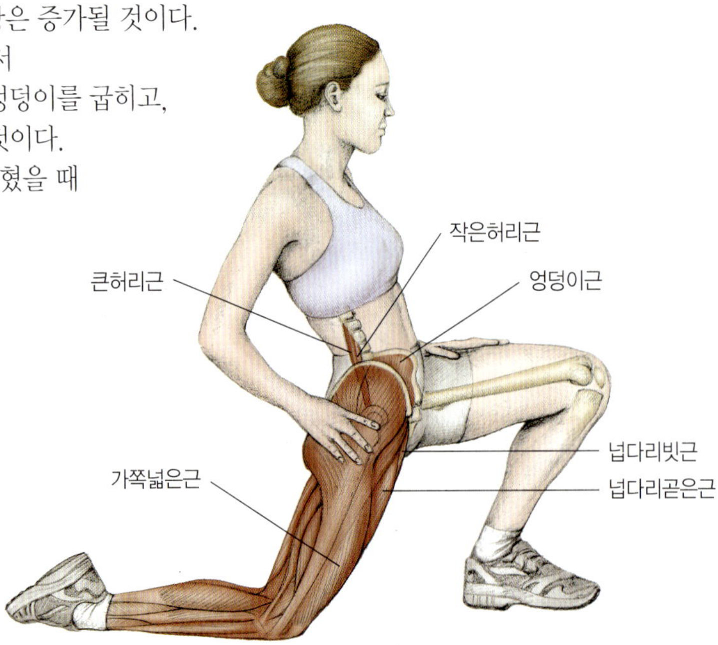

그림 9-5 무릎 꿇은 자세에서 넙다리근육 신장(Kneeling quad Stretch)

기법(Technique)

런지 자세에서 바닥에 무릎을 대고 필요하다면 균형을 위해 무언가를 사용해도 좋다.
필요하면 무릎 아래 편안하게 타월이나 매트를 대도 좋다.

무릎 굽힘근(The Knee Flexors): 뒤넙다리근육(The Hamstrings)

무릎 굽힘근은 **뒤넙다리근육**으로 8장에서 엉덩이 굽힘근으로 다루었고 두 개의 관절로 이루어진 근육이다. 이 근육은 단지 무릎의 굽힘근은 아니다. 다섯 개의 다른 근육은 무릎을 굽히는 세 개의 뒤넙다리근육을 도와준다; **넙다리빗근**(Sartorius), **두덩정강근**(gracilis), **오금근**(popliteus), **장딴지근**(gastrocnemius) 그리고 **장딴지빗근**(plantaris).

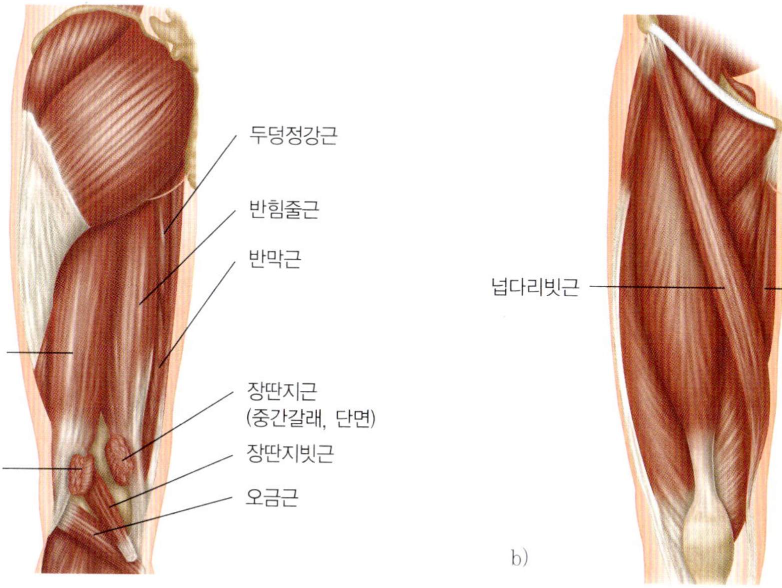

그림 9-6 다섯 개의 다른 근육은 무릎을 굽히는 세 개의 뒤넙다리근육을 도와준다; 넙다리빗근, 두덩정강근, 오금근, 장딴지근 그리고 장딴지빗근; a) 후면, b)전면

무릎을 바깥으로 돌려주는 굽힘근은 뒤넙다리근육 중 넙다리두갈래근(biceps femoris of hamstring)이다. 안쪽 돌림근은 반힘줄근(semitendinosus), 반막근(semimembranosus)(둘다 뒤넙다리근육), 넙다리빗근, 오금근과 두덩정강근이다. 이러한 돌림작용은 직접적으로 오는 변화에 대해 적응하기 위한 무릎의 능력에서 필수적인 것이다.

8개의 무릎 굽힘근 중 오금근은 유일하게 두 개의 관절에 걸친 근육이 아니다. 단지 무릎에서만 작용하며 무릎 뒤쪽면의 안정성에 필요한 근육이다. 보통 자세 문제를 바르게 하도록하기 위해서 무릎의 젖힘을 항상 체크해준다. 젖힘은 수직으로 다리를 쭉 펴는 것으로 다리가 인사하는 것과 같다. 이 운동에서 가장 중요한 점은 무릎을 잠그면 안 된다. 이런 상황이 발생했을 때 인대와 힘줄은 과도한 신장이 되어서 똑바로 뻗을 때 무릎뼈를 밀며 무릎이 잠길 수 있다. 일반적인 경우는 아니지만 젖힘은 뼈나 조직 위치로 인해 시작이 분명하다.

젖혀진 무릎 자세에 대한 간단한 치료하는 방법은 무릎이 펴져 있을 때 정상범위를 넘어선 힘을 가하면 안된다. 무릎의 뒤쪽은 부드럽게 해야만 하고 완전한 신장을 해서도 안 된다. 다리는 뻗어 있는 것처럼 보이나 수직으로 해서는 안 된다. 이러한 과정은 매우 중요하다.

발목에 올바른 뼈, 복사뼈에 다리의 무게를 놓고 발을 통해 인체의 무게를 옮겨주는 것이다.

무릎굽힘근 근력강화운동(Knee flexor strengthening exercises)

머신: *Leg curls*; 호흡순환도구(cardiovascular equipment) 저항을 향해 무릎을 펴면 단축성 수축을 증진시켜 준다.
등척성 수축(isometric contraction): 움직이지 않는 힘에 대해 쫙 뻗은 다리
웨이트: 발목에 웨이트를 달고 다리를 뒤로 들어올리기–무릎이 굽혀지면 레벨은 증가된다.
필라테스: 하나 또는 양발로 차는 것(single and double leg kick)
발레: *뒤로 바뜨망* – 무릎을 굽히고 모든 무릎 굽힘근이 작용하게 된다.
요가: *Bridge, Camel, 위로 보는 개자세(upward facing dog)*(오직 뒤넙다리근육), *전사자세 Ⅲ*(다리를 뒤로 굽혀 근력강화훈련을 더해준다).

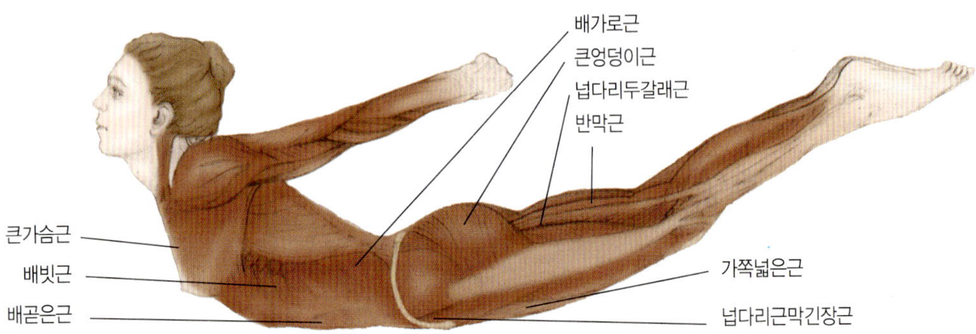

그림 9-7 필라테스 더블 레그 킥(double leg kicks)

기법(Technique)

엎드려 누운 자세에서 다리와 발은 모으고 머리는 옆쪽으로 돌린다. 손은 등뒤로 하고 가능한 척추보다 높게 올린다. 팔꿈치는 넓게 벌리고 손은 닿도록 한다. 양쪽 무릎은 구부리고 엉덩이를 향해 찬다. 뒤에 있는 손은 신장하게 되고 등은 밑으로 내리고 매트에서 다리를 올린다. 머리와 가슴은 좀 더 어려운 동작을 위해 바닥에서 들어올린 다음 다시 시작자세로 돌아온다.

무릎 굽힘근 신장 운동(Knee Flexor Stretching Exercises)

뒤넙다리근육 신장운동은 엉덩이를 굽히거나 무릎을 편 상태에서 근육이 늘어나므로 어떠한 운동에서도 달성할 수 있다. 8장에서 큰엉덩이근의 신장은 앞으로 굽힐뿐만 아니라 뒤넙다리근육을 신장하게 될 것이다. 신장운동의 가장 좋은 운동은 바로 **누워서 무릎을 쫙 펴는 것이다.**

기법(Technique)

한 다리를 올리고 등을 대고 누워 발 주위에 끈을 연결하여 가능한 무릎을 편상태로 가슴을 향해 다리를 잡아 당긴다.

오금근과 장딴지근과 같은 다른 굽힘근들은 선 자세에서 런지자세나 바닥에 발꿈치를 대고 무릎을 쫙 펴는 자세가 신장운동에 가장 좋다.

무릎 손상(Knee Injuries)

엉덩이와 발목 사이에 위치한 무릎은 극히 연약한 체중지지(weight-bearing) 관절이다. 인간은 네 다리에서 두 다리로 진화한 경우를 생각해보자. 지속적인 스트레스가 두 무릎관절에 노출되어 있었다. 많은 손상으로 인해 무릎 운동학의 연구는 계속 증가되어 왔고 여전히 문제가 발견되어지고 있다. 좀 더 일반적인 무릎 질환을 보도록 하자.

앞십자인대(ACL) 파열(Anterior Cruciate Ligament Tears)

특히 여성들에 있어서 앞십자인대에 새로운 정보는 지난 몇 년간 표면 위로 드러나져 왔다. 연구자들은 남자와 여자의 무릎 사이에 차이점을 수립하기 위해 노력해왔다. 마침내 역사상 남자뿐만 아니라 여자 운동선수에서 많은 경우를 볼 수 있었다. 해부학적인 논쟁으로 약간의 타당성이 있음을 말할 수 있다.

1) 여자 골반뼈의 작은 만은 남자의 것보다 크다(출산을 위해). 이는 골반을 더 넓게 만들고 엉덩이로부터 무릎까지 넙다리뼈의 각도를 증가시켜 주는 것이다. 연구자들은 이것이 앞십자인대손상의 높은 퍼센트를 차지하는 중요한 요소가 되는가를 아직 발견하지는 못했다.

2) 초점은 뒤넙다리근육이다. 이 근육군은 **앞정강이 평행이동**(anterior tibial translation)이라 불리는데 넙다리뼈 아래에서부터 정강이뼈를 잡고 있는 앞십자인대를 도와주고 있다. 두 번째로 여자의 넙다리네갈래근이 정강이뼈가 앞으로 힘을 받을 때 뒤넙다리근육보다 더 빠르게 움직인다는 이론이다. 이것은 처음 운동시작 시기에 앞십자인대에 좀 더 많은 압박이 오는 것이다.

3) 호르몬 변화는 인체역학에 영향을 준다. 출산을 하는 동안 호르몬이 배출되어 조직을 벌리기 위해 이완되게 한다. 호르몬은 피임약에도 영향을 받는다. 연구들에서 보면, 최근에 한 달 주기 동안 호르몬 변화가 앞십자인대에 결정적이지 않다고 말하고 있다.

문제를 해결하기 위한 일반적인 해결방법은 뒤넙다리근육을 강화시키고 속도를 증가시키는 것이다. 뒤넙다리근육이 넙다리네갈래근보다 60% 덜 강하면 불균형과 손상가능성이 있는 것이다. 많은 운동생리학에서 무릎 근력을 측정한 후에 특히 여성 댄서들에 있어서 넙다리네갈래근에 비해 뒤넙다리근육이 약하다는 것을 찾아내었다. 뒤넙다리근육의 가장 좋은 근력강화방법은 엉덩이 폄동작 시 큰 엉덩이근을 더 강하게 만들어 분리시키는 것이다. 레그 컬(leg curls) 자세는 가장 좋은 운동방법이나 댄서들에게는 그렇지 않다(댄서들은 좀 더 웨이트 운동을 하는 것이 좋다!).

속도를 증가시키기 위해 런지, 깡충뛰기, 빠르게 움직이도록 다리의 운동역학적인 면에서 재교육하기 위한 점핑운동과 같은 운동형태들이 훈련되어져야 한다. **플라이오메트릭**은 중요한 훈련 도구이다.

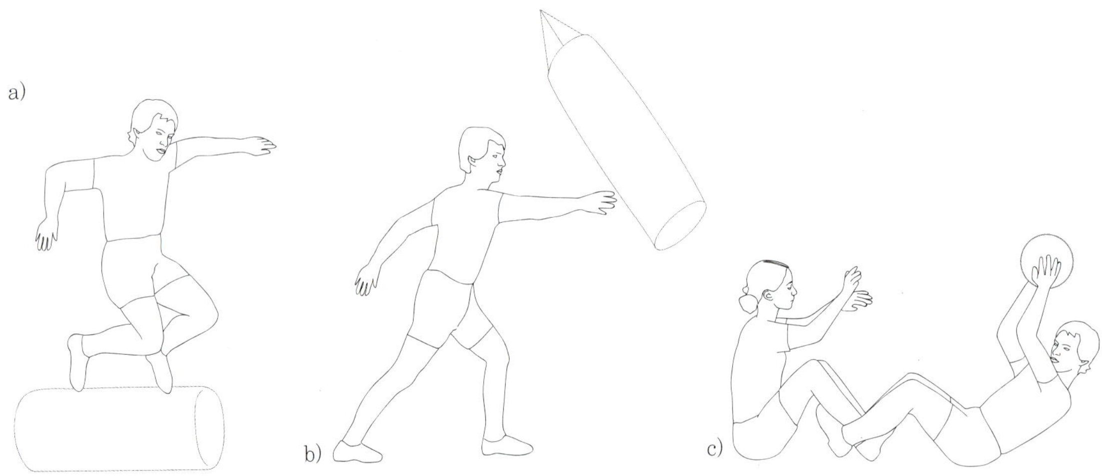

그림 9-8 폴리메트릭 훈련의 예 A) 좌우로 점핑 b) 샌드백 밀기 c) 몸통 일으켜 공 던지기

단축된 뒤넙다리근육(Tight Hamstrings)

대부분의 사람들은 단축된 뒤넙다리근육을 가지고 있다. 단축은 인체의 불균형을 초래한다. 뒤넙다리근육은 많은 시간을 앉은 자세에서 보내게 되면 단축이 온다.(항상 무릎을 굽히고 있기 때문이다) 달리기를 하거나 자전거를 타는 운동선수들에게도 많이 볼 수 있고 뒤넙다리근육들은 무릎 굽힘과 엉덩이 폄에 같이 작용되기 때문에 'bulking' 근육이라도 한다. Tai Chi 전문가는 훈련을 하는 동안 무릎이 지속적인 굽힘을 하고 있기 때문에 뒤넙다리근육에 단축이 온다고 했다. 활강스키선수들도 활주 동안 내내 이 자세인 것이다.

신장을 하는 것은 매우 쉽다; 간단히 가능한 무릎을 펴고 앉거나 선 자세에서 엉덩이를 앞으로 굽힌다.

신장운동은 운동방식이다. 운동은 혈관의 흐름을 증가시켜줄 뿐만 아니라 근육과 뇌의 기능도 향상시켜준다. 신장운동에 관한 이득을 더 이상 말할 필요가 없는 것이다.

연골 마모와 파열(Cartilage Wear and Tear)

연골마모는 단지 노인에게서만 있는 증상이 아니다. 젊은 층에서도 많이 볼 수 있다. 이유는 운동의 증가로 인한 영향이다.

무릎에서 중요한 연골 두 부분이 영향을 받는다. 무릎뼈아래 연골은 반복적인 사용으로 인해 오랜 시간동안 밑으로 내려와 **무릎 연골연화증**을 생기게 한다. 보통 달리기나 점핑선수들에게서 볼 수 있고 수동 변식기를 가진 차에 클러치를 지속적으로 사용하는 운전사에게서도 마모가 일어날 수 있다. 끝도 없이 계속되는 것으로 더 나빠지며 통증과 부종을 가져온다.

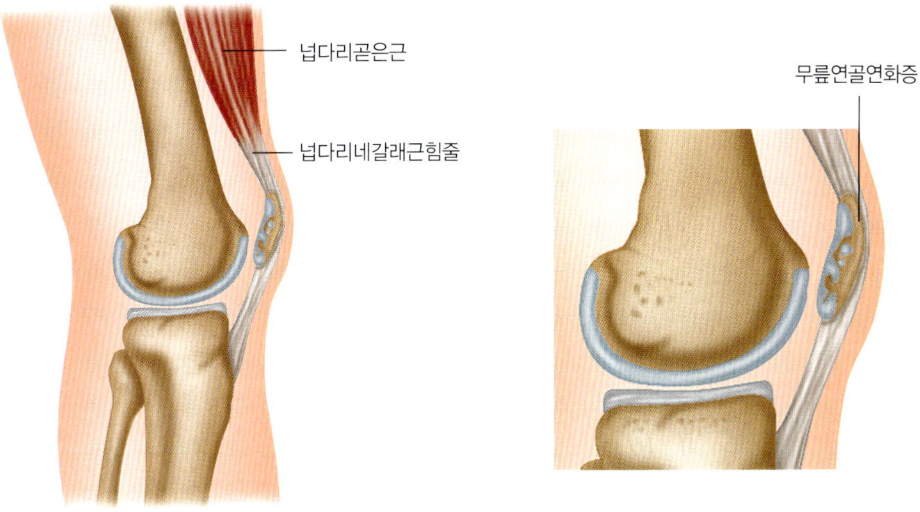

그림 9-9 무릎연골연화증(달리기 선수의 무릎)[Chondromalacia patellae(runner's knee)]

넓적다리뼈와 관련해서도 무릎뼈의 위치가 문제가 될 수 있고 과도한 사용도 그렇다. 무릎뼈는 넙다리네갈래근힘줄에 의해 받쳐진다. 넙다리네갈래근의 근력에 불균형이 오면 무릎뼈의 위치에 영향을 주게된다. 넙다리네갈래근의 가쪽넓은근과 중간넓은근의 운동은 무릎뼈의 안정성에 도움을 준다. 대학생들을 대상으로 근력운동 실험을 한 결과 넙다리네갈래근 중 중간넓은근의 약화를 발견할 수 있었다. 이 근육은 단지 폄근육이 아니라 무릎이 굽혀져있을 때 무릎을 다소 안쪽으로 돌려준다. 다리 안쪽 무릎 위에 직접적인 역할을 하는 것이다.

반월판 파열(Meniscus Tear)

무릎의 주요 연골은 정강이뼈와 넙다리뼈 사이에서 발견할 수 있으며 **반월판**이라 한다. 관절 내에 '그림 8' 에서 나타난 것과 같이 안쪽 반월판이 바깥쪽 반월판보다 두껍다. 과도한 사용이나 물리적인 힘을 통해 마모되거나 파열된다. 무릎이 완전히 굽혀져 있는 자세가 장본인이다. 역도선수, 야구투수, 골깁퍼, 댄서, 그랑 플리에(grande plie), 육상선수, 달리기와 스키와 같은 빠른 자세변화는 반월판의 손상을 가져올 수 있다. 반복적으로 어렵게 착지하거나 불편한 신발을 신는 것은 연골에서의 충격 흡수를 대폭 감소시킨다.

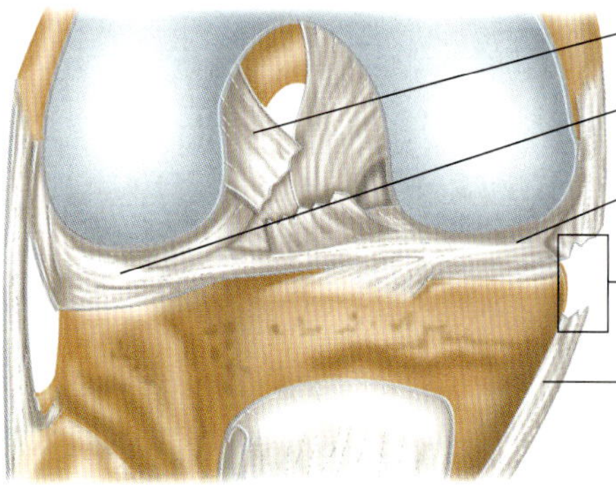

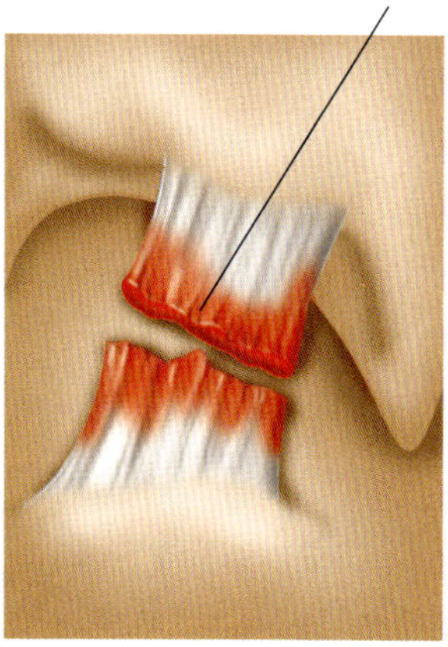

인대파열

그림 9-10 무릎관절(knee joint), 전면(anterior view). 안쪽곁인대[medial (tibial) collateral ligament]

유리질 연골(hyaline cartilage)은 두 뼈 사이의 표면을 보호한다. 큰 안쪽반월판(medial meniscus)과 작은바깥반월판(lateral meniscus)은 충격흡수뿐만 아니라 무릎을 안정적으로 고정시켜준다. 손상이 되었을 때 움직임에 불편함을 느끼고 파열되면 심한 통증과 부종이 생긴다. **무릎의 균형을 위한 근력강화운동은 손상과 수술을 예방할 수 있다.**

연골이 한번 손상을 받게되면 제한적인 사용 또는 완벽한 쉼이 치료에 도움을 준다. 연골은 극히 작은 신진대사를 가지고 있다. 조직에 혈액을 제공하는 모세혈관이 있는데 이는 다시 좋게 할 수 있다는 것을 의미하나 대사율은 극히 미미하다. 많은 사람들은 회복하는데 오랜 시간이 걸리기를 원치 않는다. 수술은 연골이 파열되면 선택하게 되는 방법으로 수술은 잘게 조각난 무릎조직 내에 깨끗하게 하도록 해준다. 콜로라도주에 베일(Vail)이라는 도시에 Steadman-Hawkins Center의 의사는 이 분야에서는 완벽한 수술을 하는 전문가이다.

곁인대 손상(collateral ligament damage)

무릎의 가장 보편적인 손상은 인대손상이다. 곁인대는 정강이뼈와 넙다리뼈를 잡고 있는 무릎의 안쪽과 바깥쪽에 위치한 인대이다. 안쪽곁인대는 가장 많이 사용되고 있는 인대이다. 바깥곁인대보다 길고 더 크므로 무릎에서 가장 영향을 많이 받고 있는 인대이다. 팀원끼리나 상대선수에 의해 무릎의 바깥쪽으로 힘을 주어 넘어뜨리는 접촉스포츠에서 많이 손상된다. 안쪽 조직이 과도하게 신장되면 안쪽에 곁인대에 파열이 올 수도 있다. 인대의 압박은 안쪽반월판에 영향을 주며 근섬유들이 부착되어있어 더 큰 외상을 이끌 수도 있다.

인대는 과도한 신장 뒤에는 다시 돌아오지 않는다. 이것이 관절의 불안정을 이끈다. 한번 인대가 불안정해지면 근육의 힘줄이 관절을 함께 도와주기 위해 기능을 하게 된다. 모든 관절 주위의 근육을 위한 근력강화 운동은 필수적이다.

무릎에 영향을 주는 발목의 엎침(Pronation of the Ankle Affects the Knee)

아래쪽 발목관절은 엎침하거나 뒤침할 수 있는데 발의 양쪽에 무게를 골고루 분배해준다. 심한 엎침은 팔의 안쪽에 무게가 실려 서 있는 경우 확실하게 드러난다. 이 자세는 만성 질환을 가져올 수 있으며 발목, 무릎 그리고 엉덩이 관절에 영향을 주게 된다. 발레선수들에게 악명이 높다. 왜냐하면;

1) 고관절 턴아웃이 올바르지 않게 강제적으로 행해지고
2) 발레슈즈는 충분한 지지를 제공하지 않는다.

게다가 발을 통해 무게의 위치가 골고루 되어져야 하는데 다음과 같은 운동 등이 있다:

1. 뒤꿈치 올리기(Point and flex) – 장딴지 근육을 강화시키는 운동으로 특히 발을 세우는 뒤정강근을 위한 운동이다. 발가락을 통해 양발을 늘려준다. 굽힘은 같은 근육을 신장해준다.

2. Calf raises – 1-3 발가락 아래 체중을 놓고 발등을 올리고 내린다. 보통 실수하게 되는 점은 체중이 엄지발가락과 새끼발가락에 가는 것이다. 운동을 하는 동안 거울을 보며 올바른 자세를 하도록 한다.

3. 발아래 테니스공을 굴리면서 발을 맛사지하며 운동한다.

무릎의 신화를 풀다(Myths of the Knee Dispelled)

넙다리네갈래근 중 단지 하나가 양측관절이다.

넙다리네갈래근은 허벅지 앞에 위치하며 무릎을 펴주는 네 개의 근육이다. 엉덩이 굽힘근 또한 엉덩이관절을 굽힘하고 허벅지 앞에 위치한 네 개의 근육이 있다. 무릎폄과 엉덩이 굽힘에 둘 다 작용하는 근육은 단지 넙다리곧은근이다. **엉덩이와 무릎 관절은 많은 근육들을 공유하며 유일하게 그렇지 않은 근육은 무릎근육인 넙다리네갈래근이다.**

뒤넙다리근육은 단지 무릎굽힘근이 아니다.

넙다리두갈래근, 반막근, 그리고 반힘줄근은 뒤넙다리근육을 구성하고 있는 세 개의 근육으로 (leg curl) 동안 강하게 수축하며 무릎을 굽혀주는 근육이다. 5개의 무릎굽힘근이 있고 엉덩이 또는 발목관절에서 대부분 작용한다. 넙다리빗근(sartorius)과 장딴지근(gastrocnemius), 두덩정강근(gracilis)과 장딴지빗근(plantaris)으로 **모든 무릎굽힘근은 오금근(popliteus)을 제외하고 양측관절(biarticulate)이다.**

무릎 관절염(arthritis)은 매우 흔한 일이다.

관절염의 주요 원인은 너무 많은 마모와 관절의 손상이다. 가장 일반적인 상태는 무릎의 사용에 제한이 오는 것이다. 몇 년 동안 의사들은 이 문제를 약과 수술로 다뤄왔다. 20년 전, 연골수술은 무릎에 지퍼와 같은 흉터를 남겼다. 무릎의 부어오름을 무릎에서 단지 이를 없앴던 것이다. 비록 치료기술이 발전했다고는 하나 의학계와 제약 산업에선 수술과 약으로 해결하려 한다. 때로 이렇게 하는것이 필요하다고는 하나, 무릎관절 예방을 위해 운동하거나 운동을 통해 재활을 하는 것이 올바르고 자연스런 상태를 만드는 것으로 더 나은 방법이다. **관절염은 관절에 염증이 있는 것이다. 이는 로임팩트 산소활동, 운동의 관절범위 운동 그리고 근력강화 훈련이 질병에 좋다는 것을 발견하였다.**

무릎관절의 움직임에 관련한 주요 근육들 (Main Muscles Involved in Movements of the Knee Joint)

굽힘
반힘줄근; 반박모양근; 넙다리두갈래근; 장딴지근; 장딴지빗근; 넙다리빗근; 두덩정강근; 오금근

폄
넙다리곧은근; 안쪽넓은근; 가쪽넓은근; 중간넓은근

넙다리뼈에 정강이 뼈의 안쪽돌림
뒤넙다리근육; 반힘줄근; 반막근; 넙다리빗근; 두덩정강근; 안쪽넓은근

넙다리뼈에 정강이 뼈의 가쪽 돌림
넙다리두갈래근; 가쪽넓은근

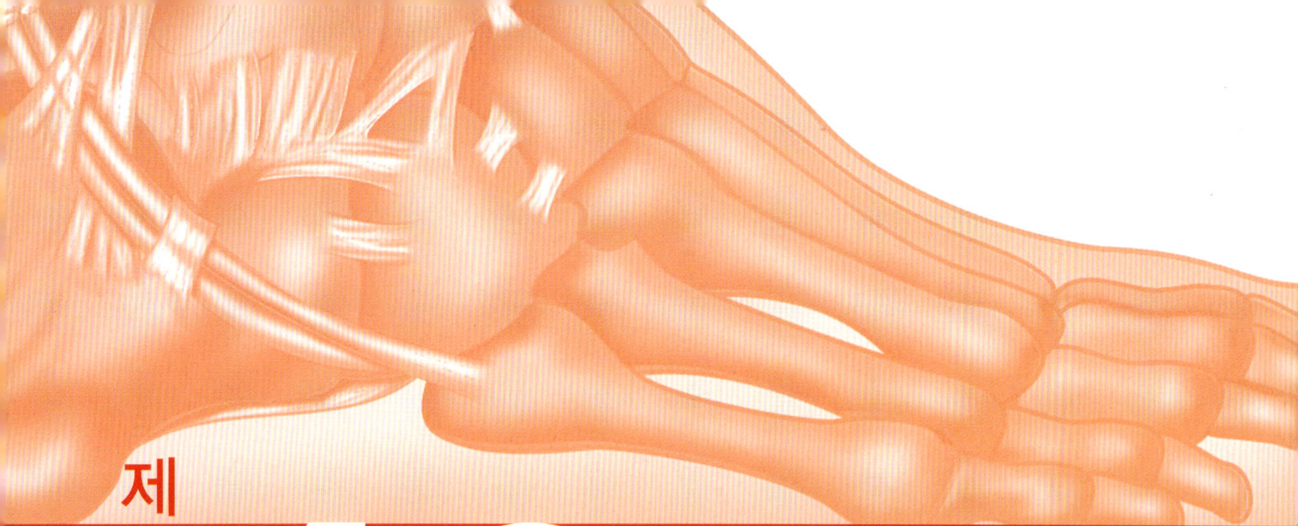

제 10 장 발목관절과 발

(The Ankle Joint and Foot)

발목관절/발의 구조는 가장 흥미롭다. 26개의 뼈, 19개의 큰 근육, 발등에 많고 작은 고유한 근육 그리고 100개가 넘는 인대들이 **각각의** 발목관절과 발의 주요한 구조로 구성된다. 정강이뼈에서 목말뼈에 체중의 전달을 하는 발꿈치뼈는 전체 인체의 무게를 받는 동안 균형을 유지하는 작용을 한다. 그리고 발을 통해 앞으로 전진하도록 한다.

관절과 발목관절과 발의 작용
(Joints and Actions of the Ankle joint and foot)

위, 발목관절은 정강이뼈, 종아리뼈, 목말뼈의 관절점이다. 서로 꽉 붙어있으며 완전한 경첩관절로서 발목관절의 발바닥굽힘과 발등굽힘을 한다. 낮은 발목관절에서는 목말뼈아래와 가로발허리인대의 결합이다. 7개의 발목뼈는 이 영역 내에 위치하고 있으며 다양한 관절 사이에서 다양한 움직임을 한다. 저자는 '엎침' 과 '뒤침' 용어를 사용하여 관절작용을 간단히 설명하려 한다(175쪽 참조).

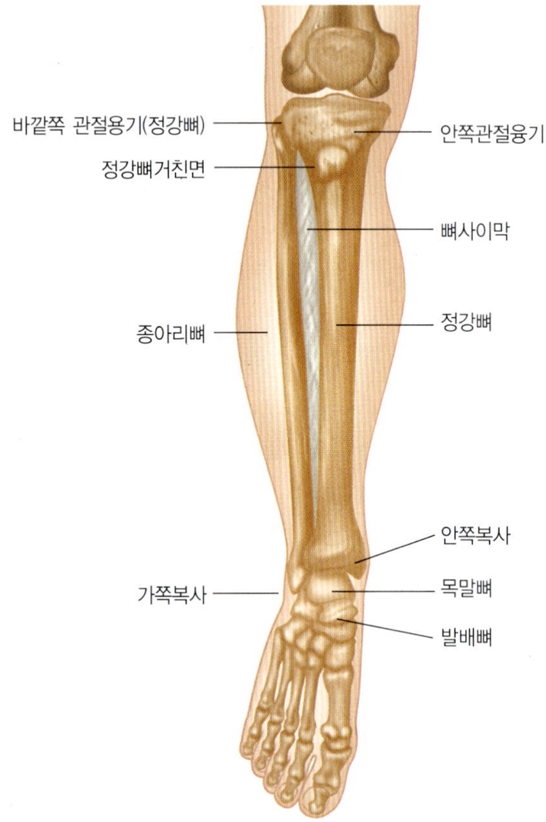

그림 10-1 오른쪽 발목관절/발, 앞안쪽 면(right ankle joint/foot, anteromedial view)

발목발허리관절(tarsal-metatarsal joint)은 '불규칙한(irregular)' 구역으로 미끄러지는 동작이 일어난다. 어떤 책에서는 발목굽힘(plantar)과 발등굽힘(dorsiflexion)이라고 한다. 관절은 많은 인대들에 의해 보강된다.

발허리 발가락관절(metatarsophalangeal joint)은 발등굽힘(dorsiflex)을 하고 발목굽힘(plantar flex)을 하며 벌리고 모으고 약하게 돌리는 역할을 한다. 발허리뼈사이관절(interphalangeal joint)은 단지 굽히고 폄을 한다. 몸쪽부분(proximal portion)은 단지 폄을 하고 먼쪽 부분(distal portion)은 둘 다 작용한다.

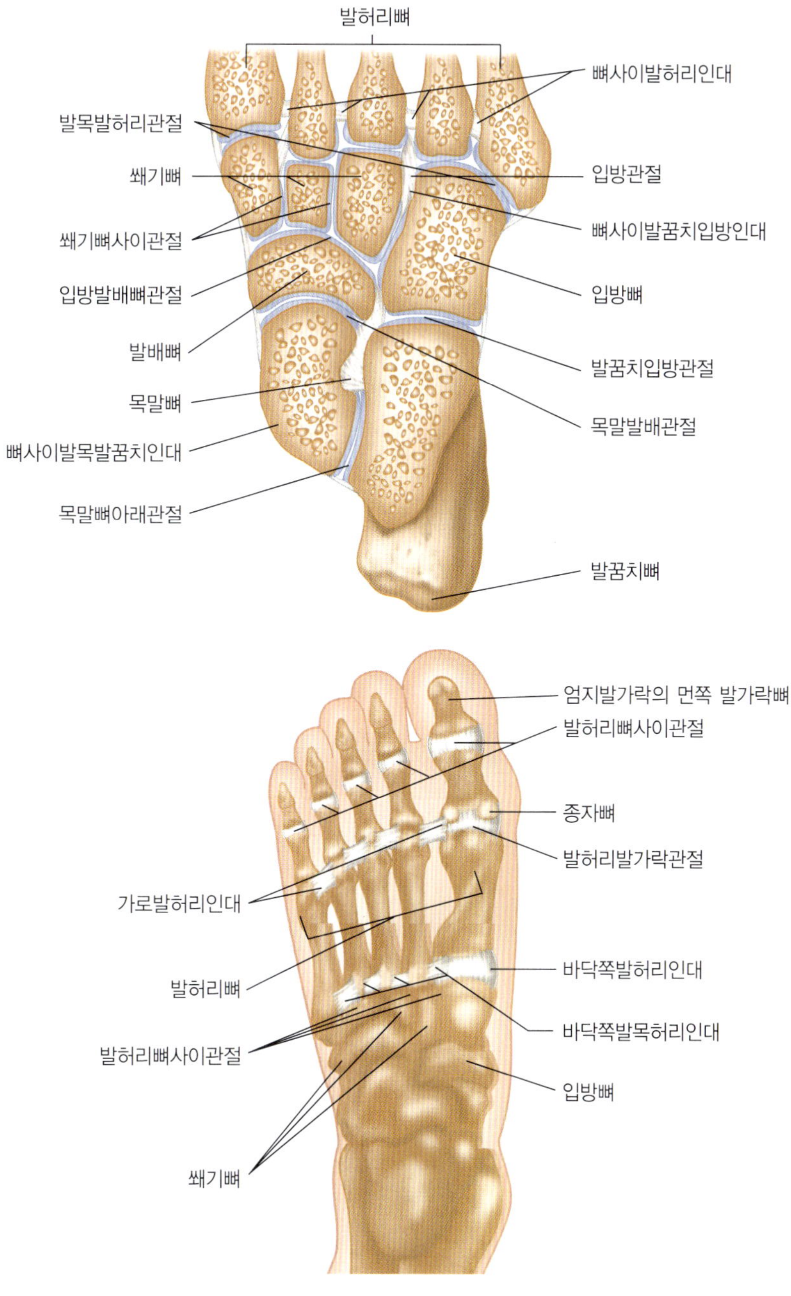

그림 10-2 발의 관절(Joint of foot)
a) 오른발의 수평면(horizontal section of right foot) b) 발바닥면(plantar view)

발목작용을 설명하기 위해 사용되는 용어들은 항상 복잡하다. 구분하기 위해 발등굽힘은 '발굽힘' 작용이고 발목굽힘은 'pointing the foot' 또는 폄작용이라 한다. 관절은 발등굽힘 시 좀 더 안정적이다. 엎침은 외번과 벌림작용으로 발의 안쪽면에 체중을 놓는다. 뒤침은 내번과 모임의 합병작용으로 체중이 바깥쪽이나 가쪽부분에 실린다. 발가락이 굽힘을 할 때 앞으로 구부러진다. 펼 때는 바로 펴지는 것이다.

큰 발가락은 엄지발가락으로 불리고 다른 뼈들보다 크며 hallux라고 언급한다. 걷고, 달리고 서 있는데 있어서도 매우 중요한 역할을 하고 있다.

발목관절과 발의 작용(Muscles of the Ankle Joint and Foot)

발의 외측 근육은 양쪽 정강이뼈 또는 종아리뼈의 위쪽발목뼈에 부착되어 있다. 그들 중 2근육인 장딴지근과 넙다리빗근은 넙다리뼈보다 높이 부착되어 있다. 외측근육은 신체부분 바깥쪽에서 이어지며 안쪽으로 발 위에 부착되어 있고 발이 작용하는 면쪽에 긴 힘줄이 부착되어 있다. 내측 근육은 발등과 발등표면에 위치한 짧은 근육이다:

1. 발등굽힘근은 앞쪽
2. 발목굽힘근은 뒤쪽
3. 엎침근은 주로 가쪽
4. 뒤침근은 앞, 뒤쪽(앞정강근과 뒤정강근) 또는 발의 발바닥면
5. 발가락 굽힘근은 뒤쪽
6. 발가락 폄근은 앞쪽

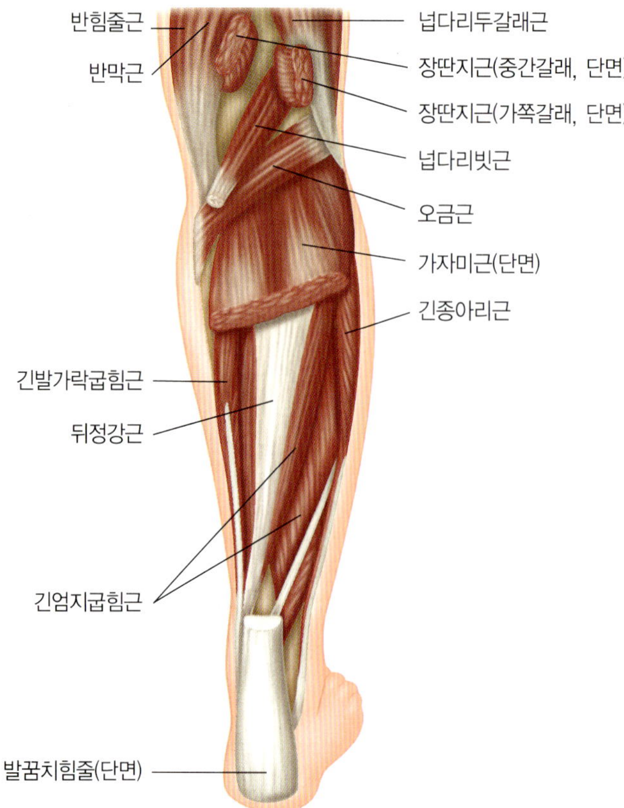

그림 10-3 장딴지 근육(calf muscles), 오른쪽 다리(right leg), 뒷면(posterior view)

인체에서 가장 많이 일어나는 작용은 굽힘과 폄작용으로 위치까지 뒤바꾼다. 굽힘근은 앞쪽에 폄근은 뒤쪽에 있다. 발목/발의 앞쪽에 있는 근육은 다음과 같다; **앞정강이근**, **긴발가락폄근** 그리고 **긴엄지발가락폄근**이다. 각각은 강하게 발등굽힘에 작용하는 근육은 세 개의 종아리 근육으로 먼쪽 힘줄은 앞쪽에 나타난다. 이러한 근육들은 아래다리 관절에서 작용하며 양측–다양한 관절을 만든다.

가쪽 관절로는 **셋째 정강이근**, **긴정강이근** 그리고 **짧은정강이근**이다. 이들은 모두 엎침작용을 하며 마지막 두 근육은 발목굽힘을 한다.

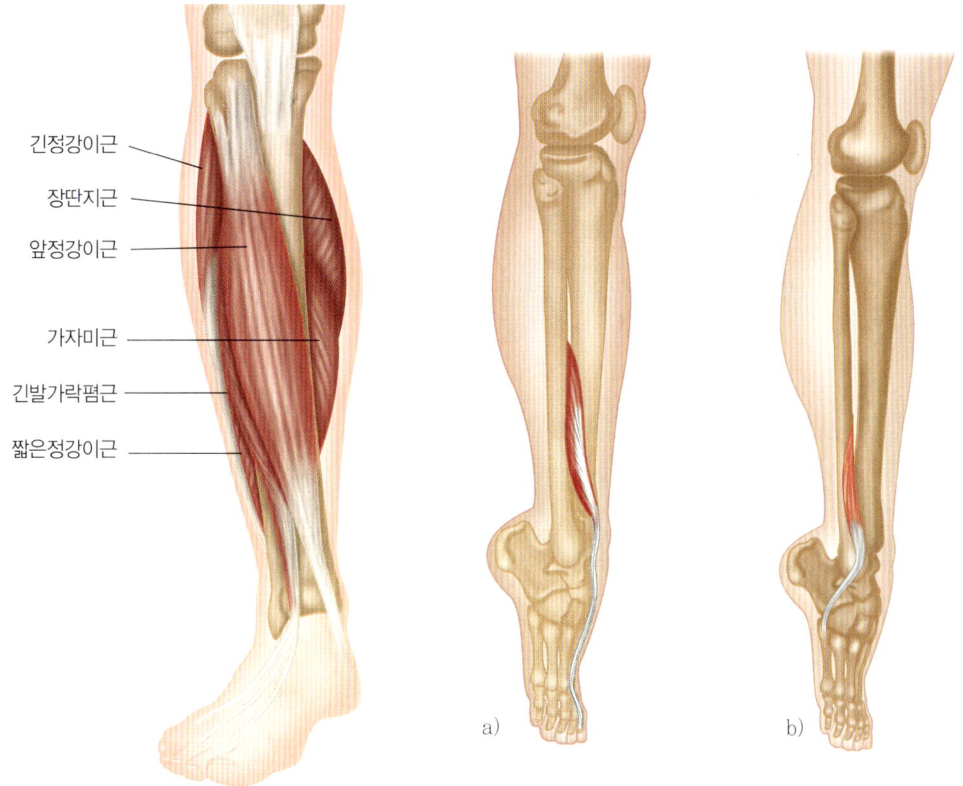

그림 10–4 아래다리의 표면근육(superficial muscles of the lower leg)(앞면 anterior view)
a) 긴엄지발가락폄근(extensor hallucis longus) b) 셋째 정강이근(peroneus tertius)

뒤쪽에는 여섯 개의 근육이 있다. 보통 알려진 근육은 **장딴지근**(gastrocnemius)과 **가자미근**(soleus)이다. 장딴지근으로서 분류되는 장딴지근은 그리스어로 "gastroknemis", '장딴지의 배(belly of the calf)'라고도 번역된다. 흥미롭게도, 두 개 근육의 가까운 쪽 머리는 아래다리에 있지 않고 무릎 위에 있다. 넙다리뼈의 뒤쪽 넙다리뼈융기에 부착되어 있고 무릎관절에서 교차하기 때문에 뒤넙다리근육과 함께 무릎의 굽힘을 도와준다. 가장 중요한 작용은 발목에서 일어나는데 관절을 지나 부착되어 있는 가장 강한 힘줄로 가장 쉽게 손상되기 쉬운것은 아킬레스건(Achilles)이 있다. 장딴지근은 발목굽힘을 수행한다. 가자미근은 단일관절근육으로 장딴지의 모양을 하고 있으며 *종아리세갈래*근으로 알려진 장딴지과 나란히 있다. 발이 공 위에 서 있을 때 수축하고 발목의 발목굽힘을 함에 따라 신장되기도 한다. 이 근육을 신장하기 위해서는 발을 발등굽힘을 하면 된다. 장딴지근을 독립적으로 신장하기 위해서는 무릎을 쫙 펴는 것이다.

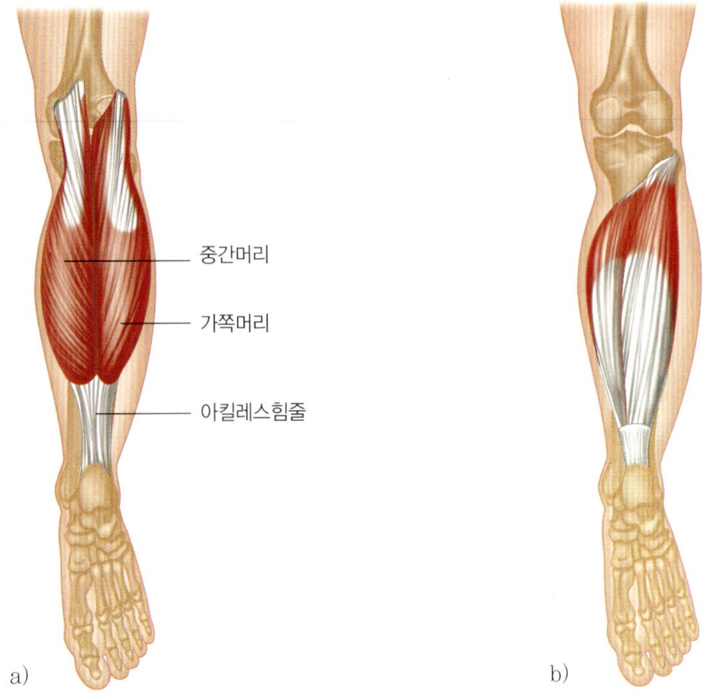

그림 10-5 두 개의 주요한 뒤쪽 장딴지근(The two main posterior calf muscle)
a)장딴지근(gastrocnemius) b)가자미근(soleus)

장딴지근은 '빠르게 움직이는 근육'으로서 점핑 시 매우 중요한 근육인 반면, 가자미근은 발레나 푸앵트훈련 동안 더 많이 작용하는 고정근육으로 정의할 수 있다. 양측 관절로서 장딴지근은 하나의 관절에서만 작용될 때 더 강하게 작용한다. 무릎이 펴 있을 때 발목굽힘이 더 일어나고 발목이 발등굽힘을 하거나 특히 바닥에서 발을 띄면 무릎을 좀 더 구부리게 될 것이다.

점핑 시 발목관절의 주동근으로서 장딴지근은 단축적으로 수축하고 착지 시에는 신장적으로 수축한다. 이는 주요 근육이 점핑을 통해 작용하고 있다는 것을 의미한다.

기억하라! 근육이 굽히지 않으면 관절을 굽혀 근육을 수축한다.

뒤정강근은 깊은 장딴지 근육이다. 발목굽힘과 뒤침을 하는 동안 아치(arches)를 지지한다.
장딴지빗근은 무릎과 발목에 걸친 양관절근육으로 양쪽 관절에서 약간의 굽힘작용을 한다.

다른 뒤쪽 근육들은 **긴발가락굽힘근**과 **긴엄지발가락굽힘근**이다. 마지막으로 발레에서 포인테훈련 시 중요한 근육으로 발가락을 들고 서 있을 때 균형을 도와준다.

장딴지근 근력강화운동(Calf Strengthening Exercises)

종아리근육운동(calf raises), 점핑잭(jumping jacks) 또는 로프운동(rope)

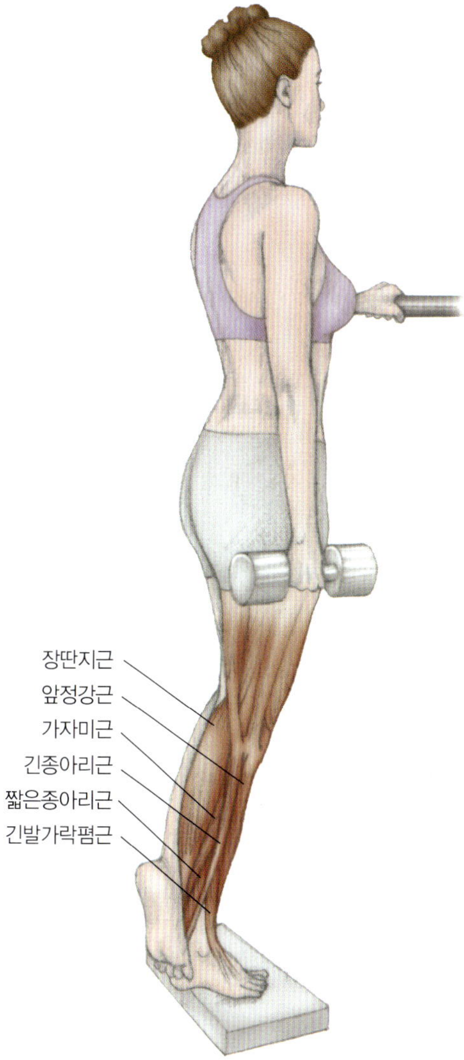

그림 10-6 장딴지근(calf muscles)

기법(Technique)

몸을 수직으로 하고 한 발의 발가락에 공을 놓고 또는 계단에 양쪽에 발을 놓는다. 한발이든 양발이든 펴야만 하고 발뒤꿈치와 각 발의 아치가 계단의 모서리에 놓도록 한다. 엉덩이, 발목, 어깨가 일자로 되어야 하며 척추도 자연스런 자세를 취한다. 머리는 올린다. 단지 한발을 사용한다면 아령을 사용하라.

장딴지근 신장 운동(Calf Stretching Exercises)

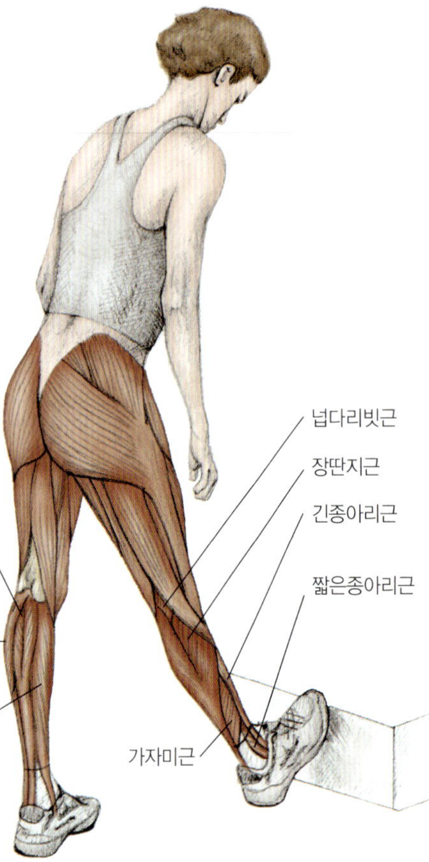

그림 10-7 서서 발가락 들고 장딴지근 신장운동하기(standing toeup calf stretch)

기법(Technique)

똑바로 서서 올라간 계단에 발가락을 놓는다. 다리는 쭉 펴고 발가락을 향해 숙인다.

발(The Foot)

발의 아치와 같은 구조는 지지, 적응, 충격 흡수, 체중 이동 그리고 추진력의 목적으로 적당한 구조이다. 다섯 개의 발가락뼈는 발등을 형성하고 두 개의 발가락 뼈를 가진 엄지발가락을 제외한 각각의 발가락은 세 개의 발가락뼈를 가지고 있다.

아치는 건축구조물에서 학습할 수 있다. 세 개의 아치는 볼이 필수적인 기능을 수행하기 위해서 "반구형(dome)"을 형성한다. 주요한 세로아치는 안쪽면을 말하며 한쪽에 발꿈치뼈와 앞쪽에 네 개의 발허리뼈가, '핵심(keystone)'으로 작용하고 중간에 목말뼈로 구성되어 있다. 가쪽으로 세로아치는 발꿈치뼈에서부터 목말뼈, 입방뼈, 4-5번째 발허리뼈를 지나간다. 가로아치는 엄지발가락에서 새끼발가락까지 지나가고 있다. 모든 힘의 작용은 위쪽으로부터 체중을 받고 아래쪽으로부터 충격을 받는 가로 그리고 세로 아치가 만난 중간지점에서 발생한다. 외적 근육과 발등의 근육은 아치를 보강해준다. 두 발을 평행하게 하고 양발의 중심에 반구형을 완전하게 한다.

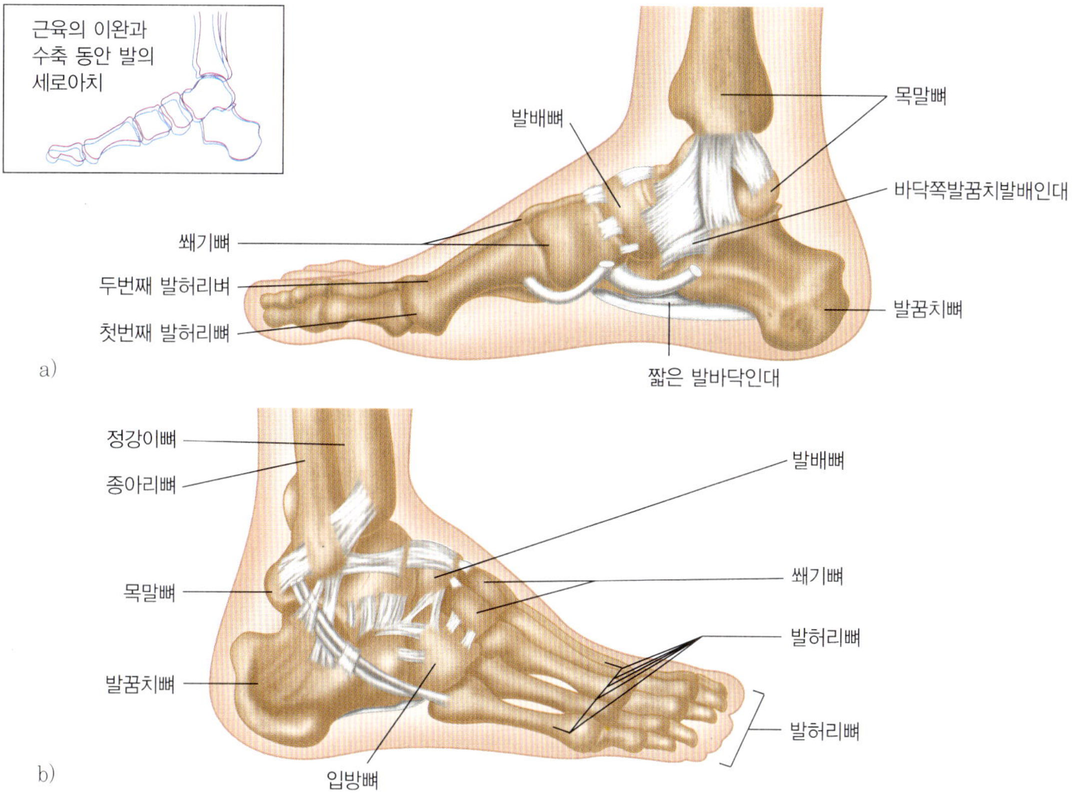

그림 10-8 발의 아치(arches of the foot) a) 오른발(right foot), 안쪽면(medial view), b) 오른발(right foot), 바깥쪽면(lateral view)

발목관절과 발의 인대 (Ligaments of the Ankle Joint and Foot)

발목관절/발의 인대와 힘줄은 모든 26개의 뼈를 연결하고 있으며 아치의 자세를 유지하고 지지하기 위해 서로 같이 작용한다. 발목뼈의 모든 인대 중 가장 긴 인대는 바닥쪽인대(plantar ligament)이다. 발꿈치뼈를 시작으로 입방뼈에 닿고 2, 3, 4번 발허리뼈에 뻗어있다. 발바닥근막(plantar fascia)은 발바닥에 있는 넓은 구조로서 안쪽세로아치를 지지해준다.

앞과 뒤의 정강종아리인대(talofibular ligament)는 복사뼈(malleoli)(종아리뼈와 정강이뼈의 먼쪽 끝의 바깥점)에서 목말뼈(talus)까지 연결되어 있다. 발꿈치종아리인대는 바깥복사뼈에서 오고 발뒤꿈치뼈에 연결되어 있다. 안쪽으로 큰 세모인대가 있는데 안쪽복사뼈에서 목말뼈와 발배뼈까지 연결되어 있다. 이 인대는 가장 강한 인대로서 힘 있는 엎침은 인대손상 전에 뼈의 골절을 가져올 수 있다.

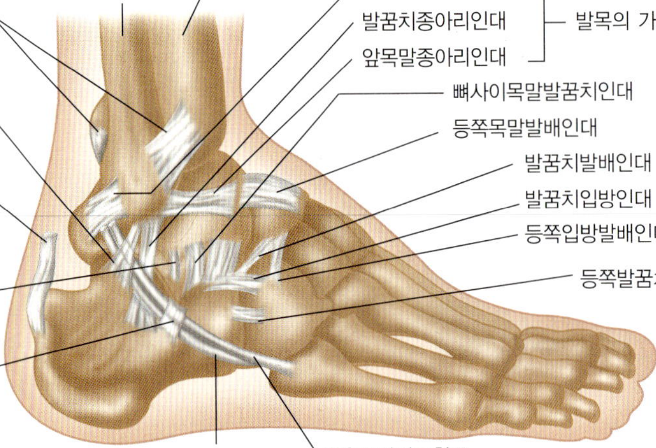

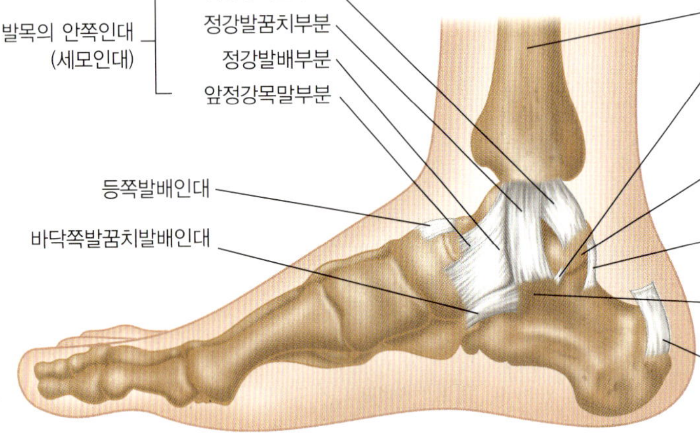

그림 10-9 발목관절 a) 오른발, 가쪽면 b)오른발, 안쪽면

발목관절과 발 질환(Ankle Joint and Foot Conditions)

원하지 않던 발목관절/발 질환은 정렬불량, 남용, 또는 나쁜 신발로부터 나타난다. 여기에 몇 가지가 있다;

뼈 질환(Bone Conditions)

안쪽 아치는 가쪽이 좀 더 체중을 지지하고 있는 반면, 움직임에 많이 작용하기 때문에 가쪽 아치보다 높다. 안쪽면의 체중을 엄지발가락에 연결된 큰 뼈인 첫 번째 발허리뼈에 옮겨준다. 여기서 압박은 **건막염** 또는 **퇴행성 골극**을 가져올 수 있는데 어떻게 체중이 이곳에 흡수되어지는가에 따른다.

교정(corrections): 충격으로 바르지 못한 정렬(misalignment)은 체중 분산 또는 편한 신발을 통해 올바르게 교정되어져야 한다. 수술 전에 필요로 한다.

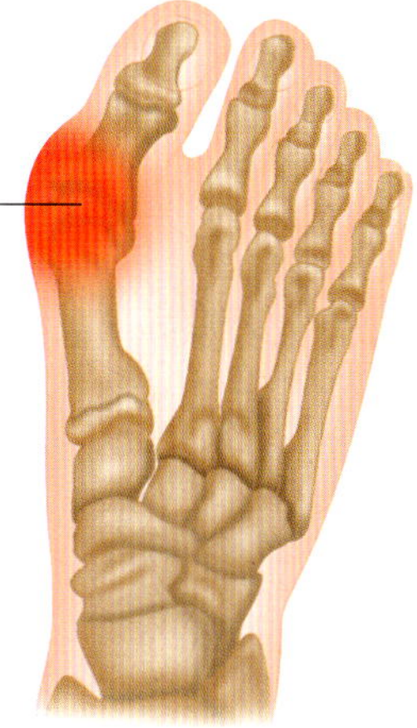

그림 10-10 건막염(bunions)과 잘 맞지 않는 신발을 신은 결과로 엄지발가락의 비정상 정렬

피로골절(stress fracture): 아래다리 또는 발뼈에서 일어날 수 있으며 의사들에 의해 X레이를 찍어 봐야 한다. 사실상 인체 어디서나 볼 수 있는 것으로 바르지 못한 정렬과 남용으로 인한 것이다.

근육 질환(Muscle Conditions)

정강이통(shin splints)은 발에 걸친 정강이근이 지면으로부터 강한 충격으로 인해 아래다리에서 볼 수 있는 질환이다. 누구나 걸릴수 있는 질환으로 걷거나 달리고 올바르지 않는 착지 또는 남용에 의해서 생긴다. 근육섬유는 통증과 염증으로 뼈를 빼내기 시작하여 손상을 가져올 수 있다.
교정(Corrections): 유일한 치료는 얼음과 쉬는 것이다; 발목운동은 통증이 없을 때 해야 한다.

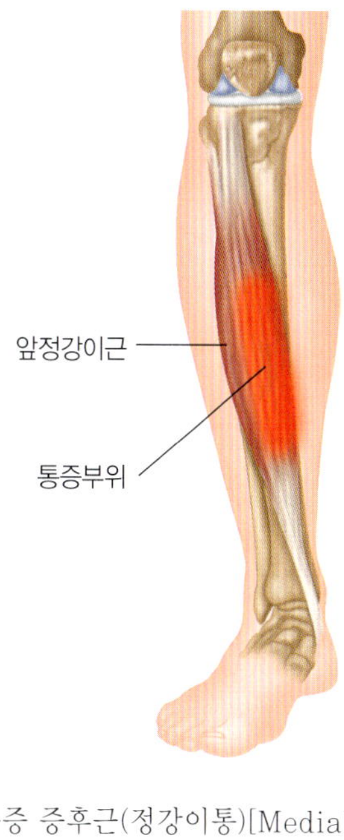

그림 10-11 안쪽 정강이 통증 증후군(정강이통)[Medial tibial pain syndrome(shin splints)]

결합조직 질환(Connective Tissue Conditions)

섬유조직의 두꺼운 층, 발바닥 넓힘줄은 뒤꿈치에서부터 발허리뼈머리까지 이어진다. 발바닥 넓힘줄은 발의 아치를 지지하는 것을 돕고 있으나 염증이 생겨 **발바닥 근막염**을 발생시킨다. 이러한 현상은 꽉 조이거나, 높은 굽, 나쁜 발의 기전, 비만이 원인이다.

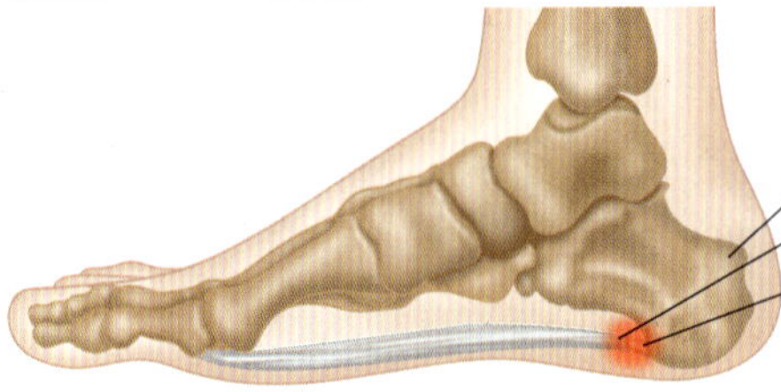

그림 10-12 발바닥 근막염(plantar fasciitis)

교정(Corrections): 아래 다리(그림 10.13을 보라)를 지지하는 근육과 널힘줄, 종아리힘줄을 사용하는 신장운동을 할 수 있는 만큼 강화해라. 이러한 운동은 과장되거나 통증이 지속되지 않을 수 있다. 보조기는 치료사나 의사에 의해 처방되어 불균형적인 압박을 도와 사용된다.

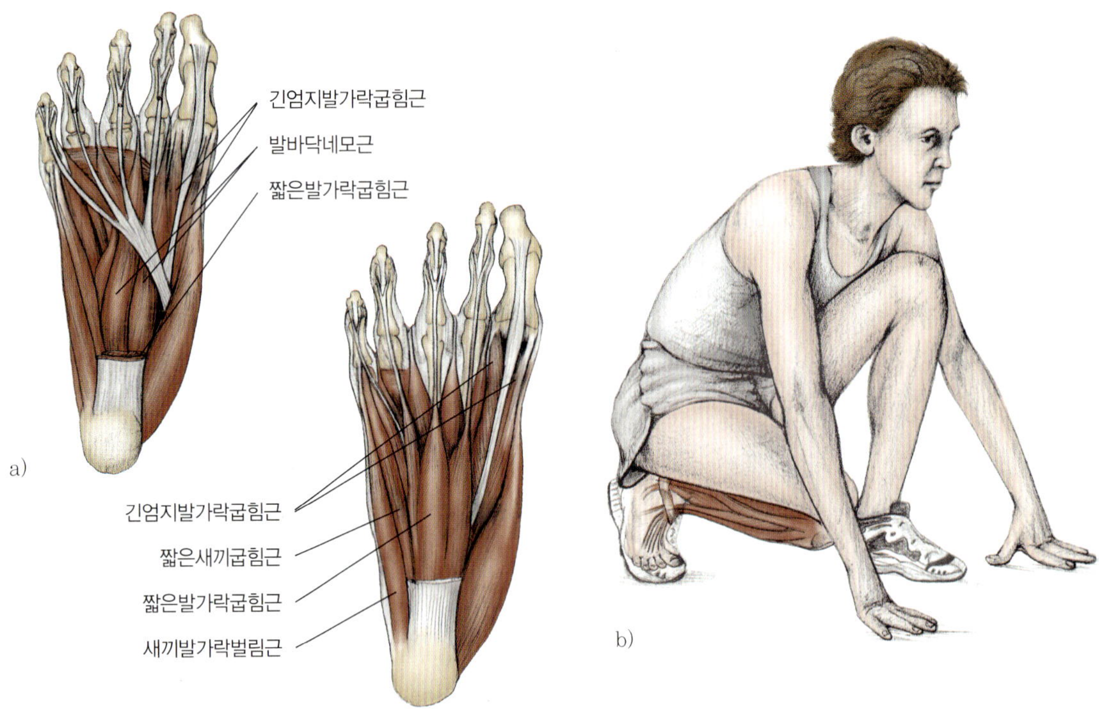

그림 10-13 a) 오른발, 발바닥면 b) 쪼그려 엄지발가락 신장

기법(Technique)

손과 무릎을 바닥에 대고 무릎을 꿇는다. 무릎 위에 체중을 싣고 천천히 무릎 앞쪽으로 이동한다. 발의 아치와 바닥에 엄지발가락을 유지한다.

가장 놀라운 사실은 사람들이 그들의 발에 무엇을 하는가이다. 시나리오:

1) 하이힐은 아킬레스 힘줄과 균형이 필요한 발에 가장 나쁘다.
2) 플라스틱이나 고무, 플립-플랩이 더 낫다: 그들은 지지하지 않으므로 발과 무릎에 큰 질환이 생길 것이다.
3) 발가락이 뾰족한 끝에 압착되어 비좁게 될 수 있다.

그것을 지지하는 동안 발의 모양을 위해 편안한 신발을 신어라. **엎침**의 문제(발의 안쪽에 체중 실림)라면 안쪽 내부아치를 지지하는 신발을 신어라. **뒤침상태**(바깥쪽에 체중 실림)라면, 발의 바깥쪽이나 가쪽을 지지하는 신발을 신어라. 만일 확실하지 않다면, 신발 두 짝에서 사용에 의해 닳아진 쪽을 보고 더 많이 문제가 있는 쪽을 찾아라. 좋은 신발 판매자나 물리치료사는 불균형을 도와 줄 수 있다. 좋은 운동화 또는 잘 만들어진 샌들은 비정렬상태를 교정하고 운동 시 근육에 가해지는 충격을 흡수하도록 돕는다.

발의 신화를 풀다.(Myths of the Foot Dispelled)

낮은 아치가 평평하거나 약해진 발에서 필연적인 것은 아니다.

낮은 아치는 일반적으로 안쪽에 생기고, 만약 체중부하를 하지 않는다면 문제가 되지 않을 수 있다. 그러나 만일 사용하지 않거나 다쳐서 생긴 무너진 아치로 인해 통증이 있다면 치료를 해야 한다. 비 정상적인 형태의 편평족은 출생 이후 발생하여 진단받게 된다. 이러한 질환을 도울 수 있는 방법은 보조기를 삽입하거나 교정된 신발을 신는 것이다.

요구되어지는 높은 아치가 모든 경우에 이상적인 것은 아니다.

좋은 모양을 가진 발이지만 만일 안쪽과 횡아치가 높다면 이것은 불안정을 야기시킬 수 있다.
문제를 일으키는 원인:
1) 높은 아치로 인해 발이 신발에 잘 맞지 않는다;
2) 압력 때문에 아치 부분에 통증이 있을 수 있다. 엎침에서 발생한다. 발레를 하는 학생의 경우, 높은 아치가 요구되어지지만 발레신발 또는 엎침으로 인해 강제적으로 돌아갈 수 있다.

발질환은 신체로 전이될 수 있고, 정강이, 무릎, 엉덩이, 척추에까지 문제를 일으킬 수 있다. 주의점은 부상 예방을 위해 발과 함께 치료되어야 한다는 것이다.

신발은 모든 패션산업이 모두 신발에 맞춰진 것은 아니다.

발로 공을 차고, 발레 릴리브나 웨이트 룸에서 장딴지 올리기처럼 발을 강화할 수 있으나 높은 아치가 남아있는 것은 이롭지 못하다. 플립-플롭에서 편평함이 있고, 편평한 부분이라면 금기 사항이다.

발목관절과 발의 움직임에 관련된 주요 근육들
(Main Muscles Involved in Movements of the Ankle Joint and Foot)

발등굽힘
앞정강이근, 긴엄지발가락폄근; 긴발가락폄근; 셋째종아리근

발목굽힘
장딴지근; 넙다리빗근; 가자미근; 뒤정강이근; 긴엄지발가락굽힘근; 긴발가락굽힘근; 긴종아리근; 짧은종아리근

발 관절

안쪽번짐(뒤침)
앞정강이근; 뒤정강이근

가쪽번짐(엎침)
셋째종아리근; 긴종아리근; 짧은종아리근

다른 작용
슬라이딩 움직임과 발등굽힘, 발목굽힘, 벌림과 모음은 발가락에 작용하는 근육에 의해 발생된다. 앞정강이근, 뒤정강이근 그리고 셋째종아리근과 관련이 있다.

발가락의 발허리발가락관절

굽힘
짧은엄지발가락굽힘근; 긴엄지발가락굽힘근; 긴발가락굽힘근; 짧은발가락굽힘근; 새끼발가락굽힘근; 벌레근; 뼈사이근

폄
긴엄지발가락폄근; 짧은 발가락폄근; 긴발가락폄근

벌림과 모음
엄지발가락벌림근; 엄지발가락 모음근; 뼈사이근; 새끼발가락벌림근

발가락의 발가락뼈사이관절

굽힘
긴엄지발가락굽힘근; 짧은발가락굽힘근(단지 안쪽관절); 긴발가락굽힘근

폄
긴엄지발가락폄근; 짧은발가락폄근(엄지발가락은 아니다); 긴발가락폄근; 벌레근

머리뼈(skull)와 연결된 턱뼈(jaw bone)[아래턱뼈(mandible)]는 **악관절**(temporo-mandibular joint)을 형성하고 있다; 근육은 씹는 작용을 한다. 먹는 동안 다른 작용은 힘이 있는 턱뼈근육에 의해 음식을 붙잡고 집는 작용을 한다. **관자근**(temporalis), **깨물근**(masseter), **날개근**(pterygoids)이 있다. 이 근육들은 열고, 닫고, 이빨을 갈기도 하는데 자는 동안 스트레스가 있었을 때 발생한다.

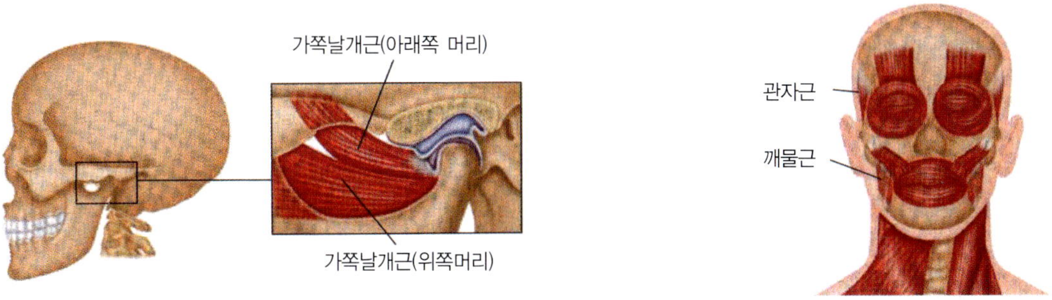

그림 A1 악관절 기능(temporo-mandibular joint)

악관절 기능장애(Temporo-mandibular Joint dysfunction)

오늘날 많이 드러나고 있는 턱관절의 기능장애는 많은 경우 스트레스가 원인이다. 긴장은 턱의 잘못된 위치를 가져오고 신경을 누르며 많은 문제를 가져올 수 있는데 수술이 가능하다. 명심해야 할 점은 단지 악관절의 문제가 아니라는 것이다. 뼈의 제한을 가져오며 다른 원인이 있을 수 있다. 다시 말해 바른 정렬은 열쇠가 되는 것이다.

목소리(The Voice)

목구멍 안에 '목소리박스(voice box)' 또는 **후두**(larynx)가 있는데 성대(vocal cords)이다. 성대는 머리뼈에 연결되어 있어 복잡한 근육구조이며 갑상선(thyroid)과 인두(pharynx)는 기관지(trachea)와 식도(esophagus)를 통과한다. 전체적인 대사에 대해서는 설명하지 않으려 한다. 이 책의 영역에 맞추고 나의 지식영역 내에서 다루려고 한다. 나의 딸이 가수가 된 이후에 혀부위와 구개, 두 영역과 관련되어 언급할 것이다.

혀(tongue)는 모든 방향으로 움직이는 외적 근육(extrinsic muscle)의 구조를 가진 근육이다. 내적근육(intrinsic muscle)은 말할 때 입술을 움직이거나 음식위치 이빨 청결을 도와주는 혀 내의 섬유들이다. 혀는 목구멍 뒤에 인두 뒤에 설골과 연결되어 있다. 이 연결은 성대의 작용과도 관계가 있으며 머리 균형과도 관련이 있다. 혀가 입의 바닥에서 이완되어 있을 때 턱과 목구멍은 긴장을 덜 가지게 되면 더 강한 목소리를 낼 수 있게 된다.

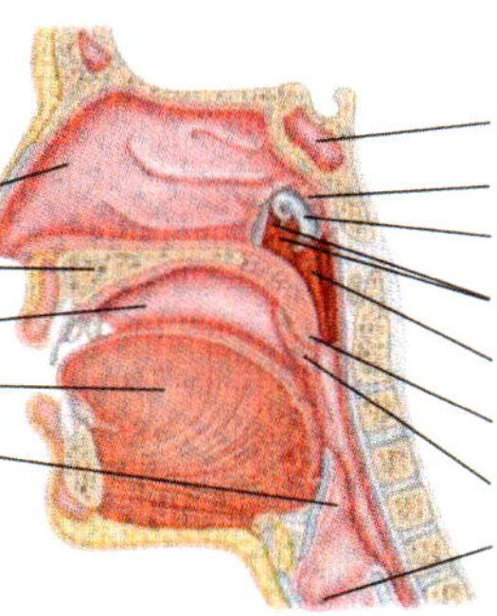

그림 A2 비강의 시상면(sagittal section of nasal cavity)

구개는 입의 천정이다. 경구개는 앞에 연구개는 뒤쪽에 있다. 성악 선생님들은 목구멍을 벌려 "구개를 들어 올리라"하고 맑은 목소리를 생산하려 한다. 이는 작지만 중요한 근육으로 **구개근**과 **이관인두근**이라 한다. 이 근육들을 사용하는것은 공명을 돕고 연구개를 보고 발견할 수 있으며 윙윙거릴 때 느껴진다.

참고문헌

1. Biel, A.: 2001. *Trail Guide to the Body, 2e*. Books of Discovery, Boulder, USA
2. Calais-Germain, B.: 2007. *Anatomy of Movement, Revised Edition*. Eastland Press, Seattle, USA
3. Clippinger, K.S.: 2006. *Dance Anatomy & Kinesiology*. Human Kinetics, Champaign, USA
4. Coulter, D. H.: 2001. *Anatomy of Hatha Yoga*. Body and Breath, New York, USA
5. Delavier, F.: 2006. *Strength Training Anatomy, 2e*. Human Kinetics, Champaign, USA
6. Dimon, T.: 2001. *Anatomy of the Human Body*. North Atlantic Books, Berkeley, USA
7. Egoscue, P.: 2000. *Pain Free: A Revolutionary Method for Stopping Chronic Pain*. Bantam Books, London, UK
8. Fitt, S. S.: 1996. *Dance Kinesiology*. Schirmer Books, New York, USA
9. Floyd, R.T. & Thompson, C.W.: 2009. *Manual of Structural Kinesiology, 17e*. McGraw-Hill, New York, USA
10. Franklin, E.: 2003. *Pelvic Power*. Princeton Book Company, New Jersey, USA
11. Hamilton, N., Weimar, W. & Luttgens, K.: 2007. *Kinesiology: Scientific Basis of Human Motion*. McGraw-Hill, New York, USA
12. Jarmey, C.: 2006. *The Concise Book of the Moving Body*. Lotus Publishing, Chichester, UK / North Atlantic Books, Berkeley, USA
13. Jarmey, C.: 2008. *The Concise Book of Muscles, 2e*. Lotus Publishing, Chichester, UK / North Atlantic Books, Berkeley, USA
14. Kaminoff, L.: 2007. *Yoga Anatomy*. Human Kinetics, Champaign, USA
15. Koch, L.: 2001. *The Psoas Book*. Guinea Pig Publications, Felton, USA
16. Long, R.: 2006. *The Key Muscles of Hatha Yoga*. Bandha Yoga Publications, New York, USA
17. Manocchia, P.: 2007. *Anatomy of Exercise*. A & C Black, London, UK
18. Massey, P.: 2009. *The Anatomy of Pilates*. Lotus Publishing, Chichester, UK / North Atlantic Books, Berkeley, USA
19. Mehta, S., Mehta, M. & Mehta, S.: 1990. *Yoga: the Iyengar Way*. Knopf, New York, USA
20. Niel-Asher, S.: 2008. *The Concise Book of Trigger Points, 2e*. Lotus Publishing, Chichester, UK / North Atlantic Books, Berkeley, USA
21. Norris, C. M.: 1998. *Sports Injuries: Diagnosis and Management*. Butterworth-Heinemann, Oxford, UK
22. Siler, B.: 2000. *The Pilates Body*. Broadway Books, New York, USA
23. Stone, R.J. & Stone, J.A.: *Atlas of Skeletal Muscles, 3e*. McGraw-Hill, New York, USA
24. Todd, M.E.: 1980. *The Thinking Body*. Princeton Book Company, New Jersey, USA
25. Vella, M.: 2008. *Anatomy for Strength & Fitness Training*. New Holland, Cape Town, South Africa
26. Walker, B.: 2007. *The Anatomy of Stretching*. Lotus Publishing, Chichester, UK / North Atlantic Books, Berkeley, USA
27. Walker, B.: 2008. *The Anatomy of Sports Injuries*. Lotus Publishing, Chichester, UK / North Atlantic Books, Berkeley, USA
28. Wharton, J. & Wharton, P.: 1996. *Stretch Book*. Times Books, New York, USA
29. Wilmore, J.H. & Costill, D.L.: 1994. *Physiology of Sport & Exercise*. Human Kinetics, Champaign, USA

찾아보기

【 ㅎ 】